J. Müller R. Ottenjann J. Seifert (Hrsg.)

Ökosystem Darm

Morphologie, Mikrobiologie, Immunologie

Klinik und Therapie akuter und chronischer entzündlicher Darmerkrankungen

Mit 87 Abbildungen

Springer-Verlag
Berlin Heidelberg New York
London Paris Tokyo Hong Kong

Prof. Dr. med. J. Müller
Institut für Med. Mikrobiologie und Hygiene
Zentrum f. Hygiene der Universität Freiburg
Hermann-Herder-Straße 11, 7800 Freiburg i. Br.

Prof. Dr. med. R. Ottenjann
Chefarzt der I. Med. Abt.
Städt. Krankenhaus Neuperlach
Oskar-Maria-Graf-Ring 51, 8000 München 83

Prof. Dr. med. J. Seifert
Leiter der experim. Chirurgie d. Abt. Allg. Chirurgie
Christian-Albrechts-Universität
Michaelisstraße 5, 2300 Kiel 1

ISBN-13:978-3-540-51707-8 e-ISBN-13:978-3-642-75075-5
DOI: 10.1007/978-3-642-75075-5

2119/3140/543210 – Gedruckt auf säurefreiem Papier

Vorwort

Die idiopathischen entzündlichen Darmkrankheiten – Colitis ulcerosa und Morbus Crohn – geben bezüglich ihrer Ätiologie und Pathogenese immer noch Rätsel auf. Es gibt eine Reihe von Indizien dafür, daß endogene und exogene Faktoren in der Pathogenese eine Rolle spielen und eine einheitliche Ätiologie sehr unwahrscheinlich ist.

Autochthone Darmflora, intestinales Immunorgan und Intensität der Epithelregeneration bilden in Abhängigkeit von der Durchblutung der Darmwand ein ökologisches System, das die Integrität des Verdauungstraktes in der Auseinandersetzung mit exogenen Faktoren und gegen den Einfluß endogener destabilisierender Bedingungen weitgehend zu garantieren vermag.

Pathogene Mikroben ist nur selten Gelegenheit gegeben, die Kolonisationsbarriere der individuell variablen Darmflora zu überwinden und durch Toxine, Adhäsine oder Invasion der Epithelien, der Lymphfollikel und der Mukosa zu schädigen und eine Enterokolitis zu induzieren. Die Kolonisationsbarriere („colonization resistance") der autochthonen Darmflora ist durch direkten und indirekten Antagonismus gekennzeichnet. Der antagonistische Effekt beruht auf der komplexen Kooperation unterschiedlicher Mechanismen.

Neuere Ergebnisse klinischer, immunologischer und mikrobieller Studien wurden in einer „Expertenrunde Darmerkrankungen" vorgetragen und diskutiert. Der Symposiumsband vermittelt einen Überblick über die aktuellen Kenntnisse, die Störfaktoren und die therapeutische Beeinflußbarkeit des Ökosystems Darm.

J. Müller · R. Ottenjann · J. Seifert

Inhaltsverzeichnis

I. Akute und chronische Enterokolitiden: vom Morbus Crohn zur Reisediarrhö

(Moderator: R. Ottenjann)

Morbus Crohn: Krankheitseinheit oder Syndrom?

R. Ottenjann 3
Diskussion 9

Postoperative Rezidivprophylaxe beim Morbus Crohn

B. Miller, E. Ewe 48

Extraintestinale Manifestationen und Komplikationen bei entzündlichen Darmerkrankungen

P. Otto 14
Diskussion 22

Immunologische Aspekte bei Morbus Crohn

I. O. Auer 24

Geschmackssinn bei Morbus Crohn

G. Lux, K. Cidlinsky, P. C. Lederer, B. Kaduk, G. Kobal 31
Diskussion 38

Interdigestive Motilität bei Patienten mit Morbus Crohn

E. Gencsi, G. Lux, P. C. Lederer 39
Diskussion 45

Ausgangsüberlegungen für eine kontrollierte Studie mit Saccharomyces cerevisiae beim Hansen CBS 5926 bei Morbus Crohn

J. Hotz 52

Ätiologie der Reisediarrhö in verschiedenen geographischen Gebieten

H. D. Brede 57
Diskussion 64

Diarrhö beim HIV-Positiven

H. D. Brede 68
Diskussion 71

ScH CBS 5926 (Perenterol): Wirksamkeit und Verträglichkeit bei der Behandlung der akuten Erwachsenendiarrhö

W. Höchter 72
Diskussion 78

Wirksamkeit von Saccharomyces cerevisiae Hansen CBS 5926 in der Prophylaxe der Reisediarrhö: Ergebnisse einer Doppelblindstudie

H. Kollaritsch 80
Diskussion 88

Reaktion der Dünndarmmukosa auf orale Verabreichung von Saccharomyces boulardii: klinische und experimentelle Ergebnisse

J.-P. Buts, P. Bernasconi 91

II. Mikrobiologie darmpathogener Erreger und intestinale Interaktionsmodelle lebender Hefezellen – Saccharomyces cerevisiae Hansen CBS 5926

(Moderator: J. Müller)

Enterohämorrhagische Escherichia coli und Yersinien bei chronisch-entzündlichen Darmerkrankungen

H. Karch, H. Rüssmann, T. Meyer, M. Bitzan, J. Heesemann 101
Diskussion 115

Mikrobieller Antagonismus:
Eine Untersuchung zu Saccharomyces boulardii

E. Bergogne-Berezin 117

Intestinaler Candidabefall als Provokationsfaktor für Neurodermitis. Candida albicans in den Fäzes/candidaspezifische IgE im Serum

I. Menzel 125
Diskussion 132

Interaktionen zwischen lebenden Hefezellen und darmpathogenen Escherichia-coli-Keimen

B. R. Gedek 135
Diskussion 140

In-vitro-Studien zur destabilisierenden Wirkung lyophilisierter Saccharomyces cerevisiae Hansen CBS 5926-Zellen auf Enterobakterien. Läßt sich diese Eigenschaft biochemisch erklären?

W. Böckeler, G. Thomas 142
Diskussion 154

Mykologische Aspekte der Therapie mit Saccharomyces cerevisiae Hansen CBS 5926

J. Müller 157
Diskussion 161

Intestinales bakterielles Überwuchern bei Kindern: Versagen eines Ökosystems

P. Chapoy 165

Antagonismus von Saccharomyces cerevisiae Hansen CBS 5926 gegen Candida in vitro/in vivo (Review)

G. Hagenhoff 179

Messung der Phospholiphaseaktivität von Candida albicans im Darm

H. Hänel, I. Menzel, M. Buslau, H. Holzmann 185

III. „Immunorgan" Darm
(Moderator: J. Seifert)

Initiierung und Regulation der Immunantwort im darmassoziierten Immunsystem

M. Zeitz 191

Der Einfluß des Immunsystems bei der Resorption von Bakterien und Partikeln

W. Saß, S. Reißnecker, D. Stehle, H.-P. Dreyer, J. Seifert 198
Diskussion 205

Persorption – Schlüssel für die physiologische Auseinandersetzung Organismus – Umwelt?

W. Saß, C. Trittel, J. Seifert 209
Diskussion 219

Die Kinetik peroral aufgenommener ^{65}Zn-markierter Saccharomyces cerevisiae-Keime im Rattenorganismus

J. Arnoldi, W. Böckeler, U. Vögtle-Junkert 221
Diskussion 228

Zellbiologische Grundlagen der Immunstimulation mit Faex medicinalis, Saccharomyces cerevisiae Hansen CBS 5926

K. D. Tympner 233

Dermatologische Manifestationen von Nahrungsmittelallergien und Pseudoallergien

R. Gollhausen, J. Ring 241
Diskussion 249

Gastrale Anaphylaxie

R. A. Hatz, W. A. Walker, H.-J. Krämling 250
Diskussion 255

Funktionelle Charakterisierung HML-positiver Zellen bei Morbus Crohn

A. Voss, A. Raedler 258
Diskussion 261

Interaktionen von T-Zellen und Antigen im Dünndarm

G. Enders, C. Zourelidis, W. Brendel 264
Diskussion 270

Morphologische Charakterisierung von Einzelzellsuspensionen aus dem Magenantrum der Ratte

H.-J. Andreß, H.-J. Krämling, G. Enders 272
Diskussion 276

Kolloidale Carriersysteme als mögliche oral wirksame immunologische Hilfsstoffe

D. T. O'Hagan, S. S. Davis 278
Diskussion 284

Immunologische Beeinflussung der Resorption von Makromolekülen aus dem Magen-Darm-Trakt

J. Seifert, W. Saß 286
Diskussion 291

Klinische und experimentelle Studien zur Diagnostik und Pathogenese der Nahrungsmittelallergie. Modell der Kuhmilchallergie beim Meerschweinchen

M. Kurek, W. Dorsch, J. Ring 294
Diskussion 303

Diarrhö – Untersuchungen zu Saccharomyces cerevisiae Hansen CBS 5926

H. J. Reimann, H. Trinczek-Gärtner, M. Held, B. Stein, J. Lewin, G. Blümel 305
Diskussion 314

Zusammenhänge zwischen Antigenen und Ulkus im Magen-Darm-Trakt

R. K. Teichmann, H.-J. Krämling, H.-G. Liebich, J. Unshelm, W. Brendel 315
Diskussion 320

Autorenverzeichnis

Dr. med. *H. J. Andreß*
Chirurgische Klinik und Poliklinik, Klinikum Großhadern,
Marchioninistr. 14, 8000 München 70

J. Arnoldi
Forschungsinstitut Borstel, Parkallee 1–40, 2061 Borstel

Prof. Dr. med. *I. O. Auer*
Chefarzt der Med. Klinik, Julius Spital, Julius Promenade 19,
8700 Würzburg

Frau Prof. Dr. med. *Bergogne-Berezin*
Hôpital Bichat, Service of Microbiology, 46, Rue Henri Huchard,
F–75018 Paris

PD Dr. rer. nat. habil. *W. Böckeler*
Zoologisches Institut der Universität Kiel, Olshausen Str. 40
(Biologiezentrum), 2300 Kiel 1

Prof. Dr. med. *H. D. Brede*
Chemotherapeutisches Forschungsinstitut, Georg-Speyer-Haus,
Paul-Ehrlich-Str. 42–44, 6000 Frankfurt

Dr. med. *J. P. Buts*
Department of Paediatrics, Cliniques Universitaire St. Luc, 10,
Avenue Hippocrate, B–1200 Brüssel

Dr. med. *P. Chapoy*
Unité de Gastroentérologie Pédiatrique, Clinique de la Résidence du
Parc, F–13362 Marseille CEDEX 10

Dr. med. *G. Enders*
Institut für Chirurgische Forschung, Klinikum Großhadern,
Marchioninistr. 14, 8000 München 70

Frau Prof. Dr. rer. nat. *B. R. Gedek*
Institut für Med. Mikrobiologie und Infektions- und Seuchenmedizin, Veterinärstr. 13, 8000 München 22

Dr. med. *E. Gencsi*
St. Franziskus-Hospital, Robert-Koch-Straße 55, 4730 Ahlen

Dr. med. *R. Gollhausen*
Dermatologische Klinik und Poliklinik der LMU-München, Frauenlobstr. 9–11, 8000 München 2

Dr. med. *R. Hatz*
Chirurgische Klinik und Poliklinik, Klinikum Großhadern, Marchioninistr. 14, 8000 München 70

Dr. rer. nat. *G. Hagenhoff*
Thiemann Arzneimittel GmbH, Postfach 440, 4355 Waltrop

Dr. med. *H. Hänel*
Abt. für Chemotherapie, Hoechst AG, Postfach 800320, 6230 Frankfurt 80

Dr. med. *W. Höchter*
Gastroenterologische Praxis, Nymphenburger Str. 146 8000 München 12

Prof. Dr. med. *J. Hotz*
Chefarzt der gastroenterologischen Abteilung, Allgemeines Krankenhaus Celle, Siemensplatz 4, 3100 Celle

PD Dr. med. rer. nat. *H. Karch*
Universitäts-Krankenhaus Eppendorf, Med. Mikrobiologie und Immunologie, Martinistr. 52, 2000 Hamburg 20

Univ. Ass. Dr. med. *H. Kollaritsch*
Institut für spezifische Prophylaxe und Tropenmedizin der Universität, Kinderspitalgasse 15, A–1095 Wien

Dr. med. *M. Kurek*
Dermatologische Klinik und Poliklinik der LMU München, Frauenlobstr. 9–11, 8000 München 2

Prof. Dr. med. *G. Lux*
Chefarzt der Medizinischen Klinik, Gastroenterologie und Allgemeine Innere Medizin des Städtischen Krankenhauses Solingen, 5650 Solingen 1

Frau Dr. med. *I. Menzel*
Oberärztin, Zentrum Dermatologie und Venerologie,
Universitäts-Klinikum, Theodor-Stern-Kai 7, 6000 Frankfurt 70

Prof. Dr. med. *B. Miller*
Chefarzt der Med. Klinik III, Gastroenterologie, St. Johannes Hospital,
An der Abtei 7–11, 4100 Duisburg 11

Prof. Dr. med. *J. Müller*
Institut für Med. Mikrobiologie und Hygiene, Zentrum für Hygiene der
Universität Freiburg, Hermann-Herder-Str. 11, 7800 Freiburg i. Br.

Dr. med. *D. O'Hagan*
Dept. Pharmaceutical Sciences, University of Nottingham,
School of Pharmacy, University Park, Nottingham, NG 7 2 RD, GB

Prof. Dr. med. *R. Ottenjann*
Chefarzt der I. Medizinischen Abteilung, Städt. Krankenhaus
Neuperlach, Oskar-Maria-Graf-Ring 51, 8000 München 83

Prof. Dr. med. *P. Otto*
Chefarzt der Medizinischen Abteilung,
Kreiskrankenhaus Großburgwedel, 3006 Burgwedel 1

Prof. Dr. med. *H.-J. Reimann*
Privat-Universität Witten-Herdecke, Ruhrstr. 70, 5810 Witten

Dr. med. *W. Saß*
Experimentelle Chirurgie, Abt. Allgemeine Chirurgie,
Christian-Albrechts-Universität, Michaelisstr. 5, 2300 Kiel 1

Prof. Dr. med. *J. Seifert*
Leiter der experimentellen Chirurgie der Abt. Allgemeine Chirurgie,
Christian-Albrechts-Universität, Michaelisstr. 5, 2300 Kiel 1

Prof. Dr. med. *R. Teichmann*
Leitender Oberarzt, Eberhard-Karls-Universität Tübingen,
Chirurgische Klinik, Abteilung für Allgemeine Chirurgie, Calwer Str. 7,
7400 Tübingen

Prof. Dr. med. *K. D. Tympner*
Kinderabteilung, Städt. Krankenhaus Harlaching, Sanatoriumsplatz 2,
8000 München 90

Dr. med. *A. Voss*
Kern- und Poliklinik des Universitäts-Krankenhauses Eppendorf, Martinistr. 52, 2000 Hamburg 20

PD Dr. med. *M. Zeitz*
Oberarzt der Abteilung für Innere Medizin mit Schwerpunkt Gastroenterologie, Medizinische Klinik und Poliklinik, Universitätsklinikum Steglitz der FU Berlin, Hindenburgdamm 30, 1000 Berlin 45

I. Akute und chronische Enterokolitiden vom Morbus Crohn zur Reisediarrhö

(Moderator: R. Ottenjann)

Morbus Crohn – Krankheitseinheit oder Syndrom?

R. Ottenjann

Morbus Crohn und Colitis ulcerosa sind chronische oder chronisch-rezidivierende Darmentzündungen, deren Ätiologie trotz aller Bemühungen unbekannt blieb und über deren Pathogenese keine allgemein akzeptierten Auffassungen bestehen; sie gelten daher nach wie vor als idiopathische Erkrankungen [9]. Die Diagnostik ist für beide Erkrankungen eine phänomenologische, es gibt keine „scharfe" Definition.

Diagnostische Kriterien idiopatischer Enterokolitis

Lennard-Jones et al. [11] haben eine Gruppe von typischen diagnostischen Kriterien aufgezeigt (s. Tabelle 1), die einen M. Crohn annehmen lassen, wenn drei der insgesamt sieben Kriterien positiv sind. Besondere Bedeutung soll dabei der Nachweis von Epitheloidzellgranulomen haben; gelingt ein solcher, so genügt ein weiteres der in der Tabelle aufgezeigten Symptome für die Diagnose eines M. Crohn. In praxi zeichnet sich der M. Crohn als eine diskontinuierliche, transmurale Entzündung aus, Abszesse und Fisteln sind nicht seltene Komplikationen; ebenso sind Stenosen und chronische Analläsionen häufig assoziiert. Die Colitis ulcerosa ist dagegen eine konti-

Tabelle 1. Diagnostische Kriterien des M. Crohn nach Lennard-Jones und Mitarbeitern [11]. Drei positive Kriterien sind diagnostisch ausreichend; wurden histologisch Granulome gesehen, genügt ein positives der sieben Kriterien

Radiologische, endoskopische oder operative Kriterien:
1. diskontinuierliche Erkrankung
2. Ileumbeteiligung
3. tiefe Schleimhautrisse (Fissuren)
Darm- und Hautbefall:
4. enterokutane Fisteln
5. chronische Analerkrankungen
Histologische Befunde:
6. normaler Schleimgehalt der Becherzellen im entzündeten Gebiet
7. Lymphfollikel in Mukosa und Submukosa

nuierliche, vorwiegend auf Mukosa und Submukosa beschränkte Entzündung, die (zumeist) im Rektum beginnt und sich unterschiedlich weit im Dickdarm ausbreitet. Stenosen und chronische Analläsionen (auch Fisteln) sind wesentlich seltener als beim M. Crohn. Nach Teague u. Waye [22] sind die wesentlichen Kriterien zur Differenzierung von M. Crohn und Colitis ulcerosa umschriebene Nekrosen (Ulzera), die von normal erscheinender Mukosa umgeben sind (nur bei M. Crohn) und multiple Erosionen oder Ulzerationen im terminalen Ileum, die bei Colitis ulcerosa nicht gefunden würden. Wenn man den letztgenannten Autoren folgt, verbleiben als Hauptkritieren für die Differenzierung der beiden idiopathischen chronischen Darmentzündungen die Phänomene Diskontinuität und Ileumbefall. Nachfolgend wird gezeigt, daß diese Kriterien keine pathognomonischen sein können. Des weiteren soll betont werden, daß keines der bisher genannten Kriterien, seien es makroskopische oder mikroskopisch-histologische, als pathognomonische Kriterien gelten können. Ergänzend sei hier nur eingefügt, daß es auch kein einziges Laborkriterium gibt, das bei der Differentialdiagnose von entscheidender Bedeutung sein könnte.

Diagnostische Bedeutung der Epitheloidzell-Granulome

Epitheloidzellgranulome, denen Lennard-Jones et al. [11] besondere Bedeutung in der Diagnostik und in der Differenzierung von Colitis ulcerosa und M. Crohn zumessen, sind ein histologisches Phänomen, das viele Jahre fehlbewertet wurde. Thayer [23] hat in einer Diskussion im Jahre 1976 davor gewarnt, dem Nachweis von Epitheloidzellgranulomen in der Diagnostik des M. Crohn besondere Bedeutung zuzumessen; es sei vielmehr so, daß der Nachweis von Granulomen nur bedeutet, daß unlösliche Antigene oder Fremdkörper in der Umgebung vorhanden seien, eine Meinung, die auch von Michalany et al. [14] geteilt wird. So wurden in den letzten Jahren bei Yersinien-Enterokolitis, Campylobacter-Enterokolitis und in Resektionspräparaten bei Divertikulitis Epitheloidzellgranulome nachgewiesen; Epitheloidzellgranulome sind zudem ein typisches Zeichen bei Infektion mit Chlamydia trachomatis vom LGV-Serum-Typ, natürlich auch bei Darmtuberkulose und bei Pneumatosis cystoides intestini.

Phänomenologie mikrobieller Enterokolitis

Bakterielle Enterokolitiden sind weitaus überwiegend selbst-limitierte Erkrankungen; die endoskopische Phänomenologie war daher bis auf Ausnahmen unbekannt. Die Arbeitsgruppe um Vantrappen aus Löwen/Belgien [18, 19, 24] hat in systematischen Untersuchungen aufzeigen können, welche makroskopischen Läsionen und Phänomene bei bakteriellen Enterokolitiden zu finden sind. Je nach dem Grad der Darmschädigung wurden folgende Veränderungen beobachtet: Ausgeprägte Neigung zu Spasmen im

Bereich befallener Darmsegmente, ödematöse Darmwandverdickung, aufgehobene Gefäßzeichnung, Hyperämie, leichte Verletzlichkeit und fein- bis großflächige Blutungen und schließlich auch kleine und größere, oft bizarre und konfluierende Ulzera [18]. Die Verteilung der Läsionen war unterschiedlich, neben diffuser Ausbreitung fanden sich auch segmentale oder fleckförmige Verteilung. Ein besonderes Phänomen sind die Lymphfollikelpusteln [24] bei Infektion durch Yersinia enterocolitica im Bereich von Lymphfollikeln der Darmwand (auch Lymphfollikelkokarden genannt), die sich in mehr oder minder gleichmäßiger Verteilung in befallenen Arealen finden. Bei Infektionen durch Yersinia enterocolitica wurden auch Darmperforationen und Abszeßbildung beobachtet. Von besonderer Bedeutung ist, daß vor allem in der Abräumphase dieser bakteriellen Enterokolitiden Ulzera verschiedener Größe und Tiefe auftreten, die teilweise bizarre Formen aufweisen. Die Schleimhaut zwischen diesen Ulzerationen kann makroskopisch mehr oder minder normal aussehen [15]. Somit ergeben sich also Bilder, wie man sie auch beim M. Crohn typischerweise antrifft. Bei Colitis durch Campylobacter jejuni/coli wurden auch Ulzerationen beobachtet, häufiger findet sich aber ein Bild wie bei Colitis ulcerosa.

Persistierende und chronische mikrobielle Enterokolitis

Bakterielle Enterokolitiden können auch, vor allem bei Immunschwäche verschiedener Genese, über Wochen und Monate, ja selbst Jahre dauern [20]. Wir verdanken der Arbeitsgruppe um Vantrappen aus Löwen [24] eine Beobachtung über eine 20 Monate dauernde Yersinia-Enterokolitis. Weitere entsprechende Kasuistiken wurden in der Folgezeit publiziert, sie betreffen insbesondere Infektionen durch Campylobacter jejuni/coli [12, 15, 24]. Nach einer Übereinkunft spricht man von persistierender Enterokolitis, wenn diese länger als drei Wochen dauert. Bei mehrere Monate dauernder bakterieller Enterokolitis spricht man von einer chronischen Verlaufsform, wie sie insbesondere bei Infektionen durch Campylobacter jejuni-/coli, Yersinia enterocolitica, Edwardsiella tarda und Aeromonas hydrophila beobachtet wurde [7, 12, 17, 24, 25]. In solchen Fällen ist der Nachweis der Erreger von entscheidender Bedeutung. Wie entsprechende Untersuchungen gezeigt haben, gelingt der Nachweis im Stuhl und durch Agglutinin-Bestimmungen im Serum in diesen Fällen häufig nicht. Bessere Resultate liefern die mikrobiologische Biopsie und der Nachweis von spezifischen IgA- und IgG-Antikörpern, z. B. gegen Yersinia enterocolitica [7, 16]. Persistierende oder chronische Verläufe sind auch bei Infektion durch Entamoeba histolytica bekannt geworden. Der Nachweis von Zysten im Stuhl ist keineswegs diagnostisch ausreichend. Entsprechende Untersuchungen bei Homosexuellen haben einen Befall des Enddarmes mit apathogenen Entamöba aufgezeigt [1], die Apathogenität läßt sich nur durch Zymodembestimmungen erkennen (Entamoeba histolytica der Zymodeme I oder III sind apathogen).

Rechtsseitige Kolitis

Besondere Beachtung hat in den letzten Jahren eine rechtsseitige Kolitis durch Shigellen und Escherichia coli verschiedener Serotypen (z. B. 0157:H 7, 0 2 und 111 u. a.) gefunden; beide Bakterien bilden sogenanntes Verocytotoxin, das bei Kindern und älteren Menschen ein urämisch-hämolytisches Syndrom auslösen kann [8, 16, 21, 26]. In diesen Fällen findet sich eine hämorrhagische Kolitis, die vorwiegend auf das rechte Kolon beschränkt ist, aber auch Gruppen von Ulzerationen im rechten Kolon wurden dabei angetroffen [16].

Differentialdiagnose idiopathischer und mikrobieller Enterokolitis

Die Differentialdiagnose idiopathischer und mikrobieller Enterokolitiden wird zudem erschwert durch Superinfektion mit pathogenen oder durch Kolonisation mit potentiell pathogenen Mikroorganismen bei idiopathischen entzündlichen Darmerkrankungen. Solche Superinfektionen mit pathogenen Keimen wurden wiederholt beobachtet, der Einsatz entsprechender Antibiotika zeigte zumindest partielle oder passagere Effekte [2, 13]. Publiziert wurden insbesondere Superinfektionen durch Yersinia enterocolitica, Salmonellen, Campylobacter jejuni/coli, Aeromonas hydrophila und Clostridium difficile. Superinfektionen durch Yersinia enterocolitica können eine erosive oder ulzeröse terminale Ileitis bei Colitis ulcerosa induzieren und somit das Kardinalkriterium für die Diagnose Colitis ulcerosa, nämlich das Fehlen einer ulzerösen Entzündung im terminalen Ileum (nach Teague u. Waye [22]), irrelevant erscheinen lassen.

Zusammenfassung

Mikrobielle Enterokolitiden können über Wochen persistieren und auch eine chronische Verlaufsform zeigen [7, 12, 17, 24]. Die Phänomenologie von M. Crohn und Colitis ulcerosa kann durch mikrobielle Darmentzündungen imitiert werden [15, 19]. Bakterielle Darmerkrankungen – z. B. durch Aeromonas hydrophila – können eine rezidivierende idiopathische Darmentzündung einleiten [25]. Nach der Auffassung von Kirsner [9] können mikrobielle und andere exogene Faktoren bei genetisch disponierten (vulnerablen) Personen auslösen, was man M. Crohn nennt; diese Hypothese von der multifaktoriellen exogenen und endogenen Bedingtheit der idiopathischen Enterokolitiden ist nach Kirsner [9] für die weitere pathogenetische Erforschung der idiopathischen Darmentzündungen eher erfolgversprechend. Wäre es daher nicht sinnvoll, in manchen oder vielen Fällen mit der Phänomenologie des M. Crohn in den ersten Monaten von einem Crohn-Syndrom zu sprechen, anstatt diesen zu präjudizieren durch das Etikett „M. Crohn"? Das sollte zumindest für diejenigen Fälle gelten, bei denen der

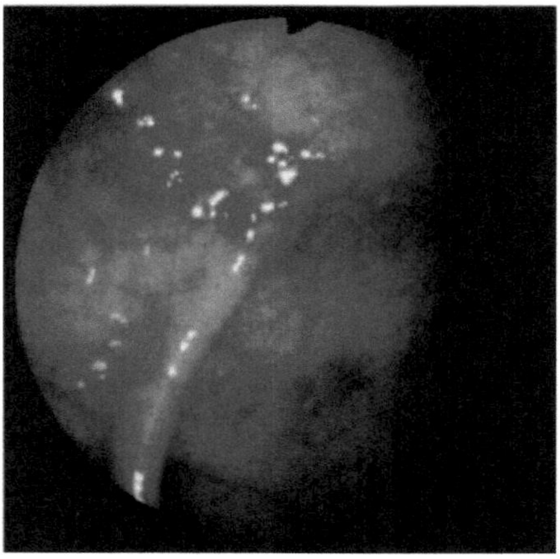

Abb. 1. Fleckförmige, unscharf begrenzte Rötungen der Kolonschleimhaut bei bakterieller Colitis

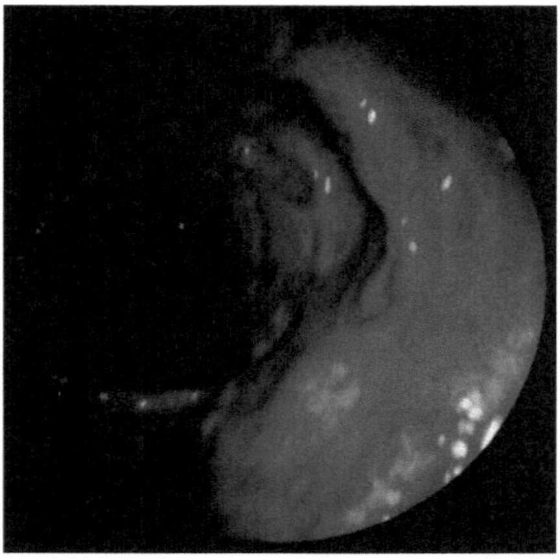

Abb. 2. Salmonellen-Kolitis mit unterschiedlich großen und geformten Nekrosen mit rötlichem Randsaum. Die Schleimhaut zwischen den Nekrosen ist weitgehend makroskopisch unauffällig

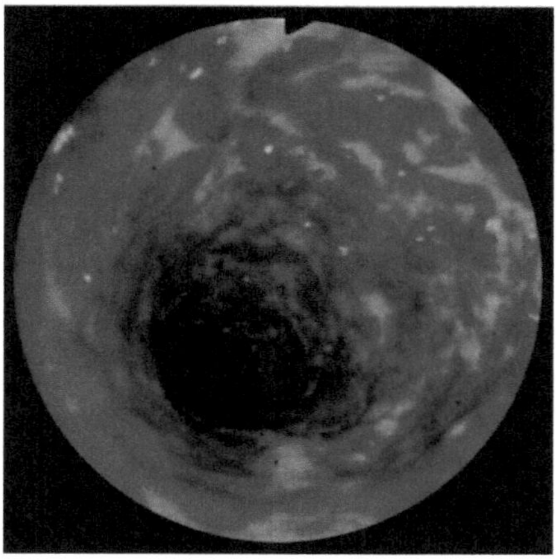

Abb. 3. Ausgeprägte Colitis ulcerosa mit gekonfluierenden Fibrinauflagerungen (Ausbreitung: diffus)

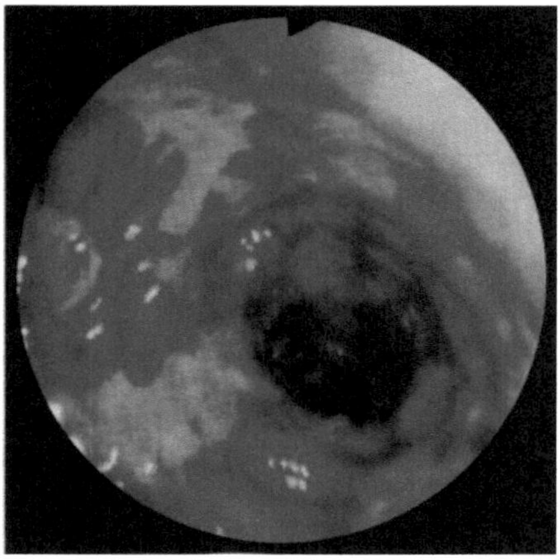

Abb. 4. Straßenförmige und irregulär geformte Nekrosen, dazwischen makroskopisch unauffällige Schleimhaut (Ausbreitung: diskontinuierlich), M. Crohn

Faktor Zeit nicht in ausreichender Weise berücksichtigt werden kann, bei denen also nicht durch mindestens zwei Untersuchungen im Abstand von mehreren Monaten die Konstanz der als typisch erachteten Phänomene gesichert wurde.

Literatur

1. Allason-Jones E, Mindel A, Sargeaunt P, Williams P (1986) Entamoeba histolytica as a commensal intestinal parasite in homosexual men. N Engl J Med 315:353–356

2. Bayerdörffer E, Sommer A, Kasper R, Ottenjann R (1986) Aeromonas hydrophila – Erreger schwerer Enterokolitiden? Dtsch Med Wochenschr 111:1539–1540
3. Carter AO, Borczyk AA, Carlson JAA et al. (1987) A severe outbreak of Escherichia coli 0157:H 7 – associated hemorrhagic colitis in a nursing home. N Engl J Med 317:1496–1500
4. Gebhard RL, Greenberg HB, Singh N, Henry P, Sharp HL, Kaplan L, Kapikian LZ (1982) Acute viral enteritis and exacerbation of inflammatory bowel discase. Gastroenterology 83:1207
5. Green ES, Parker NE, Gellert AR, Beck ER (1984) Campylobacter infection mimikking Crohn's disease in an immunodeficient patient. Br Med J 2:159
6. Höchter W, Bayerdörffer E, Schwarzkopf-Steinhauser G et al. (1988) Bedeutung der Mikrobiologie in der Differentialdiagnose der Enterokolitiden, Med Welt 39:445–449
7. Hoogkamp-Korstanje JAA, de Koning J, Heesemann J (1988) Persistence of Yersinia enterocolitica in man. Infection 16:81–85
8. Johnson RJ, Nolan C, Wang SP, Shelton WR, Blaser MJ (1984) Persistent Campylobacter jejuni infection in an immunocompromised patient. Ann Intern Med 100:832
9. Kirsner JB, Shorter RG (1982) Recent developments in non-specific inflammatory bowel disease. N Engl J Med 306:837
10. Kressner MS, Williams SE, Biempica L, Das KM (1982) Salmonellosis complicating ulcerative colitis. Treatment with trimethoprim-sulfamethoxazole. J Am Med Assoc 248:584
11. Lennard-Jones JE, Ritchie JK, Zohrab WJ (1976) Proctocolitis and Crohn's disease of the colon: a comparison of the clinical course. Gut 17:477
12. Lever AM, Dolby JM, Webster ADB, Price AB (1984) Chronic Campylobacter colitis and uveitis in patients with hypoglammaglobulinaemia. Br Med J 288:531
13. Lindeman RJ, Leviton R, Patterson JF (1967) Ulcerative colitis and intestinal Salmonellosis. Am J Med Sci 254:855
14. Michalany J, Michalany NS (1984) A new morphological concept and classification of granulomatous inflammation: the polar granulomas. Ann Pathol 4:85
15. Ottenjann R, Bayerdörffer E (1987) Bakterielle Enterokolitiden als Imitatoren von Colitis ulcerosa und Morbus Crohn. Med Klin 82:77–79
16. Ottenjann R: Aktuelle Diagnostik mikrobieller Enterokolitiden (1989). Dtsch Med Wochenschr (114: 1210–1213)
17. Perlman DM, Ampel NM, Schifman RB et al. (1988) Persistent Campylobacter jejuni infections in patients infected with human immunodeficiency virus (HIV). Ann Intern Med 108:540–546
18. Rutgeerts P, Geboes E, Ponette E et al. (1982) Acute infective colitis caused by endemic pathogens in Western Europe: endoscopic features. Endoscopy 14:1318–1319
19. Rutgeerts P, Geboes K, Ponette E et al. (1984) Imitationen entzündlicher Darmerkrankungen am Ileocolon. In: Henning H (Hrsg) Fortschritte der gastroenterologischen Endoskopie, Bd 13. Demeter, Gräfelfing
20. Smith PD, Lane HC, Gill VJ et al. (1988) Intestinal infections in patients with the acquired immunodeficiency syndrome (AIDS). Ann Intern Med 108:328–333
21. Symonds J (1988) Haemorrhagic colitis and Escherichia coli 0157 – a pathogen unmasked. Br Med J 296:875–876
22. Teague RH, Waye JD (1981) Inflammatory bowel disease. In: Hunt RH (ed) Colonoscopy, techniques, clinical practice, and color atlas. Chapman & Hall, London
23. Thayer WR (1976) In: Westerman IT, Pena AS, Booth CC (eds) The management of Crohn's disease. Excerpta Medica, Amsterdam Oxford 49 (Discussion)
24. Vantrappen G, Agg HO, Ponette E, Geboes K, Bertrand P (1977) Yersinia enteritis and enterocolitis. Gastroenterology 72:220
25. Willoughby JMT, Rahman AFMS, Gregory MM (1989) Chronic colitis after Aeromonas infection. Gut 30:686
26. Yeong ML, Nicholsson GI (1988) Clostridium septicum infection in neutropenic enterocolitis. Pathology 20:194–197

Diskussion

Prof. Dr. Otto:

Ist endoskopisch eine Differenzierung der durch verschiedene Erreger hervorgerufenen Enterokolitis möglich? Aus Ihren Darstellungen könnte man den Eindruck gewinnen. Ist darüber hinaus aufgrund des endoskopischen Bildes eine Unterscheidung von mikrobieller Enterokolitis und Enterocolitis Crohn möglich?

Prof. Dr. Ottenjann:

Das endoskopische Bild erlaubt keine sichere Differenzierung der durch verschiedene Erreger ausgelösten Enterokolitis. Es gibt zwar typische Aspekte, z. B. die großflächigen Blutungen bei Salmonellen-Enterokolitis und weiße Flecken mit rötlichem Randsaum (Lymphfollikel-Kokarden, Lymphfollikel-Pusteln) bei Yersinien-Enterokolitis, das sind aber keine pathognomonischen Veränderungen. Wie ich gezeigt habe, können die makroskopischen Aspekte von Colitis ulcerosa und M. Crohn durch persistierende oder chronische bakterielle Enterokolitiden imitiert werden. Eine sichere Abgrenzung der idiopathischen entzündlichen Darmerkrankungen von mikrobiellen Enterokolitiden ist also nicht möglich. Hilfreich kann hier die Beobachtung des weiteren Krankheitsverlaufes sein. Ist bei Kontrolluntersuchung nach drei bis sechs Monaten der Zustand unverändert, so ist eine idiopathische entzündliche Darmerkrankung eher wahrscheinlich. Es ist aber zu berücksichtigen, daß bei Infektion durch Yersinia entercolitica, Campylobacter jejuni/coli, Edwardsiella tarda und andere Erreger chronische Verläufe über Monate und Jahre beobachtet wurden. Es sollten daher mit allen zur Verfügung stehenden Methoden die infrage kommenden Erreger gesucht werden.

Prof. Dr. Hotz:

Sie haben ein Diapositiv gezeigt, das nachgewiesene Erreger als Ausdruck einer Superinfektion bei M. Crohn und Colitis ulcerosa zeigte. Hier sehe ich ein gewisses Problem. Werden z. B. bei sechs bis sieben Jahre dauerndem M. Crohn erstmalig Yersinien nachgewiesen, kann man dann annehmen, daß es sich hier um eine Yersiniose handelt.

Prof. Dr. Ottenjann:

Das kann immer wieder ein Problem sein. Es gibt Superinfektionen bei Colitis ulcerosa und M. Crohn, wie verschiedene Untersucher und Untersuchergruppen gezeigt haben. Es gibt natürlich die Kolonisation mit potentiell pathogenen Erregern. Sicherlich kann durch eine Superinfektion das Krankheitsbild einer idiopathischen entzündlichen Darmerkrankung negativ beeinflußt werden, so daß die Verabreichung entsprechender Antibiotika notwendig werden kann. Die Mikrobiologie verfügt heute über Methoden, die es gestatten, pathogene und apathogene Erreger bei verschiedenen Bakterienarten zu unterscheiden, ggf. sind diese Methoden vor einer Antibiotika-Verabreichung einzusetzen.

Prof. Dr. Hotz:

Es wird ja immer diskutiert, ob Bakterien durch eine Enterokolitis eine Colitis ulcerosa oder einen M. Crohn induzieren oder manifest werden lassen. Die Frage konnte aber bisher wohl nicht endgültig beantwortet werden.

Prof. Dr. Ottenjann:

Untersuchungen der letzten Zeit haben wieder einmal aufgezeigt, daß bei Patienten mit M. Crohn die tight-junctions in den interzellulären Räumen strukturelle Veränderungen aufweisen, die eine Durchlässigkeitssteigerung für größere Partikel (Antigene, Bakterien) bewirken, ein Phänomen, das von Volkheimer Persorption genannt wurde. Diese Veränderungen in den tight-junctions könnten in der Pathogenese des M. Crohn eine Rolle spielen. In jüngster Zeit wurde nachgewiesen, daß bei Verwandten von Crohn-Patienten auch solche Veränderungen der tight-junctions gefunden werden.

Frau Dr. Menzel:

Die Biopsie könnte sicher in der Differentialdiagnose weiterhelfen. Die Histologie scheint mir doch einen sehr wesentlichen Beitrag zu leisten.

Prof. Dr. Ottenjann:

Versierte Pathologen und erfahrene Kliniker sind heute der Meinung, daß die feingewebliche Untersuchungen von Biopsiepartikeln in der Differentialdiagnose von mikrobiellen Enterokolitiden und idiopathischen entzündlichen Darmerkrankungen keine entscheidende Rolle spielen. Bestenfalls kommt ihnen eine Bedeutung in der ersten Woche nach Beginn der Erkrankung zu. Epitheloidzellgranulome, denen früher entscheidende Bedeutung in der Diagnose des M. Crohn zugemessen wurden, haben heute nicht mehr den diagnostischen Stellenwert. Es gibt eine Reihe von entzündlichen und anderen Darmerkrankungen, bei denen Epitheloidzellgranulome nachgewiesen werden. Das trifft auch bei Patienten mit seronegativer Spondylarthritis zu, hier konnten sarkoid-ähnliche Granulome in der Mukosa des terminalen Ileums gefunden werden.

Frau Dr. Menzel:

Sie haben mich mißverstanden. Ich wollte die Histologie als Ergänzung der bakteriologischen Untersuchung aufzeigen. In Biopsiepartikeln lassen sich sehr gut pathogene Hefen durch Spezialfärbungen nachweisen. Gelingt ein solcher Nachweis, so kann man natürlich auf die Kultur verzichten.

Prof. Dr. Ottenjann:

Diese Untersuchungen sind sicher von besonderer diagnostischer Bedeutung, auch was den Nachweis anderer Erreger angeht.

Prof. Dr. Miller:

Sie haben von Ergebnissen einer holländischen Arbeitsgruppe berichtet, die histologische und endoskopische Veränderungen im terminalen Ileum bei seronegativer Spondylarthritis aufgezeigt haben. Wir haben auch ähnliche Untersuchungen durchgeführt, zusammen mit den Rheumatologen in Düsseldorf, konnten aber die Häufigkeit dieser Veränderungen im terminalen Ileum nicht bestätigen.

Die von der holländischen Arbeitsgruppe aufgezeigten Veränderungen kann man im terminalen Ileum auch unter der Verabreichung von nichtsteroidalen Antirheumatika beobachten. Es dürfte daher nicht immer einfach sein, diese spontanen Alterationen von denen durch NSAR induzierten zu unterscheiden. Ein Mitarbeiter der holländischen Arbeitsgruppe hat mir in einem Gespräch mitgeteilt, daß nicht immer getrennt wurde zwischen Patienten mit seronegativer Polyarthritis und mit NSAR-Therapie. Es ist sicherlich erforderlich, diesbezüglich weitere Untersuchungen durchzuführen.

Frage:

Wie häufig findet man bei chronischer Yersinia-Infektion in der Histologie Granulome?

Prof. Dr. Ottenjann:

Ich selbst habe noch keine gefunden. Herr Vantrappen (Löwen/Belgien) hat schon im Jahre 1977 über den Nachweis von Epitheloidzellgranulomen bei einer chronischen Yersinia-Infektion berichtet. Weitere Beobachtungen sind publiziert worden. Epitheloidzellgranulome wurden übrigens auch bei Enterokolitis durch Campylobacter jejuni/coli gefunden. Michalany, ein besonderer Kenner der Epitheloidzellgranulome, ist der Meinung, daß diese ein unspezifisches Phänomen sind, das immer dann auftritt, wenn Materialien oder Fremdkörper im Gewebe steckenbleiben.

Kommentar:

Die Stuhluntersuchung kann nicht immer erfolgreich sein, ich weise nur auf die Problematik des Nachweises bei Keimen hin, die schwieriger zu züchten sind. Ich würde daher die Biopsie doch als das sicherere Verfahren ansehen. Freilich sollte man zunächst erst einmal den Stuhl untersuchen, das halte ich für selbstverständlich, nur, ich würde mich nicht damit begnügen.

Prof. Dr. Otto:

Ich möchte noch einmal fragen, wenn ein Patient mit einer Diarrhö in die Klinik kommt, soll man zunächst eine Stuhluntersuchung anordnen oder gleich eine Biopsie zur Keimuntersuchung durchführen. Es wird ja immer mehr Usus, Klinikpatienten mit einer Diarrhö zu endoskopieren. Es wäre doch sicher sinnvoll, bei dieser Untersuchung zusätzlich eine Biopsie zur kulturellen Untersuchung zu machen.

Prof. Dr. Ottenjann:

Wenn es sich um eine wenige Tage dauernde Diarrhö handelt, dann würde ich nicht so verfahren, sondern mich mit einer kulturellen Stuhluntersuchung begnügen.

Prof. Dr. Otto:

Dann sind wir einig. Wenn es sich aber um Patienten handelt, bei denen 14 Tage oder drei Wochen eine Diarrhö besteht, wird in der Regel koloskopiert. Dann sollte man meines Erachtens auch gleich die Biopsien entnehmen und zahlreiche kulturelle Untersuchungen durchführen lassen. Aber ich kenne keine Arbeit, die über Ergebnisse systematischer Untersuchungen dieser Art berichtet hat.

Prof. Dr. Ottenjann:

Eine solche ist mir auch nicht bekannt. Ich glaube aber, wenn wir einen Patienten mit einer persistierenden Diarrhö (mehr als drei Wochen Dauer) zu betreuen haben, so ist es in jedem Falle sinnvoll, zusätzlich eine bioptische mikrobiologische Untersuchung zu betreiben.

Frau Prof. Dr. Gedek:

Wir haben bei der bioptischen Mikrobiologie auch immer wieder Chlamydien gefunden und hatten nun das Problem zu beurteilen, ob diese als pathogen anzusehen sind oder nicht. Gibt es diesbezüglich neue Gesichtspunkte?

Prof. Dr. Ottenjann:

Diese gibt es meines Wissens nicht. Klarheit besteht nur darüber, daß Chlamydia trachomatis (Typ 1, 2 und 3) ein Lymphogranuloma venereum induzieren können. Welche Bedeutung die anderen Chlamydien haben, bleibt ungewiß.

Frau Prof. Dr. Gedek:

Ich glaube, daß wir noch zu wenig Erfahrungen haben.

Prof. Dr. Ottenjann:

Wir haben eine Zeitlang systematisch nach Chlamydien in Biopsiepartikeln gesucht, dann aber wieder Abstand davon genommen, weil wir nicht wußten, was wir damit anfangen sollten.

Kommentar:

Der Nachweis von Chlamydien wird jetzt zunehmend verbessert und insofern ist es zunehmend schwieriger geworden, mit dem Nachweis des Erregers auch ein bestimmtes Krankheitsbild zu korrelieren. Darf ich aber in dem Zusammenhang noch eine letzte Frage die Diagnostik betreffend stellen: Sie hatten neben den bakteriologischen, von mir aus auch gezielten bioptischen Untersuchungen, von Serologie gesprochen. Welchen Wert messen Sie den serologischen Ergebnissen bei chronischen Enteritiden zu?

Prof. Dr. Ottenjann:

Vor allen Dingen bei Verdacht auf Yersinia- und Amöben-Kolitis, in letzter Zeit auch bei Verdacht auf Infektion mit Campylobacter jejuni/coli.

Kommentar:

Wir sehen zunehmend, daß der Nachweis von Serum-Antikörpern bei länger bestehenden Infektionen (z. B. Yersiniose) diagnostische Bedeutung hat, aber viele Infektionen drücken sich doch im Serum immunologisch gar nicht – im Antikörper-Titer – aus, und wenn man nicht lokal recherchiert, wird man diagnostisch nicht zu einem Ergebnis zu.

Extraintestinale Manifestationen und Komplikationen bei entzündlichen Darmerkrankungen

P. Otto

Extraintestinale Symptome bei chronisch-entzündlichen Darmerkrankungen (Morbus Crohn und Colitis ulcerosa) sind häufig und können nicht selten deren klinischen Verlauf wesentlich bestimmen.

Sie lassen sich differenzieren in extraintestinale Manifestationen und extraintestinale Komplikationen. Bei den extraintestinalen Manifestationen ist – wie bei den Grunderkrankungen selbst – die Pathogenese unbekannt und damit eine kausale Therapie nicht gegeben. Demgegenüber sind die Ursachen der Komplikationen nahezu aufgeklärt. Sie sind damit einer kausalen Therapie zugänglich.

Die klinische Symptomatik bei den extraintestinalen Manifestationen ist häufig ausgeprägter als bei den Komplikationen. Da sich die Manifestationen meist an der Haut, den Augen oder den Gelenken abspielen, sind sie einer Diagnose leicht zugängig, während die Komplikationen, die meist innere Organe wie Niere, Gallenwege oder Leber betreffen, diagnostisch schwerer faßbar sind [25, 26].

Die Inzidenz extraintestinaler Manifestationen beim Morbus Crohn wird mit 60–80 % beschrieben. Diese Daten wurden aus den beiden größten Studien der letzten Jahre der amerikanischen [25] und der europäischen Crohn-Studie [12] entnommen, die zusammen insgesamt 1021 Patienten umfassen. Die Häufigkeit extraintestinaler Manifestationen war eindeutig abhängig vom Befallsmuster der Erkrankung. Unabhängig von der Lokalisation der extraintestinalen Manifestationen finden sie sich beim Morbus Crohn am häufigsten beim isolierten Kolonbefall, seltener beim alleinigen Befall des Ileums. Bei der Colitis ulcerosa und dem Kombinationsbefall vom Ileum und Kolon beim Crohn liegen die Manifestationshäufigkeiten zwischen den beiden Extremen bei alleinigem Kolon- oder Ileumbefall. Etwa 1/3 aller Patienten weist mehr als eine Manifestation auf [6, 12, 25]. Dieses gilt für das Erythema nodosum und für Mono- und Polyarthritiden [8]; das Pyoderma gangraenosum ist vorwiegend mit der Colitis ulcerosa assoziiert [6, 32].

Für klinische Belange besonders hervorzuheben ist, daß die genannten extraintestinalen Manifestationen häufig vor Ausbruch der eigentlichen Erkrankung auftreten und somit als Erstmanifestation der chronisch entzündlichen Darmerkrankungen Beachtung finden sollten. Bei Auftreten ent-

Tabelle 1. Wenig beachtete oder seltene extraintestinale Manifestationen entzündlicher Darmerkrankungen

Lungenfibrose	6 % (50 % abnorme Lungenfunktion)
Trommelschlegelfinger	37,5 %
Vaskulitis	Sehr selten
Perikarditis/Myokarditis	Sehr selten
Amyloidose (Niere, Leber, Milz)	Sehr selten (1 %?)
Autoimmunerkrankungen	Sehr selten
Thromboembolien	?

sprechender Veränderungen an Haut, Gelenken oder Augen sollte deshalb endoskopisch eine entzündliche Darmerkrankung ausgeschlossen werden [8, 9]. Bei dermatologischen Veränderungen muß die extraintestinale Manifestation vom Crohn-Befall der Haut abgegrenzt werden [29. 31]. Darüber hinaus wird vereinzelt auch über extraintestinale Manifestationen entzündlicher Darmerkrankungen im Bereich der Lunge [10], des Gefäßsystems [5] und des Herzens [7] berichtet. Auch Amyloidosen, vorwiegend der Niere, Leber und Milz, werden in diesem Zusammenhang erwähnt [28, 7] (Tabelle 1). Besonders hingewiesen sei auf Lungenfibrosen. Nach Angaben von Heatley et al. [9, 10] zeigten mehr als 50 % der von dieser Gruppe untersuchten Patienten abnorme Lungenfunktionswerte.

Einige dieser seltenen Manifestationen sind möglicherweise aber auch als Nebenwirkungen der medikamentösen Behandlung anzusehen. Veränderungen der Hämatopoese, der Haut, der Augen, der Gelenke, des Herzens, der Lungen und auch der Leber sind als Nebenwirkungen des zur Therapie eingesetzten Medikaments Salazosulfapyridin beschrieben worden [23]. In Tabelle 2 sind Nebenwirkungen der Therapie mit Salazosulfapyridin zusam-

Tabelle 2. Nebenwirkungen der Therapie mit Salazosulfapyridin

Knochenmark	Aplastische Anämie
	Agranulozytose
	Thrombopenie
	Leukopenie
Erythrozyten	Hämolytische Anämie
	Heinz-Körper
Haut	Erytheme
	Exfoliative Dermatitis
	Alopezie
Augen	Konjunktivitis
Allgemeine Reaktionen	Fieber, Arthralgien
Herz	Myokarditis, Perikarditis
Lunge	Fibrosierende Alveolitis
ZNS	Geschmacksstörungen
	Hörstörungen
Leber	„Toxische Hepatitis“

mengestellt. Ein Vergleich der beschriebenen extraintestinalen Manifestationen und der Nebenwirkungsmöglichkeiten der Therapie läßt zumindest die Vermutung aufkommen, daß in einigen Fällen sog. extraintestinale Manifestationen in Wirklichkeit Arzneimittelnebenwirkungen sein könnten.

Der Morbus Bechterew als extraintestinale Manifestation ist eher als genetisch bedingte koinzidente Erkrankung denn als extraintestinale Manifestation anzusehen [27].

Über die Häufigkeit von Leberveränderungen, die von der Fettleber über die Pericholangitis, die primär sklerosierende Cholangitis bis zur Zirrhose reichen können, werden unterschiedliche Zahlen in der Literatur gefunden. Schrumpf et al. [29] fanden bei 336 Colitis-ulcerosa-Patienten in 14 % Laborwertveränderungen, die auf eine Leber- oder Gallenwegsmitbeteiligung hinweisen. Bei den daraufhin durchgeführten ERCPs fand sich in 18 Fällen (5,3 %) eine primär sklerosierende Cholangitis. Aufgrund dieser Untersuchung besteht wohl kaum ein Zweifel, daß bei intensiverem diagnostischen Vorgehen häufiger als bisher angenommen, sklerosierende Cholangitiden bei Colitis-ulcerosa-Patienten zu beobachten sind. Gleichzeitig sei jedoch konstatiert, daß offensichtlich der darauf resultierende Krankheitsverlauf im Bereich der Gallenwege relativ benigne ist [29]. Aber auch hier sei erneut betont, daß unklar ist, inwieweit die beschriebenen Leberveränderungen als extraintestinale Manifestation oder als Komplikation der entzündlichen Darmerkrankungen anzusehen sind. So könnte man sich beispielsweise vorstellen, daß durch die häufig bestehenden Malabsorptionssyndrome Leberverfettungen oder durch Bakteriämien im Pfortaderblut Pericholangitiden entstehen können [28, 29].

Extraintestinale Komplikation

Extraintestinale Komplikationen bei Colitis ulcerosa und Morbus Crohn sind durch die fehlende Aufnahme oder den enteralen Verlust verschiedener Substanzen infolge morphologischer und funktioneller Störungen der Intestinalmukosa im Rahmen dieser Erkrankung zu erklären [26]. Abhängig vom Befallsmuster werden unterschiedliche Vitamin- und Mineralmangelzustände resultieren. Bei Dünndarmbefall, insbesondere Befall des terminalen Ileums werden demzufolge Zustandsbilder mit Osteomalazie, Nachtblindheit, Innenohrschwerhörigkeit, Geschmacksstörungen, Hyperkeratosen und Anämien resultieren [3, 26, 28]. Von besonderer Bedeutung sind die Wachstumsstörungen bei jugendlichen Patienten [24], Wundheilungsstörungen, möglicherweise auch Immundefekte [15], Eiweißmangelzustände mit Ödemen und Mangel an Transportporteinen [13, 14] sind charakteristisch für den Morbus Crohn. Anämien sind am ehesten Folge kontinuierlicher chronischer Blutverluste [1], sind z. T. aber auch durch Eisenverwertungsstörungen bei chronisch-entzündlichen Prozessen erklärbar [33].

Besonders gut belegt sind Vitamin-D-Mangelzustände bei Patienten mit Befall des terminalen Ileums und nach Ileumresektionen [3]. Sie weisen einen deutlich niedrigeren Serumspiegel von 25-Hydroxy-Vitamin-D gegenüber einem Kontrollkollektiv auf. Die Folgen derartiger Vitamin-D-Mangelzustände sind radiologisch nachweisbare Osteomalazien mit Verdichtung der Grund- und Deckplatten der Wirbelkörper, Destruktionen der Wirbelkörper und verwaschene Knochenstrukturzeichnungen. Nach entsprechender Substitutionstherapie sind die Zeichen der Osteomalazie reversibel [3].

Die bei Crohn-Patienten zu beobachtenden Störungen der Dunkeladaption [20, 21, 22, 27], Hörverluste, die sich insbesondere durch eine Hörschwellenerhöhung bei den älteren Altersgruppen bemerkbar machen [28], sowie Hautveränderungen hyperkeratotischer Art [20, 21] oder Immunstörungen, die z. B. als deutliche Verminderung der Lymphozytenstimulation gezeigt wurden [14, 15], sind auf Zink- und/oder Vitamin-A-Mangelzustände zurückgeführt worden [19, 30].

Weitere häufig zu beobachtende extraintestinale Komplikationen bei chronisch-entzündlichen Darmerkrankungen sind Gallen- und Nierensteine. Nach Untersuchungen von Schölmerich et al. [28] ist bei Crohn-Patienten mit einer Inzidenz von rund 20 % für die Cholelithiasis und 10 % für die Nephrolithiasis zu rechnen. Bei Colitis-ulcerosa-Patienten ist die Inzidenz von Nieren- und Gallensteinen deutlich niedriger. Aus pathogenetisch verständlichen Überlegungen sind diese Komplikationen häufiger bei Patienten mit Ileitis und Ileokolitis als bei Patienten mit ausschließlichem Kolonbefall zu beobachten. Das Auftreten von Gallensteinen wird durch eine reduzierte Gallensäureresorption und einen dadurch verminderten Gallensäurepool erklärt [10, 11]. Eine vermehrte Adsorption von Oxalsäure im Kolon führt zu einer Hyperoxalurie und zu Nierensteinen. Die Pathogenese dieser Phänomene könnte durch eine Kalziumbindung durch Fettsäuren oder durch eine direkte Wirkung von nicht resorbierten Gallensäuren erklärt werden. Ein erhöhter Flüssigkeitsverlust in der diarrhöischen aktiven Krankheitsphase kann zusätzlich die Nierensteinbildung begünstigen. So findet sich bei Patienten mit Ileumresektion ein 8fach und bei solchen mit Ileumresektion und Steatorrhö ein 20fach gesteigertes Risiko für die Nephrolithiasis [2]. Bei 20 % der Patienten mit Morbus Crohn werden Harnwegserkrankungen wie Zystitis, Pyelonephritis und Fisteln zu den Harnwegen beschrieben [16]. Durch Konglomerattumoren bedingte Kompression anderer Organe kann beispielsweise zu Harnwegsobstruktionen führen.

Die bei Morbus-Crohn-Patienten beobachteten Veränderungen der Spermienqualität wie pathologische Werte für die Spermiendichte, die Spermienmotilität oder die Spermienmorphologie können durch die Salazosulfapyridintherapie bedingt sein. Möglicherweise handelt es sich aber auch um eine extraintestinale Komplikation der Erkrankung selbst [4, 13].

Als pathogenetisches Prinzip aller aufgeführten extraintestinalen Komplikationen chronisch-entzündlicher Darmerkrankungen lassen sich vornehmlich als absorptionsbedingte Mangelzustände an Spurenelementen, Vitaminen und Eiweißkörpern konstatieren. Die Summe all dieser Mangelzustände erklärt eine erhebliche Anzahl extraintestinaler Symptome, die das Skelettsystem, das Knochenmark, die Muskulatur und insbesondere die Sinnesorgane betreffen. Die erhöhte Inzidenz für Gallen- und Nierensteinbildung bei Patienten mit chronisch entzündlichen Darmerkrankungen hat ihre Ursache im enteralen Wasserverlust, der erhöhten Oxalsäureresorption und möglicherweise auch in Störungen des Vitamin-D-Stoffwechsels. Die Gallensäuremalabsorption bedingt wahrscheinlich die erhöhte Gallensteinbildungstendenz, ist andererseits aber wiederum ursächlich verantwortlich für die Malabsorption fettlöslicher Substanzen und möglicherweise für die Hyperoxalurie. Die Zusammenhänge der Pathogenese der extraintestinalen Komplikationen des Morbus Crohn sind aus Abb. 1 zu entnehmen (aus [26]).

Die Langzeitbetreuung von Patienten mit chronisch-entzündlichen Darmerkrankungen hat nicht nur die möglichst frühe Erfassung von Rezidiven, sondern insbesondere auch die frühzeitige Erfassung extraintestinaler Symptome zur Aufgabe. Das gilt insbesondere für die extraintestinalen Komplikationen, da diese einer gezielten Therapie zugängig sind [28]. Für die Früherfassung extraintestinaler Symptome ist deshalb beim ersten Patienten-Arzt-Kontakt ein relativ aufwendiges Schema für die Initialdiagnostik zu fordern.

Neben dem selbstverständlichen diagnostischen Prozedere zur Erfassung der morphologischen Intestinalveränderungen muß die Primärdiagnostik auch die Untersuchung der Haut, der Gelenke und der Wirbelsäule umfassen [18]. Wegen der hohen Inzidenz von Gallen- und Nierensteinen sollte eine Ultraschalluntersuchung fester Bestandteil der Primärdiagnostik sein. Die Prüfung verschiedener Sinnesfunktionen, die Knochenbiopsie und die relativ aufwendige Prüfung des enteralen Eiweißverlustes ist wohl nur bei Morbus-Crohn-Patienten sinnvoll. Die meisten extraintestinalen Komplikationen lassen sich durch Laboruntersuchungen wahrscheinlich machen, wobei Spurenelemente und Vitamine bestimmt werden sollen [28].

Zusammenfassung

Bei Morbus Crohn und Colitis ulcerosa werden häufig extraintestinale Symptome beobachtet. Sie lassen sich differenzieren in extraintestinale Manifestationen und Komplikationen. Bei den Manifestationen ist die Pathogenese unbekannt, während sie bei den Komplikationen weitgehend geklärt ist. Bei den Manifestationen stehen die Gelenk- und Hautveränderungen im Vordergrund. Diese treten häufiger bei Kolonbefall als bei Erkrankungen des Dünndarms auf. Die extraintestinalen Komplikationen werden im wesentlichen durch Mangelzustände endogener und exogener Substanzen verursacht, wobei Vitamin- und Spurenelementmangel und damit die Beeinflussung der Sinnesorgane, des Skeletts, der Haut und der blutbildenden Organe im Vordergrund stehen. Auffallend ist die hohe Inzidenz von Gallen- und Nierensteinbildungen bei Patienten mit chronisch entzündlichen Darmerkrankungen, für deren erhöhte Inzidenz im wesentlichen Gallensäuremangel und vermehrte Oxalatresorption angeschuldigt werden.

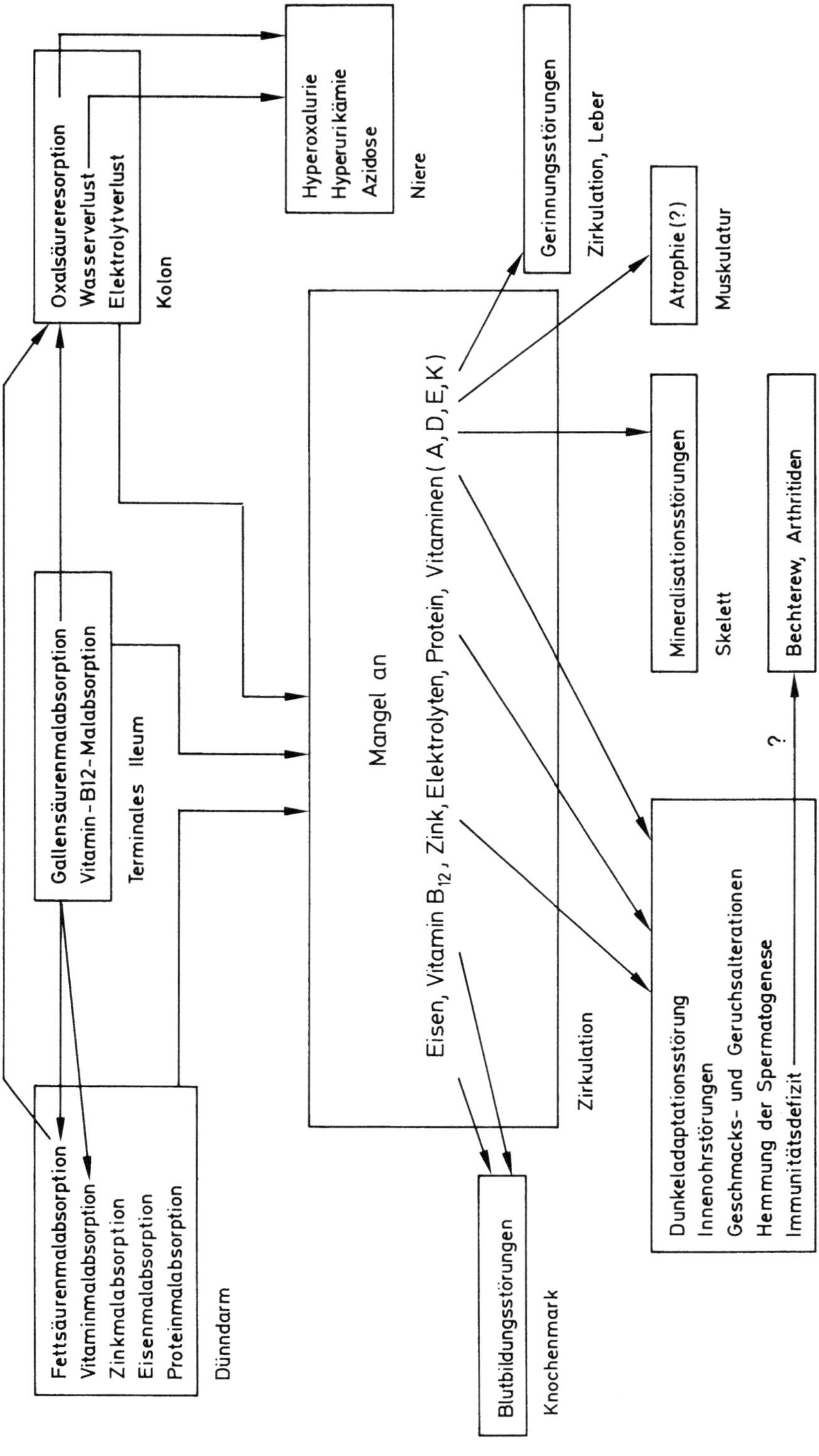

Abb. 1. Schema der Pathogenese der extraintestinalen Komplikationen des Morbus Crohn (Aus [26])

Für die Betreuung der Patienten mit chronisch-entzündlichen Darmerkrankungen ist deshalb ein nicht nur auf das primär den Intestinaltrakt betreffende Krankheitsbild gerichtetes diagnostisches Schema notwendig, sondern auch eine diagnostische Erfassung der extraintestinalen Symptome sinnvoll wegen der sich daraus ableitenden therapeutischen Konsequenzen.

Literatur

1. Balzer K, Breuer N, Hotz J, Förster S, Goebell H (1984) Zur Genese von Hyposiderinämie und Anämie beim Morbus Crohn. Dtsch Med Wochenschr 109:1023–1028
2. Dharmsathaphorn K, Freeman DH, Binder HJ, Dobbins JW (1982) Increased risk of nephrolithiasis in patients with steatorrhea. Dig Dis Sci 27:401–405
3. Driscoll RH, Meredith SC, Sitrin M, Rosenberg IH (1982) Vitamin D deficiency and bone disease in patients with Crohn's disease. Gastroentology 83:1252–1258
4. Farthing MJG, Dawson AM (1983) Impaired semen quality in Crohn's disease – drugs, ill health, or undernutrition? Scand J Gastroenteroe 18:57–60
5. Gray R, Newman H (1983) Arteriitis associated with Crohn's disease. Gastrointest Radiol 8:53–55
6. Greenstein AJ, Janowitz HD, Sachar DB (1976) The extra-intestinal complications of Crohn's disease and ulcerative colitis: A study of 700 patients. Medicine (Baltimore) 55:401–412
7. Gries E, Singer MV, Goebell H (1989) Amyloidose bei Morbus Crohn – Fallvorstellung und Übersicht über die Literatur. Med Klin 84:65–71 (Nr 2)
8. Haslock I, Wright V (1973) The musculo-skeletal complications of Crohn's disease. Medicine (Baltimore) 52:217–225
9. Hausamen TU, Huck L, Knop P (1980) Extraintestinale Manifestationen des Morbus Crohn. Z Gastroenterol 18:119–125
10. Heatley RV, Thomas P, Prokopchuk EJ, Gauldie J, Sieniewicz DJ, Bienenstock J (1982) Pulmonary function abnormalities in patients with inflammatory bowel disease. Q J Med 51:241–250
11. Heumann R, Sjödahl R, Tobiasson P, Tagesson C (1982) Postprandial serum bile acids in resected and non-resected patients with Crohn's disease. Scand J Gastroenterol 17:137–140
12. Høj L (1982) Extraintestinal manifestations and perianal complications in Crohn's disease. Vortrag beim Crohn Symposium, Hemmenhofen
13. Karbach U, Ewe K, Schramm P (1982) Samenqualität bei Patienten mit Morbus Crohn. Z Gastroenterol 20:314–320
14. Kirschner BS, Klich JR, Kalman SS, De Favaro MV, Rosenberg IH (1981) Reversal of growth retardation in Crohn's disease with therapy emphasizing oral nutritional restitution. Gastroenterology 80:10–15
15. Kleesiek K, Masseck E, Pusztai-Markos Z, Spölgen W, Raguse T, Bräcker HP (1978) Immundefektsyndrom bei Morbus Crohn. Klin Wochenschr 56:1217–1224
16. Kyle J (1980) Urinary complications of Crohn's disease. World J Surg 4:153–160
17. Lanfranchi GA, Brignola C, Campieri M, Bazzocchi G, Pasquali R, Bassein L, Labo G (1984) Assessment of nutritional status in Crohn's disease in remission or low activity. Hepatogastroenterology 31:129–132
18. Lorenz-Meyer H, Brandes W (1981) Klinik des Morbus Crohn. Internist 22:420–429
19. Main ANH, Hall MJ, Russell RI, Fell GS, Mills PR, Shenkin A (1982) Clinical experience of zinc supplementation during intravenous nutrition in Crohn's disease: Value of serum and urine zinc measurements. Gut 23:984–991
20. Main ANH, Mills R, Russell RI, Bronte-Stewart, Nelson LM, McLelland A, Shenkin A (1983) Vitamin A deficiency in Crohn's disease. Gut 24:1169–1175

21. McClain C, Soutor C, Zieve L (1980) Zinc deficiency: A complication of Crohn's disease. Gastroenterology 78:272–279
22. McClain C, Su LC, Gilbert H, Cameron D (1983) Zinc-deficiency-induced retinal dysfunktion in Crohn's disease. Dig Dis Sci 28:85–87
23. Miller B (1980) Nebenwirkungen der Therapie mit Salazosulfapyridin. Dtsch Med Wochenschr 105:1596–1597
24. Nishi Y, Lifshitz F, Baye MA, Daum F, Silverberg M, Aiges H (1980) Zinc status and its relation to growth retardation in children with chronic inflammatory bowel disease. Am J Clin Nutr 33:2613–2621
25. Rankin GB, Watts HD, Melnyk CS, Kelly ML (1979) National cooperative Crohn's disease study: Extraintestinal manifestations and perianal complications. Gastroenterology 77:914–920
26. Schölmerich J, Hoppe-Seyler P, Matern S, Fröhlich J, Gerok W (1982) Extraintestinale Komplikationen des Morbus Crohn, dargestellt an einem Patienten. Z Gastroenterol 20:623–630
27. Schölmerich J, Becher MS, Hoppe-Seyler, Matern S, Häussinger D, Löhle E, Köttgen E, Gerok W (1985) Zinc- and vitamin A deficiency in patients with Crohn's disease is correlated with activity but not with localization or extent of disease. Hepatogastroenterology 32:34–38
38. Schölmerich J, Hoppe-Seyler P, Gerok W (1986) Extraintestinale Manifestation bei entzündlichen Darmerkrankungen. Therapiewoche 36:520–532
29. Schrumpf E, Fausa O, Kolmannskog F, Elgio K, Rittland S, Gjone E (1982) Sclerosing cholangitis in ulcerative colitis. A followup study. Scand J Gastroenterol 17:33–39
30. Solomons NW, Rosenberg IH, Sandstead HH, Vo-Khactu KP (1977) Zinc deficiency in Crohn's disease. Digestion 16:87–95
31. Sutphen JL, Cooper PH, Mackel SE, Nelson DL (1984) Metastatic cutaneous Crohn's disease. Gastroenterology 86:941–944
32. Talansky AL, Meyers S, Greenstein AJ, Janowitz HD (1983) Does intestinal resection heal the pyoderma gangrenosum of inflammatory bowel disease? J Clin Gastroenterol 5:207–210
33. Wohlenberg H (1984) Anämie bei Morbus Crohn eine sideroachrestische Anämie? Dtsch Med Wochenschr 109:1424

Diskussion

Prof. Dr. Ottenjann:

Das Referat über extraintestinale Manifestationen und Komplikationen bei entzündlichen Darmerkrankungen steht zur Diskussion.

Frage:

Wann tauchen diese extraintestinalen Manifestationen bei M. Crohn auf? Wie lange ist die Erkrankung bereits manifest bei diesen Patienten?

Prof. Dr. Otto:

Das ist eine nicht leicht zu beantwortende Frage. Ich kann aus eigener Erfahrung sagen, daß die Patienten Monate und Jahre über eine Diarrhö klagen und dann erst Gelenkbeschwerden entwickeln und daß diese bei Abklingen des Schubes oder unter entsprechender Therapie schließlich wieder zurückgehen. Andere Arbeitsgruppen berichten, daß die extraintestinalen Manifestationen gleichsam Erstsymptome waren, die zur Untersuchung auf M. Crohn Anlaß gaben.

Prof. Dr. Ottenjann:

Bei der Beantwortung dieser Frage muß berücksichtigt werden, daß über die klinische Latenzperiode bei M. Crohn wenig bekannt ist. Es gibt Beobachtungen, die gezeigt haben, daß es Jahre dauern kann, bis nach Nachweis entsprechender Läsionen im Darm Symptome sich entwickeln. Auch gibt es solche, die erkennen ließen, daß Patienten über viele Jahre symptomfrei werden und dennoch mehr oder minder ausgeprägte Läsionen im Enterokolon aufweisen. Man kann also generell nicht sagen, wann nach Beginn eines M. Crohn extraintestinale Manifestationen oder Komplikationen auftreten.

Prof. Dr. Seifert:

Wie stellt man sich den pathogenetischen Zusammenhang vor zwischen der Lungenfibrose, den Trommelschlegelfingern, den Gallensteinen, den Nierensteinen und einer idiopathischen entzündlichen Darmerkrankung.

Prof. Dr. Otto:

Lungenfibrose und Trommelschlegelfinger sehe ich eher als Therapiefolgen an. Nierensteine entstehen durch vermehrte Resorption von Oxalsäure,

Gallensteine sind Folge herabgesetzter Rückresorption von Gallensäuren im funktionell und morphologisch geschädigten terminalen Ileum, also durch Verlust von Gallensäure.

Die Frage nach Faktoren, die die Lungenfibrose bewirken, kann ich nicht fundiert beantworten.

Prof. Dr. Miller:

Es gibt Lungenfibrosen als Nebenwirkung von Salazo-Sulfapyridin, das ist aber wohl selten. Allerdings sind bei systematischen Untersuchungen relativ häufig Lungenveränderungen bei M. Crohn gefunden worden, und ich bin mir nicht sicher, ob man diese insgesamt als Therapiefolgen einordnen kann. Die Genese der Trommelschlegelfinger ist auch nicht bekannt. Wir wissen nicht, warum Patienten mit chronischen Darmerkrankungen Trommelschlegelfinger entwickeln, das gilt nicht nur für die Enterolkolitiden, sondern wird auch bei der Sprue und beim M. Whipple beobachtet. Wir haben dieses Phänomen auch bei chronischen Lebererkrankungen gesehen. Die Genese der Trommelschlegelfinger ist also nicht bekannt, es gibt nur Mutmaßungen.

Prof. Dr. Hotz:

In einer Studie wurde unlängst aufgezeigt, daß bei Patienten mit floridem M. Crohn die pulmonale Diffusionskapazität vermindert sind. Nach Steroidtherapie geht die Einschränkung der pulmonalen Diffusionskapazität wieder zurück.

Prof. Dr. Ottenjann:

Aber damit sind wir der Lungenfibrose bei idiopathischer Enterokolitis ja noch nicht auf der Spur.

Kommentar:

Es sollte darauf hingewiesen werden, daß auch beim Rheumatiker Veränderungen der Lungenstruktur und auch der Lungenfunktion auftreten können.

Frage:

Sind diese aufgezeigten extraintestinalen Manifestationen bei idiopathischer Enterolkolitis spezifisch? Gibt es auch andere Erkrankungen mit persistierender oder chronischer Diarrhö, die mit extraintestinalen Manifestation einhergehen?

Prof. Dr. Otto:

Zweifellos. Und zwar z. B. bei bakteriellen Enterokolitiden (insbesondere bei Yersinia-Enterokolitis). Anderweitig ausgelöste intestinale Resorptionsstörungen können natürlich auch zur Gallenstein- und Nierensteinbildung Anlaß geben.

Immunologische Aspekte bei Morbus Crohn

I. O. Auer

Einleitung

Bei Morbus Crohn wurde in den letzten 25–30 Jahren, v. a. in den hochindustrialisierten Ländern, eine starke Zunahme der Inzidenz beobachtet bei vergleichsweise unveränderter Inzidenz der Colitis ulcerosa [5, 14]. Diese epidemiologischen Beobachtungen richteten bei der Suche nach der Ätiopathogenese des Morbus Crohn das Augenmerk insbesondere auf Umweltfaktoren. Der Großteil diesbezüglicher Berichte (Assoziationen mit Nahrungsmitteln wie Milch oder Cornflakes; Übermaß oder Zuwenig an Ballaststoffen) ließ sich jedoch in der Folgezeit nicht bestätigen [9]. Auch die Diskussion über den Einfluß gehärteter Fette blieb bisher rein spekulativer Natur. Lediglich die wiederholt gemachten Beobachtungen einer gegenüber Gesunden signifikant kürzeren Stillperiode, einer signifikanten positiven Assoziation mit dem Rauchen sowie eines erhöhten Konsums raffinierter Kohlenhydrate bei Morbus Crohn hielten einer kritischen Überprüfung stand [9]. Diese Befunde sind in ihrer ätiopathogenetischen Wertigkeit jedoch unklar, zumal eine jüngere prospektive randomisierte Studie frühere Berichte über eine günstige Krankheitsbeeinflussung durch Verminderung des Anteils raffinierter Kohlenhydrate in der Nahrung nicht bestätigen konnte [12]. Wenngleich die Frage nach der Ätiologie der chronisch-entzündlichen Darmerkrankungen somit weiter unbeantwortet bleibt, trugen intensive Untersuchungen der Immunpathologie zu einem besseren Verständnis der Pathogenese der chronisch-entzündlichen Darmerkrankungen bei.

Immunpathologische Aspekte

Warum sind immunpathologische Aspekte bei Morbus Crohn von Interesse? Zum einen ist die in kontrollierten Studien gesicherte medikamentöse Therapie der chronisch-entzündlichen Darmerkrankungen in besonderer Weise auf eine Beeinflussung der Immunreaktivität gerichtet. Zum zweiten treten bei Morbus Crohn früheste morphologische Veränderungen im Bereich der M-Zellen auf, also dort, wo bevorzugt die Antigene des Darmlumens dem darmassoziierten Immunsystem präsentiert werden. Drittens lassen zahlreiche immunologische Reaktionen an eine Mitbeteiligung derselben an der nach wie vor unklaren Ätiopathogenese dieser Darmerkrankungen denken.

Hier sollen exemplarisch solche aktuellen immunpathologischen Aspekte aus dem Bereich der zytotoxischen Immunreaktion, der Immunoregulation und der unspezifischen Entzündungsreaktionen abgehandelt werden, die zu einem tieferen Verständnis der Pathogenese, v. a. der Chronifizierung und Perpetuierung des Entzündungsprozesses beigetragen haben.

Zytotoxische Immunreaktionen

Gerade bei den zytotoxischen Immunreaktionen mußten in den letzten Jahren – nach der aufwendigen Entwicklung von Methoden zur Isolierung immunkompetenter Zellen aus der Darmwand – manche der im peripheren Blut gewonnenen Ergebnisse relativiert werden. Zum Teil ergeben sich gänzlich neue Gesichtspunkte.

In-vitro-Hinweise auf eine Sensibilisierung und/oder zytotoxische Aktivität von Lymphozyten des Darms gegen Darmantigene konnten bei Verwendung von teilgereinigten Darmepithelantigenen (Epithelial cell associated components; ECAC) erhalten werden. Bei Patienten mit chronisch-entzündlichen Darmerkrankungen führen mononukleäre Leukozyten des Darms, nicht aber des peripheren Blutes zu einer mäßigen, aber eindeutigen Zytotoxizität gegen ECAC-beladene Erythrozyten.

T-Lymphozytenanreicherung mit Hilfe von Anti-OKT 11-monoklonalen Antikörpern steigerte die Zytotoxizität um 100 %, in den sog. T-zellverarmten Populationen hingegen ging diese Zytotoxizität verloren. Bei Verwendung von Nierenantigenen oder von intestinalen Leukozyten von Patienten mit kolorektalen Tumoren wurde keine derartige Zytotoxizität beobachtet. Diese von einer gewissen Organ- und Krankheitsspezifität gekennzeichneten zytotoxischen Reaktionen wurden von den Autoren als Hinweis auf eine darmspezifische Sensibilisierung intestinaler T-Lymphozyten bei chronisch-entzündlichen Darmerkrankungen interpretiert [13]. Dabei bleibt die Natur dieser Effektorzellen, die die klassische MHC-Klasse-II-Restriktion zytotoxischer T-Lymphozyten (CTL) vermissen lassen, jedoch ungeklärt.

Bei Morbus Crohn (wie auch bei Colitis ulcerosa) vermögen aus dem Darm isolierte immunkompetente mononukleäre Leukozyten autologe Kolonepithelzellen zu zerstören. Eine ähnliche Zytotoxizität liegt jedoch auch, wenngleich in geringerem Ausmaß, bei Patienten mit kolorektalem Tumor vor. Für diese Zytotoxizität wird von den Autoren eine Art antikörperabhängige zellvermittelte Zytotoxizität diskutiert [17]. Aus methodischen Gründen ist dies jedoch keinesfalls zwingend.

Eine der Hauptschwierigkeiten bei der Interpretation dieser zugegebenermaßen recht attraktiven Befunde autoimmuner Zytotoxizitätsmechanismen bei Morbus Crohn ist nach wie vor die Unterscheidung von Epiphänomen und pathogenetisch relevantem Phänomen. So sind die beschriebenen Autoimmunphänomene auch bei Colitis ulcerosa zu beobachten. Lediglich bei dieser finden sich darüber hinaus auch krankheitsspezifische Autoimmunreaktionen [4, 19]. Ob die hier geschilderten immunpathologischen Reaktionen eine Rolle und ggf. welche Rolle sie in der Pathogenese des M. Crohn spielen, bleibt der Aufklärung in weiteren Untersuchungen vorbehalten.

Immunoregulation

Die in Form der Antikörperbildung oder T-zellvermittelten Zytotoxizität sich manifestierenden Effektorfunktionen des Immunsystems sind das Ergebnis einer komplexen Netzwerkregulation der Immunantwort, u. a. durch T-Suppressor- und T-Helferzellen. So wurden Einschränkungen verschiedener T-Suppressor-Aktivitäten bei Morbus Crohn als möglicherweise prädisponierend für die Erkrankung diskutiert.

Abhängig von der Krankheitsaktivität finden sich selektive und mäßiggradig ausgeprägte Veränderungen einzelner T-Suppressorzellaktivitäten, so der spontanen T-Suppressoraktivität auf die PHA- und ConA-stimmulierte Lymphozytenproliferation (Abb. 1) sowie Einschränkungen der ConA generierbaren, bestrahlungsresistenten Suppressorzellaktivität auf die

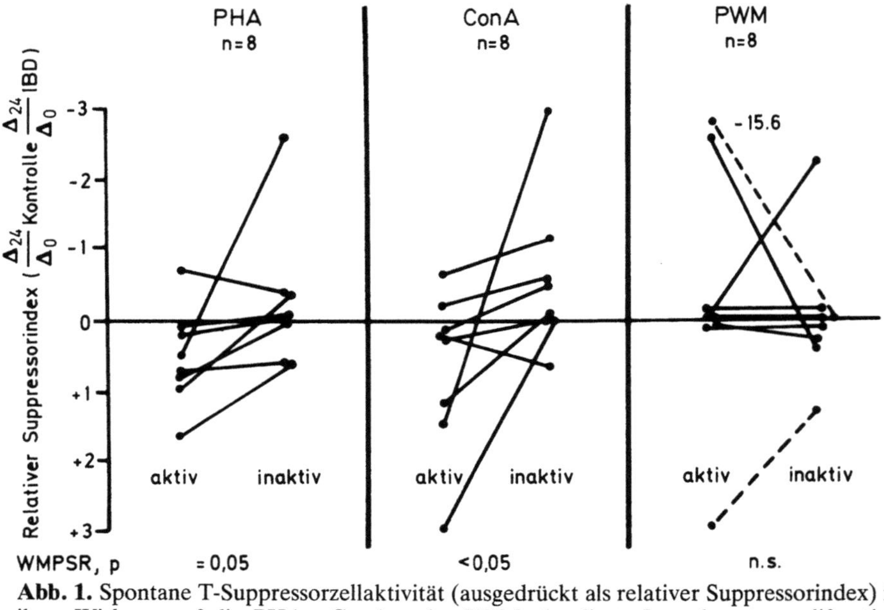

Abb. 1. Spontane T-Suppressorzellaktivität (ausgedrückt als relativer Suppressorindex) in ihrer Wirkung auf die PHA-, ConA- oder PWM-stimulierte Lymphozytenproliferation bei 8 Crohn-Patienten, während eines aktiven Schubes und in der Remission. Die durchbrochene Linie zeigt an, daß jeweils einer der Meßwerte außerhalb des Maßstabs für den relativen Suppressorindex liegt [2]; WMPSR Wilkoxon gepaarter Test

PHA-, PWM- oder durch allogene Lymphozyten stimulierte Lymphozytenproliferation [2]. Zahlreiche andere Suppressoraktivitäten freilich zeigen sich selbst durch hohe Krankheitsaktivität als unbeeinflußt [2]. Da die Einschränkungen der Suppressoraktivität ausschließlich in der aktiven Krankheitsphase deutlich werden, können diese kaum als prädisponierend für die Erkrankung angesehen werden [2]. Dies schließt subtile vorbestehende regulative Störungen, etwa antigenspezifische Störungen der Immunoregulation oder auf den Darm beschränkte Regulationsstörungen [3, 10] nicht aus. In der Tat bestehen Hinweise auf einen Defekt der Induktion von T-Suppressorzellen durch Ia^+-Darmepithelzellen bei chronisch-entzündlichen Darmerkrankungen. Normale Ia^+-Darmepithelien als Ersatz für dentritische antigenpräsentierende Zellen induzieren in der antigenspezifischen oder allogenen gemischten Lymphozytenkultur (MLR) selektiv $T8^+$-antigenunspezifische Suppressor-T-Zellen (T4/T8 – Verhältnis 0,2–0,7). Im Gegensatz dazu entstehen in Kokulturen von Ia^+-Darmepithelien von Crohn- und Kolitis-Patienten vermehrt $T4^+$-T-Zellen (T4/T8 – Verhältnis bei Morbus Crohn 2,4–4,1; bei Colitis ulcerosa 1,8–2,8) mit T-Zell-Proliferation augmentierender Funktion [10]. Dieser Defekt könnte zu einer unkontrollierten oder gar verstärkten Immunantwort im Darm bei diesen Erkrankungen führen.

Unspezifische Entzündungsreaktionen und Ig-Isotyp und IgG-Subklassenverschiebung

Eine Zellschädigung durch immunologische Mechanismen ist nicht nur direkt durch spezifische Zytotoxizitätsmechanismen möglich – wie oben besprochen –, sondern auch indirekt. Diese indirekte Art der Gewebeschädigung ist bei chronisch-entzündlichen Darmerkrankungen sicher von Bedeutung. In den Sekreten des Darms überwiegen Immunglobuline der IgA-Klasse und nicht wie im Serum Immunglobuline der IgG-Klasse. Diese sekretorischen IgA-Antikörper haben entscheidende Bedeutung für die Aufrechterhaltung des sog. Mukosablocks des Darms. Bei Morbus Crohn (wie auch Colitis ulcerosa) findet sich in nicht entzündeter Schleimhaut eine normale sekretorische Immunantwort. Parallel zur Schwere der Entzündung aber kommt es zu einem Überwiegen der sich um ein 30faches vermehrenden IgG-Plasmazellen gegenüber den sich nur um ein 2- bis 3faches vermehrenden IgA-Plasmazellen (Übersicht bei [7]). Ausmaß und Muster der Immunglobulin-Isotyp-Sekretion hängen nicht nur von der Zahl und dem Verhältnis der entsprechenden Lymphozyten, sondern auch von Faktoren ab, die die Funktion dieser Zellen regulieren. Übereinstimmend zeigen auch In-vitro-Versuche eine signifikant gesteigerte IgG-Sekretion durch intestinale Leukozyten bei aktivem Morbus Crohn (Übersicht bei [7]). Diese sog. Second line of defence-Reaktion mit IgG als dominierendem Immunglobulin vermag im Gegensatz zum IgA nach Reaktion mit Antigenen die Komplementkaskade zu aktivieren. Dabei entstehende Komplementspaltprodukte wirken chemotaktisch auf polymorphonukleäre Leukozyten und Makrophagen, bei deren Aktivierung lysosomale Enzyme, neutrale Proteasen und Sauerstoffradikale freigesetzt werden, die zur Gewebeschädigung führen und damit einen sekundären Defekt des Mukosablocks bewirken können. So hat diese gesteigerte IgG-Synthese im Darm, wenngleich es sich hier sicher um eine prinzipielle Reaktionsform des Darms auf eine chronische Schleimhautentzündung und damit um ein sekundäres Immunphänomen handelt, doch pathogenetische Bedeutung für die Verstärkung und Perpetuierung des Entzündungsprozesses. Offensichtlich sind die auslösenden Faktoren, die nach wie vor nicht bekannt sind, nicht gleichbedeutend mit den Faktoren, die für die Chronifizierung verantwortlich sind. Diese exzessiv gesteigerte IgG-Synthese im Darm findet sich bei Morbus Crohn wie auch bei Colitis ulcerosa. Wichtige und interessante Unterschiede liegen jedoch bezüglich der gebildeten IgG-Subklassen vor. Bei Morbus Crohn ist sowohl im Serum als auch im Darm IgG_2 signifikant erhöht, bei Colitis ulcerosa hingegen IgG_1 und IgG_3 [8, 15]. Dies zeigt sich am deutlichsten in der Änderung des IgG_1/IgG_2-Quotienten, der bei Morbus Crohn signifikant erniedrigt, bei Colitis ulcerosa signifikant erhöht ist (Abb. 2 [8]). Das IgG-Subklassenverhältnis bei Colitis ulcerosa ist vergleichbar dem bei klassischen Autoimmunerkrankungen wie systemischer Lupus erythematodes oder Myasthenia gravis. Bei diesen werden die Autoantikörper gegen Selbstantigene wie ds-DNA oder Azethylcholinrezeptoren bevorzugt von Kohlenhydratantigenen stimuliert. So könnte die IgG_2-Dominanz bei Morbus Crohn eher auf eine Stimulation durch exogene, z. B. mikrobiell-bakterielle Hinweise deuten, das IgG_1 bei Colitis ulcerosa hingegen auf eine mehr autoimmunologische Immunreaktion. In der Tat finden sich bei Morbus Crohn in erhöhtem Titer und Häufigkeit des Auftretens Antikörper gegen

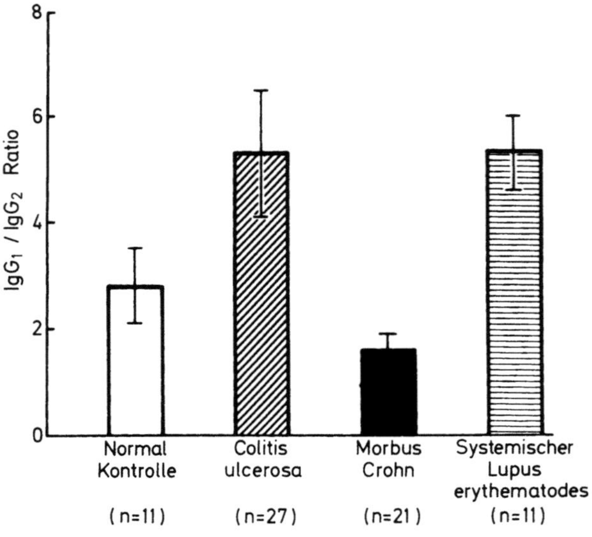

Abb. 2. IgG_1/IgG_2-Quotient im Serum bei Colitis ulcerosa, Morbus Crohn, systemischer Lupus erythematodes und gesunden Kontrollen [8]

zahlreiche mikrobielle Antigene des Darmlumens [14, 18], bei Colitis ulcerosa hingegen Autoimmunphänomene, die auf diese Erkrankung beschränkt sind. So lassen sich aus der Kolonmukosa von Patienten mit Colitis ulcerosa IgG-Autoantikörper gegen Darmmukosa eluieren, nicht aus Darmgewebe von Patienten mit Morbus Crohn oder Gesunden [19]. Ebenfalls vergleichsweise auf Colitis ulcerosa beschränkt können im Blut mit Hilfe einer ADCC zytotoxische Antikörper gegen die Kolonepithelzellinie RPMI 4788 nachgewiesen werden [4].

Die Entzündungsreaktion bei chronisch-entzündlichen Darmerkrankungen ist gekennzeichnet durch eine komplexe Interaktion von Zellen der spezifischen Immunität mit Zellen der unspezifischen Entzündungsreaktion. Potentielle Mediatoren der späten Phase dieses Entzündungsprozesses sind die Prostaglandine und Leukotriene. Erkrankte Darmmukosa von Patienten mit Morbus Crohn wandelt im Vergleich zu Gesunden Arachidonsäure in hochsignifikant vermehrtem Umfang u. a. in Lipoxigenaseprodukte um, v. a. in LTB 4 [8, 11, 16]. LTB 4 führt neben der chemotaktischen Wirkung auch zur Aggregierung und Degranulation der Leukozyten mit der Folge der Freisetzung lysosomaler Enzyme, neutraler Proteasen und von Sauerstoffradikalen, die zu einer Gewebeschädigung und somit zur Entwicklung eines sekundären Defekts des Mukosablocks führen können [6]. Sulfasalazin, 5-Aminosalizylsäure, z. T. aber auch Sulfapyridin hemmen in therapeutischen Dosen diese Synthese von Leukotrinen in der Darmmukosa [11]. Im Gegensatz dazu zeigen nichtsteroidale Antiphlogistika wie Indometacin lediglich eine selektive Hemmung der Prostaglandinsynthese ohne Beeinflussung der Leukotriensynthese. Da Indometacin bei chronisch-entzündlichen Darmerkrankungen therapeutisch auch nicht wirksam ist, scheint die vermehrte intestinale Leukotriensynthese von größerer Bedeutung für das Entzündungsgeschehen zu sein als die ebenfalls gesteigerte Prostaglandinsynthese. Diese Befunde machen darüber hinaus deutlich, daß der therapeutische Ansatz mit Steroiden, Sulfasalazin- oder 5-Aminosalazylsäure erst spät im Entzündungsgeschehen eingreift und somit eine rein symptomatische und keine kurative Wirkung hat oder haben kann.

Zusammenfassung

Bei der Kenntnis der Ätiologie des Morbus Crohn fehlt unverändert der entscheidende Durchbruch. Das Wissen um die angesprochenen immunpathologischen Reaktionen führte jedoch zur Diskussion einer Mitbeteiligung immunologischer Mechanismen an der Pathogenese, v. a. bei der Chronifizierung des Erkrankungsprozesses, und hat entscheidend zum Verständnis der aus empirischen Studien gewonnenen therapeutischen Ansätze beigetragen.

Literatur

1. Auer IO, Röder A, Wensinck F, Merwe JP von der, Schmidt H (1983) Selected bacterial antibodies in Crohn's disease and ulcerative colitis. Scand J Gastroenterol 18:217–223
2. Auer IO, Röder A, Fröhlich J (1984) Immune Status in Crohn's disease VI. Immunoregulation evaluated by multiple distinct T-suppressor cell assays of lymphocyteproliferation, and by enumeration of immunoregulatory T-lymphocytes. Gastroenterology 86:1931–43
3. Auer IO, Röder A, Reinecke C et al. (1985) Studies on intestinal natural Killer (NK) cell activity and its immunoregulatory control in patients with chronic inflammatory bowel disease and controls. Gastroenterology 88:1311
4. Auer IO, Grosch L, Hardörfer L, Röder A (1988) Ulcerative colitis specific appearance of cytotoxic IgG-auto-antibodies against colonic cancer cells. Gut 29:1639–1947
5. Gollop JH, Phillips SF, Melton LJ, Zinsmeister AR (1988) Epidemiologic aspects of Crohn's disease: a population based study in Olmsted Country, Minnesota, 1943–1982. Gut 29:49–56
6. Lobos EA, Sharon P, Stenson WF (1987) Chemotactic activity in inflammatory bowel disease: Role of leukotriene B 4. Dig Dis Sci 32:1380–1388
7. MacDermott RP (1988) Altered secretion patterns of IgA and IgG subclasses by IBD intestinal mononuclear cells. In: Goebell H, Peskar BM, Malchow H (eds) Inflammatory bowel disease. Basic Research and Clinical Implications. MTP, Lancaster Boston The Hague, pp 105–111
8. MacDermott RP, Nash GS, Auer IO, Shlien R, Lewis BS, Madassory J, Nahm MH (1989) Alterations in serum immunglobulin G subclasses in patients with ulcerative colitis and Crohn's disease. Gastroenterology 96:764–769
9. Mayberry JF, Rhodes J (1984) Epidemiological aspects of Crohn's disease: a review of the literature. Gut 25:886–899
10. Mayer L, Eisenhardt D (1987) Lack of induction of suppressor T cells by gut epithelial cells from patients with inflammatory bowel disease. The primary defect? Gastroenterology 92:1524
11. Peskar BM, Droylin KW, Peskar BA, May B, Goebell H (1986) Enhanced formation of sulfidopeptide leukotrienes in ulcerative colitis and Crohn's disease: Inhibition by sulfasalacine and 5-aminosalicylic acid. Agents Actions 18:381–383
12. Ritchie JK, Wadsworth H, Lennard-Jones JE, Rogers E (1986) Controlled multicentric therapeutic trial of a low unrefined carbohydrate, fibre rich diet in Crohn's disease. Gut 27:A 1278
13. Roche JK, Fioschi C, Youngman K (1985) Sensitisation of epithelial antigens in chronic mucosal inflammatory disease. J Clin Invest 75:522–530
14. Rose JDR, Roberts GM, Williams G, Mayberry JF, Rhodes J (1988) Cardiff Crohn's disease jubilee: The incidence over 50 years. Gut 29:346–351
15. Scott MG, Nahm MH, Macke K, Nash GS, Bestovich MJ, MacDermott RP (1986) Spontaneous secretion of IgG subclasses by intestinal mononuclear cells: differences between ulcerative colitis, Crohn's disease and controls. Clin Esp Immunol 66:209–215
16. Sharon P, Stenson WF (1984) Enhanced synthesis of leukotriene B 4 by colonic mucosa in inflammatory bowel disease. Gastroenterology 86:453–460
17. Shorter RG, McGill DB, Balm RC (1984) Cytotoxicity of mononuclear cells for autologous colonic epithelial cells in colonic diseases. Gastroenterology 86:13–22
18. Tabaquali S, O'Donoque DP, Bettelheim KA (1978) Escherichia coli antibodies in patients with inflammatory bowel disease. Gut 19:108–113
19. Takahashi F, Das KM (1985) Isolation and characterisation of a colonic autoantigen specifically recognised by colon tissue-bound immunoglobulin G from idiopathic ulcerative colitis. J Clin Invest 76:311–318

Geschmackssinn bei Morbus Crohn

G. Lux, K. Cidlinksy, P. C. Lederer, B. Kaduk, G. Kobal

Berichte über einen erhöhten Zuckerverbrauch von Patienten mit Morbus Crohn durch Martini u. Brandes [10] wurden im gleichen Jahr durch Miller et al. [15] bestätigt. Seither haben weitere 15 Studien einen erhöhten Verbrauch an raffinierten Kohlenhydraten durch Patienten mit Morbus Crohn ergeben [1, 2, 6, 7, 8, 11, 12, 13, 15, 16, 18, 19, 20, 25, 27]. Eine Reihe von Autoren bestätigten die ursprüngliche Annahme von Martini [10], daß der Zuckerverbrauch vor Krankheitsbeginn noch über demjenigen während der Erkrankung liegt.

Mayberry [12] vermutete Dysgeusien als Ursache des erhöhten Zuckerverbrauchs bei Morbus Crohn, McClain [14] und Solomons [26] führten die Geschmacksstörungen auf einen Zinkmangel zurück. Nishi [17], Kasper [9] und Tiomny [28] fanden dagegen keine Beeinträchtigung des Geschmacksempfindens im Süßbereich.

In der vorliegenden Studie wurde bei Patienten mit Morbus Crohn der Geschmackssinn mit der Elektrogustometrie und verschiedenen Geschmackslösungen (süß, sauer, bitter, salzig) geprüft; die Ergebnisse wurden mit der Nahrungsmittelanamnese, Krankheitsdauer und -intensität sowie mit Zinkspiegel und histologisch nachweisbaren Amyloidablagerungen verglichen.

Methodik

Untersucht wurden 20 Patienten (17 Frauen, 3 Männer) und 43 gesunde Kontrollpersonen (26 weiblich, 17 männlich). Das Lebensalter der Patienten mit Morbus Crohn lag bei 30,6 ± 7,6 Jahre und entsprach damit demjenigen des Kontrollkollektivs mit 31,8 ± 11,8 Jahren. Den Geschmackssinn beeinflussende Erkrankungen oder Zweiterkrankungen wie Hepatopathien, Hypertonie, Läsionen von Geschmacksnerven, Hormonstörungen, Mineralstoffwechselstörungen und langdauernder Medikamentengebrauch waren ausgeschlossen. Die Erkrankungsdauer lag bei 4,3 ± 3,3 Jahren. Anhand der Erkrankungsaktivität und der Medikation wurden Untergruppen des Crohn-Kollektivs gebildet.

Ernährungsgewohnheiten

Ernährungsgewohnheiten wurden mittels Fragebogen erhoben. Dieser erfaßte neben Süßigkeiten (Kuchen, Schokolade, Marmelade etc.), Kohlenhydrate (Brot, Nudeln), die Kategorien Fleisch, Gemüse, Kartoffel und Milchprodukte.

Elektrogustometrie

Mit dem Elektrogustometer wurden über eine Winkelelektrode anodische Gleichstromreize von etwa 1,5 s Dauer an 3 verschiedenen Stellen der Zunge appliziert. Registriert wurden die lokalen Geschmacksschwellen als Impulsstärke in dB, bei der der Proband gerade noch eine positive Reizantwort (mäßig sauer oder metallische Empfindungen) angab. Die von Tomita [22] angegebenen Grenzwerte (normal, pathologisch) wurden übernommen.

Prüfung mit Geschmackslösungen

Hierzu wurden Lösungen von Glukose, NaCl, Weinsäure und Chininhydrochlorid mit unterschiedlichen Konzentrationen im vorderen Zungendrittel, abwechselnd auf beiden Seiten aufgebracht. Die Versuchspersonen mußten ihre Zunge waagerecht halten, um ein Verlaufen der Probelösung so weit wie möglich auszuschließen; außerdem sollte nur bei herausgestreckter Zunge die Lösung identifiziert werden. Die aufgebrachte Menge betrug 100 μg/l. Die Schwellenreize mußten von den Probanden mindestens 2mal sicher erkannt werden. Untersuchungen wurden zum Ausschluß von tageszeitlichen Schwankungen des Geschmacksverhaltens jeweils zwischen 14 und 18 Uhr durchgeführt. Die Probanden durften eine Stunde vor Versuchsbeginn nicht mehr essen, trinken, rauchen oder die Zähne putzen.

Zinkspiegelbestimmung

Der Zinkspiegel wurde zwischen 7 und 10 Uhr flammenfotometrisch mit einem Berkin Elmer-Gerät Typ AAS 400 bestimmt. Eine Verunreinigung der Proben durch Metallspuren war ausgeschlossen.

Histologische Untersuchungen

Die im Rahmen von routinemäßig durchgeführten endoskopischen Untersuchungen bei den 20 Crohn-Patienten entnommenen Kolonbiopsien wurden auf Amyloidablagerungen untersucht.

Statistik

Sämtliche Meßergebnisse wurden zunächst auf Normalverteilung geprüft und die einzelnen Stichproben mit dem Kolmogoroff-Smirnow-Test (statistischer Vergleich von 2 nichtverbundenen Stichproben) verglichen.

Ergebnisse

Klinische Daten: Die mittlere Erkrankungsdauer der Crohn-Patienten betrug 4,3 ± 3,3 Jahre, bei 9 Patienten lag die Krankheitsdauer über 3 Jahren, bei 11 Patienten unter 3 Jahren.

Die Krankheitsaktivität des CDAI (nach Best) lag bei 212 ± 148 Punkten, bei 8 Patienten lag der CDAI über 200, bei 12 Patienten unter 200 Punkten. 26 Crohn-Patienten wurden medikamentös therapiert (9mal Salazolsulfapyridin, 8mal Kortison, 8mal Imodium und 3mal Metronidazol, z. T. in Kombination).

Die Lokalisationsdiagnostik ergab 12mal eine Ileokolitis Crohn, je 4mal war allein das Ileum oder das Kolon betroffen; 2 Patienten waren wegen ihrer Erkrankung darmreseziert.

Ein Anteil von 50 % der Crohn-Patienten waren Raucher mit einem durchschnittlichen Zigarettenkonsum von 14/Tag, im Normalkollektiv waren 30 % Raucher mit einem Zigarettenkonsum von ebenfalls 14/Tag enthalten.

Ernährungsgewohnheiten

35 % der Crohn-Patienten gegenüber 30 % des Normalkollektivs gaben an, gerne und regelmäßig Süßigkeiten zu essen; Crohn-Patienten süßten ihre Getränke mehr, aßen öfter Schokolade und deutlich mehr Bonbons und Kaugummi als Normalprobanden. Der Verzehr von Brot lag bei den Crohn-Patienten knapp unter dem des Normalkollektivs, Nudeln und süße Getränke wurden jedoch deutlich öfter gegessen, Crohn-Patienten bevorzugten häufiger Kartoffeln und mieden häufiger Milchprodukte.

Etwa 1/3 der Crohn-Patienten gab in der Anamnese geringgradige Geschmacksstörungen an, aber auch ausgeprägte Dysgeusien („Milch schmeckt scharf", „permanent bitterer Geschmack").

Elektrogustometrie

Im Bereich des vorderen Zungenrands ergaben sich signifikante Unterschiede zwischen dem Crohn-Kollektiv und den Normalprobanden: während bei der Kontrollgruppe die Geschmacksschwelle durchschnittlich bei –6 dB lag, reagierte die Crohn-Gruppe erst bei –2dB ($p < 0{,}05$). Die Crohn-

Gruppe mit Krankheitsaktivität zeigte im Vergleich zum Normalkollektiv ebenfalls eine signifikant erhöhte ($p < 0,05$) Geschmacksschwelle. Ein Unterschied zwischen den beiden Crohn-Gruppen hoher und geringer Krankheitsaktivität bzw. mit und ohne Kortisonmedikation wurde nicht festgestellt.

Pipettenversuch

Der Vergleich der Geschmackserkennungsschwelle des gesamten Crohn-Kollektivs ($n = 20$) mit dem Normalkollektiv ($n = 40$), zeigte keine signifikanten Unterschiede, obwohl die Schwellen für süß und sauer bei der Crohn-Gruppe etwas höher, die Bitterschwelle etwas niedriger im Vergleich zum Normalkollektiv lagen. Die Salzerkennungsschwelle war bei beiden Gruppen nahezu identisch.

Patienten mit einer Krankheitsdauer über 3 Jahre ($n = 9$) wiesen gegenüber dem Normalkollektiv eine signifikante Erhöhung der „Süß"-Schwelle ($p < 0,05$) auf. Zusätzlich war auch die „Sauer"-Schwelle im Vergleich zu den Normalprobanden erhöht ($p < 0,01$).

Bei Patienten mit einer hohen Krankheitsaktivität ($n = 8$) war im Vergleich zum Normalkollektiv die Süß-Schwelle ($p < 0,05$) erhöht. Patienten mit hoher Krankheitsaktivität benötigten zum Erkennen des Süßgeschmakkes eine mehr als 3fach höhere Glukosekonzentration als die Normalprobanden. Bei der direkten Gegenüberstellung der Crohn-Patienten beider Aktivitätsgruppen zeigte sich ein signifikanter Unterschied im Süßbereich ($p < 0,05$). Offenbar nimmt die Fähigkeit, süßen Geschmack wahrzunehmen, mit steigender Krankheitsaktivität ab. Bezüglich der restlichen 3 Geschmacksqualitäten ergaben sich keine weiteren signifikanten Unterschiede.

Zinkspiegel

Die mittlere Serumzinkkonzentration der verschiedenen Untersuchungsgruppen lag insgesamt im Normbereich (73–115 µg/dl). Zu den einzelnen Gruppen konnte kein signifikanter Unterschied nachgewiesen werden.

Histologischer Amyloidnachweis

In 4 von 20 Fällen fand sich bei den Crohn-Patienten ein intestinaler Amyloidbefall. Besonders deutliche Amyloidablagerungen zeigten sich bei einer 48jährigen Patientin mit einem CDAI von 430 Punkten, akuter Ileokolitis und einjähriger Erkrankungsdauer. Die Patientin litt auffälligerweise an einem permanenten Bittergeschmack. Dieser subjektive Eindruck konnte in der klinischen Geschmacksprüfung bestätigt werden: während die Patientin eine Chininlösung in einer Stärke von 2 M/l noch sicher erkannte, war ihr Geschmacksempfinden für Glukose unterdurchschnittlich. Weniger ausgeprägte Amyloidablagerungen wurden bei den anderen 3 Patienten gesehen (CDAI 60, 160 und 230), Erkrankungsdauer zwischen 1 und 6 Jahren. Wegen der kleinen Zahl konnte ein Zusammenhang zwischen Geschmacksstörung und Amyloidbefall nicht nachgewiesen werden.

Diskussion

In der vorliegenden Untersuchungsreihe konnten Geschmacksstörungen bei Patienten mit M. Crohn objektiviert werden. Die Geschmacksstörungen betrafen sowohl das Gesamtkollektiv der an Crohn erkrankten Patienten, insbesondere für die Geschmacksempfindung „süß", Patienten mit einer Krankheitsdauer über 3 Jahren und einem CDAI nach Best über 200. Die elektrogustometrische Geschmacksschwelle war ebenfalls für das Gesamtkollektiv der Crohn-Patienten, besonders jedoch bei Patienten mit hoher Krankheitsaktivität erhöht. Somit konnten die Ergebnisse von Mayberry [13], McClain [14] und Solomons [26] bestätigt werden. Die von McClain [14] aufgestellte These, daß Zinkmangel die Ursache der Dysgeusie darstellen würde, konnte in der vorliegenden Untersuchungsreihe nicht gezeigt werden. Intermittierende oder andauernde Zinkspiegelabfälle finden sich bei einer Reihe von Erkrankungen wie Myokardinfarkt, Hepatopathien, Neoplasien, Traumata, Verbrennungen oder bei größeren chirurgischen Eingriffen [5]. Die Symptome des Zinkmangels können in Minderwuchs, Hypogonadismus, Anorexie, therapieresistenter Diarrhö, Dermatitiden (Acrodermatitis enteropathica), Glossitis, Stomatitis, Alopezie, Depressionen und Geruchs- bzw. Geschmacksstörungen bestehen.

Die sekundäre Amyloidose bei Morbus Crohn wird zwischen 1 und 8 % angegeben [3, 24] und stellt einen wesentlichen prognostischen Faktor dar. Die mittlere Überlebenszeit wird nach Feststellung der Amyloidose im Mittel mit 2,1 Jahren angegeben. Die systematische Untersuchung der histologischen Präparate auf Amyloid in der vorliegenden Untersuchungsreihe hat einen – allerdings bei einer sehr kleinen Fallzahl – deutlich höheren Nachweis an Amyloid ergeben. Die Korrelation zwischen Amyloidbefall und Störungen des Geschmackssinns läßt sich ebenfalls wegen der kleinen Fallzahl nicht ziehen.

Befragungen zu Ernährungsgewohnheiten lassen sich wegen methodischer Schwierigkeiten nur bedingt quantifizieren. Die Nahrungsgewohnheiten wurden in der vorliegenden Studie deshalb nur orientierend durchgeführt und bestätigen den bekannten erhöhten Gehalt an raffinierten Kohlehydraten bei Patienten mit Morbus Crohn.

Über den erhöhten Zuckergehalt in der Nahrung von Patienten mit M. Crohn wurde wiederholt spekuliert [4]; angeführt wird die Möglichkeit, daß Patienten mit Morbus Crohn zur Deckung ihres Kalorienhaushalts vermehrt Kohlenhydrate zu sich nehmen würden. Dagegen sprechen die Untersuchungen [10], die einen vor der Erkrankung erhöhten Zuckerverbrauch vermuten lassen [12, 13, 15, 25].

Nach Untersuchungen von Kasper [9] und Nishi [17] wurde die These verworfen, daß eine erhöhte Geschmacksschwelle für die Qualität „süß" die Patienten mit Morbus Crohn zu einen höheren Zuckerverbrauch veranlassen würde. Nach der vorliegenden Untersuchungsreihe kann dies nicht ausgeschlossen werden. Da besonders Patienten mit langer Anamnese und hoher Krankheitsaktivität betroffen sind, scheint es sich jedoch eher um ein sekundäres Phänomen zu handeln. Zuckerarme und faserreiche Diätformen haben sich dementsprechend in der Therapie des Morbus Crohn nicht bewährt [21].

Zusammenfassung

Elektrische und chemische Geschmackserkennungsschwellen wurden bei 20 Patienten mit Crohn und 40 Kontrollpersonen verglichen. Patienten mit Crohn zeigten eine signifikante Erhöhung der elektrischen (vorderer und hinterer Zungenrand) und chemischen Geschmacksschwelle (süß, sauer). Die Dysgeusie war ausgeprägter bei hoher Krankheitsaktivität (CDAI > 200) und langjähriger Erkrankungsdauer (> 3 Jahre). Eine Korrelation zum Serumzinkspiegel oder zum Amyloidnachweis in der Histologie konnte nicht gezeigt werden, eine Geschmacksbeeinträchtigung durch Kortisonmedikation war nicht festzustellen.

Da die Geschmacksstörungen bei Crohn-Patienten mit hoher Aktivität und langdauerndem Krankheitsverlauf besonders deutlich waren, ist zu vermuten, daß es sich hierbei nicht um ein primäres, sondern um ein sekundäres Phänomen handelt.

Literatur

1. Cidlinksy K (1986) Geschmacksprüfungen bei Morbus Crohn. Med Dissertation, Universität Erlangen
2. Graham WB, Torrance B, Taylor TV (1978) Breakfast and Crohn's disease. Br Med J 2:768
3. Gries E, Singer MV, Göbell H (1989) Amyloidose bei Morbus Crohn. Med Klink 84:65–71
4. Heaton KW (1988) Sugar intaken and Crohn's disease. In: Goebell M, Peskar BM, Malchow H (eds) Inflammatory bowel diseases. MTP Lancaster Boston, The Hague
5. Hallböök T, Hedelin H (1977) Zinc metabolism and surgical trauma. Br J Surg 64:271–273
6. Järnerot G, Järnmark I, Nilsson K (1983) Consumption of refined sugar by patients with Crohn's disease, ulcerative colitis, or irritable bowel syndrome. Scand J Gastroenterol 18:999–1002
7. Kasper H, Rabast U, Sommer H, Ehl M (1977) Untersuchungen zur Höhe des Rohfaserverzehrs bei Gesunden und bei Erkrankungen des Gastrointestinaltraktes. Verh Dtsch Ges Inn Med 83:464–467

8. Kasper H, Sommer H (1979) Dietary fiber and nutrient intake in Crohn's disease. Am J Clin Nutr 32:1898–1901
9. Kasper H, Sommer H (1980) Taste thresholds in patients with Crohn's disease. J Hum Nutr 34:455–456
10. Martini GA, Brandes JW (1976) Increased consumption of refined carbohydrates in patients with Crohn's disease. Klin Wochenschr 54:367–371
11. Mayberry JF, Rhodes J, Newcombe RG (1978) Breakfast and dietary aspects of Crohn's disease. Br Med J 2:1401
12. Mayberry JF, Rhodes J, Newcombe RG (1980) Increased sugar consumption in Crohn's disease. Digestion 20:323–326
13. Mayberry JF, Rhodes J, Allan R, Newcombe RG, Regan GM, Chamberlain LM, Wragg KG (1981) Diet in Crohn's disease. Two studies of current and previous habits. Dig Dis Sci 26:444–448
14. McClain C, Soutor C, Zive L (1980) Zinc Deficiency: A complication of Crohn's disease. Gastroenterology 78:272–279
15. Miller B, Fervers F, Rohbeck R, Strohmeyer G (1976) Zuckerkonsum bei Patienten mit Morbus Crohn. Verh Dtsch Ges Inn Med 82:922–924
16. Naujoks-Heinrich S, Grossmann S, Gottschalk S, Förster S, Goebell H, Malchow H (1983) Dietary habits in Crohn's disease. In 2nd Symposium on Crohn's Disease, Hemmenhofen, 1982, Cited by Lorenz-Mayer H and Brandes JW
17. Nishi Y, Lifshitz F, Bayne MA, Daum F, Silverberg M, Aiges H (1980) Zinc status and its relation to growth retardation in children with chronic inflammatory bowel disease. Am J Clin Nutr 33:2613–2621
18. Panza E, Franceschi S, Vecchia CLA, Parazzini F, Petrillo, M, Delarli A, Porro GB (1987) Dietary factors in the aetiology of inflammatory bowel disease. Ital J Gastroenterol 19:205–209
19. Penny WJ, Mayberry JF, Aggett PJ, Gilbert JO, Newcombe RG, Rhodes J (1983) Relationship between trace elements, sugar consumption, and taste in Crohn's disease. Gut 24:288–299
20. Porro GB, Panza E (1985) Smoking, sugar, and inflammatory bowel disease. Br Med J 291:971
21. Ritchie JK, Wadsworth J, Lennard-Jones JE, Rogers E (1987) Controlled multicentre therapeutic trial of an unrefined carbohydrate, fibre rich diet in Crohn's disease. Br Med J 295:517–520
22. Rollin H (1975) Funktionsprüfungen und Störungen des Geschmackssinnes. Arch Otorhinolaryngol 210:165–218
23. Schiffman S, Lockhead E, Maes FW (1983) Amiloride reduces the taste intensity of Na^+ and Li^+ salts and sweeteners. Physiol Sci 80:6136–6140
24. Schmidt H, Riemann JF (1983) Amyloidose bei Morbus Crohn. Dtsch Med Wochenschr 20:795–797
25. Silkoff K, Hallak A, Yegena L, Rozen P, Mayberry JF, Rhodes J, Newcombe RG (1980) Consumption of refined carbohydrate by patients with Crohn's disease in Tel-Aviv-Yafo. Postgrad Med J 56:842–846
26. Solomons NW, Rosenberg HH, Vo-Khactu K (1977) Zinc deficiency in Crohn's disease. Digestion 16:87–95
27. Thornton JR, Emmett PM, Heaton KW (1979) Diet an Crohn's disease: Characteristics of the pre-illness diet. Br Med J 2:762–764
28. Tiomny E, Horwitz C, Graff E, Rozen P, Gilat T (1982) Serum Zinc and taste acuity in Tel-Aviv patients with inflammatory bowel disease. Am J Gastroenterol 77/2:101–104

Diskussion

Prof. Dr. Ottenjann:

Herr Lux, Sie haben in Ihren Untersuchungen gezeigt, daß bei Patienten mit M. Crohn eine signifikante Erhöhung der elektrischen und chemischen Geschmacksschwelle für süß und sauer besteht. Diese Dysgeusie war bei hoher Krankheitsaktivität und mehrjähriger Erkrankungsdauer stärker ausgeprägt. Muß man daraus den Schluß ziehen, daß die Patienten mit M. Crohn möglichst wenig raffinierte Kohlenhydrate aufnehmen sollten? Die prospektive Bristol-Studie hat ja inzwischen gezeigt, daß es therapeutisch nichts bringt, wenn man raffinierte Kohlenhydrate verbietet.

Prof. Dr. Lux:

Unsere Untersuchungen liefern keinen Beleg dafür, daß es sinnvoll ist, den Crohn-Patienten raffinierte Kohlenhydrate zu verbieten. Es hat sich ja gezeigt, daß entsprechende Diät-Regeln häufig nicht befolgt werden.

Prof. Dr. Ottenjann:

Das ist vielleicht auch gut so. Man erfährt ja immer wieder, daß Patienten Diätregeln aus unterschiedlichen Motiven nicht befolgen. Die Bristol-Studie hat ja indirekt gezeigt, daß die Crohn-Patienten diese Regel zurecht nicht befolgt haben.

Interdigestive Motilität bei Patienten mit Morbus Crohn

E. Gencsi, G. Lux, P. C. Lederer

Die Nüchternmotilität weist einen periodenhaften Ablauf mit Zyklen von etwa 2 h Dauer auf. Hervorstechendstes Phänomen der interdigestiven Motilität ist der migrierende Motorkomplex (MMC). Der MMC stellt eine Motilitätsfront mit maximaler Kontraktionsfrequenz dar, die den Magen-Darm-Trakt von proximal nach distal durchläuft. Gefolgt wird die Kontraktionsfront von einer Ruheperiode mit fehlenden Kontraktionen (Phase I), die in eine Periode mit wechselnden Kontraktionen (Phase II) übergeht, die ihrerseits wieder in einen MMC (Phase III) mündet. Während des MMC findet sich eine Stimulation der Magensäuresekretion, der ekbolen und hydrokinetischen Pankreassekretion und des Gallezuflusses zum Duodenum (Lux, 1979 [10, 11, 21]. Sturszweski [20] und Code [5a] haben dem migrierenden Motorkomplex eine Reinigungsfunktion zugesprochen. Vantrappen [22] beschrieb ein Fehlen der interdigestiven Motorkomplexe bei Patienten mit Diarrhö durch bakterielle Fehlbesiedelung des Dünndarms. Eine Störung der interdigestiven Motilität ist bei Patienten mit irritablem Darmsyndrom [7], idiopathischer intestinaler Pseudoobstruktion [19], diabetischer Enteropathie [1, 15] und Refluxkrankheit der Speiseröhre [14] beschrieben.

Da in der Genese der Enterocolitis granulomatosa Crohn Bakterien als mögliche Ursache der Erkrankung diskutiert werden, sollte in der vorliegenden Studie die Nüchternmotilität bei Patienten mit Morbus Crohn untersucht werden.

Methodik

Untersucht wurden 7 Patientinnen mit Morbus Crohn im Alter von 31 ± 6,6 Jahren und 7 freiwillige Probanden (1 Mann, 6 Frauen) mit einem Durchschnittsalter von 26 ± 6,6 Jahren. Die Diagnose Enterocolitis granulomatosa Crohn war durch das klinische Bild sowie durch Endoskopie (Ösophagogastroduodenoskopie, Koloileoskopie) und Biopsie gestellt. Die Krankheitsaktivität wurde entsprechend dem Crohn-Index (CDAI) nach Best bestimmt. Bei allen Patientinnen lag dieser unter 150 Punkten. Keine der

Patientinnen war wegen der Grunderkrankung operiert worden. Keine Patientin hatte einen nachweisbaren Befall des oberen Verdauungstrakts.

Versuchsdurchführung

Nach einer Nüchternperiode von mindestens 6 h wurde 2 h vor Versuchsbeginn den Probanden und Patientinnen eine Manometriesonde gelegt. Die korrekte Lage wurde radiologisch kontrolliert, so daß sowohl intestinale als auch gastrale Aktivität registriert werden konnte. Die Untersuchung wurde über 12 h von 19 bis 8 Uhr morgens durchgeführt.

Der Manometriekatheter war aus 3 Kunststoffkathetern mit einem Durchmesser von jeweils 1 mm zusammengesetzt (innerer Durchmesser 0,8 mm). Die seitlichen Öffnungen lagen jeweils 10 bzw. 20 cm voneinander entfernt, so daß die motorische Aktivität im Antrum, Duodenum und Jejunum registriert werden konnte. Die Perfusion erfolgte über ein kapilläres Hochdrucksystem, die manometrischen Kurvenverläufe wurden auf einem 12-Kanalschreiber (Dynograph R 711, Fa. Beckmann) registriert.

Auswertung

Die Auswertung der Motilitätsaufzeichnungen erfolgte visuell, die Dauer der einzelnen Phasen der interdigestiven Motilität wurde ausgemessen. Weiterhin wurde die Kontraktionsfrequenz in Antrum und Duodenum während des myoelektrischen Komplexes erfaßt. Die Ausbreitungsgeschwindigkeit des MMC wurde ebenfalls errechnet.

Statistik

Die Ergebnisse wurden auf Normalverteilung mit dem Kolmogroff-Smirnoff-Test geprüft. Da es sich ausschließlich um unabhängige Stichproben handelte, erfolgte der Vergleich bei normaler Verteilung mit dem t-Test für Paardifferenzen, bei nicht normaler Verteilung mit dem Rang-Vorzeichen-Test nach Wilcoxon. Als Sicherheitsschwelle bei den verschiedenen Tests wurde eine Irrtumswahrscheinlichkeit von 5 % vorgegeben.

Ergebnisse

Migrierender Motorkomplex (MMC) bei Probanden und Patienten: In beiden Gruppen zeigte sich der phasenhafte Verlauf der Nüchternmotilität. Bei den 7 Probanden wurden über die Untersuchungszeit insgesamt 62 MMC erfaßt. 45 % dieser Motorkomplexe waren sowohl in Magen als auch Duodenum nachweisbar. Bei den Patientinnen mit Crohn wurden 48 MMC beobachtet, 45 % waren sowohl im Magen als auch Duodenum zu registrieren.

In der Kontrollgruppe traten 8,9 ± 2,7 MMC pro 12 h, in der Patientengruppe 6,9 ± 1,3 MMC pro 12 h auf; der Unterschied war nicht signifikant. Die Anzahl der MMC, die sowohl im Magen als auch im Duodenum nachweisbar waren, betrug in der Kontrollgruppe 4 ± 1,3/12 h, bei den Patienten 3 ± 1,7/12 h (Unterschiede nicht signifikant). Die Dauer eines MMC im Antrum betrug bei Patienten mit Morbus Crohn 14 ± 3,2 min und war damit signifikant länger ($p < 0{,}05$) als bei den Kontrollpersonen (11 ± 1,6 min). Die Kontraktionsamplitude im Duodenum war bei Patienten mit Morbus Crohn 39 ± 4,5 mmHg signifikant kleiner ($p < 0{,}05$) als bei den Kontrollpersonen (45 ± 4,3 mmHg).

Ein weiterer signifikanter Unterschied betraf die Ausbreitungsgeschwindigkeit mit 6 ± 1,9 cm/min bei Patienten mit Morbus Crohn gegenüber (9 ± 1,0 cm/min); ($p < 0{,}05$) bei den Kontrollpersonen.

Weiterhin statistisch signifikant war die Verlängerung des gesamten Zyklus bei Patienten mit Morbus Crohn auf 183 ± 4,4 min gegenüber einer Zyklusdauer von (149 ± 6 min) ($p < 0{,}05$) bei den Kontrollpersonen. Diese Verlängerung ging zu Lasten der Phasen I und II, die ebenfalls jeweils statistisch signifikant verlängert waren ($p < 0{,}05$).

Motilitätsindex

Als Maß für die motorische Aktivität des Magens wurde der Motilitätsindex (MI = mittlere Amplitude · mittlerer Dauer der Kontraktionen in mmHg · sec) jeweils pro 5 Minutenperiode gewählt. Der MI während des MMC war bei der Crohn-Gruppe im Vergleich zur Kontrollgruppe reduziert, der Unterschied war allerdings nicht signifikant.

Diskussion

Szurszewski [20] hat als erster den phasenhaften Ablauf der Nüchternmotilität beim Hund erkannt und definiert: Die segmentalen regelmäßigen Kontraktionen mit einer Frequenz von 17–20/min und einer Ausbreitungsgeschwindigkeit von 6 cm/min wandern vom oberen Dünndarm nach kaudal und erreichen in 80 % das terminale Ileum. Zu diesem Zeitpunkt entsteht eine neue Aktivitätsfront im Duodenum. Der interdigestive myoelektrische Komplex hat im Duodenum eine Dauer von 5–7 min und stellt die Phase III der interdigestiven Motilität dar, der sich die Phase I mit nahezu absoluter Ruhe anschließt. Diese wird abgelöst von Phase II mit einer unregelmäßigen motorischen Aktivität; sie mündet schließlich wieder in die Phase III. Untersuchungen beim Menschen [10, 22] haben ebenfalls einen typischen Verlauf der gastrointestinalen Motilität gezeigt. Im Abstand von 115 ± 10 min wandern Aktivitätsfronten von proximal nach distal, im Dünndarm mit einer Ausbreitungsgeschwindigkeit von 10,3 + 0,9 cm/min. Nach neueren Untersuchungen beschränkt sich die Aktivität des interdigestiven myoelektrischen Komplexes nicht auf den Dünndarm. Es hat sich gezeigt, daß der Ösophagus und Magen bei ca. 50 % mit einbezogen sind [16].

Boldyreff beschrieb 1911 [5] eine Kombination von intestinaler Motilität und Sekretion. Die gleichzeitige Bestimmung der Magen- und Pankreassekretion hat gezeigt, daß mit der motorischen Aktivität eine Stimulierung der Magensäure- und Papsinsekretion, der Pankreassekretion und des Gallenzuflusses zum Duodenum korreliert.

Das proximale Jejunum ist nahezu immer in die Motilitätsfront des MMC einbezogen, weniger als 20 % sind im mittleren Ileum und noch weniger im terminalen Ileum zu registrieren. Die interdigestive Motilität unterscheidet sich während des Tags und der Nacht: MMC sind häufiger während der Nacht [7]; die Ausbreitungsgeschwindigkeit liegt in der Nacht unter der des Tages [8, 9].

In der vorliegenden Untersuchungsreihe zeigte sich bei Patienten mit Morbus Crohn ein verlängerter interdigestiver Zyklus, insbesondere zu Lasten der Phasen I und II der interdigestiven Motilität. Die Ausbreitungsgeschwindigkeit im Duodenum war ebenso herabgesetzt wie die Amplitude der Kontraktionen im Duodenum während des MMC. Diese Veränderungen zeigten sich, obwohl die Patienten keine Beteiligung des oberen Verdauungstrakts beim Morbus Crohn aufwiesen. Da andere gastrointestinale Erkrankungen, wie z. B. die Refluxkrankheit der Speiseröhre ebenfalls mit einer Verlängerung der interdigestiven Zyklen einhergehen [14], können die genannten Motilitätsveränderungen nicht als spezifisch für den Morbus Crohn angesehen werden.

In der Regulation der interdigestiven Motilität werden neurale und hormonelle (Motilin, Somatostatin) Faktoren diskutiert [23].

Bishop et al. [3] zeigten eine Erhöhung der Konzentration an „vasoactive intestinal polypeptide“ (VIP) in den Nervenfasern von Crohn-Patienten. Sjölund [18] fand zusätzlich, daß auch nichtbefallene Segmente des Verdauungssystems eine Erhöhung des Neuropeptids aufweisen, dies gilt auch für Patienten, die klinisch beschwerdefrei sind. VIP inhibiert die spontane und pentagastrininduzierte mechanische intestinale Aktivität und könnte somit als Teilursache der gestörten interdigestiven Motilität bei Patienten mit Morbus Crohn in Frage kommen. Auch „gastric inhibitory polypeptide“ (GIP) und Enteroglukagon konnten in erhöhten Konzentrationen bei Patienten mit Morbus Crohn nachgewiesen werden [2]. Ebenfalls ungeklärt bleibt die Rolle der bei entzündlichen Darmerkrankungen erhöhten Prostaglandine [6].

Von klinischer Bedeutung könnte die Motilitätsstörung durch eine damit verbundene Einschränkung der physiologischen Reinigungsfunktion des MMC [5a, 22] sein. Rutgeerts [17] konnte bei 25 % der Patienten mit Morbus Crohn eine bakterielle Fehlbesiedelung des Dünndarms nachweisen, ein Ergebnis, das auch von Bjorneklett [4] bestätigt wurde. Insgesamt erscheint die Einschränkung der interdigestiven Motilität zu gering ausgeprägt, um ihr einen wesentlichen Anteil an der Entstehung der Enterocolitis granulomatosa Crohn zuzuschreiben.

Zusammenfassung

Patienten mit Morbus Crohn ohne nachweisbare Beteiligung des oberen Verdauungstrakts zeigen signifikante Veränderungen der interdigestiven Motilität mit einer Verlängerung der interdigestiven Zyklen vorwiegend zu Lasten der Phase I und II. Weiterhin ist die Ausbreitungsgeschwindigkeit im Duodenum und die Kontraktionsamplitude im Duodenum vermindert. Klinische Bedeutung könnte der nachgewiesenen Motilitätsstörung durch Begünstigung eines pathologischen Keimwachstums im Duodenum zukommen.

Literatur

1. Achem KSR, Funakostu A, Viaik AI, Owyang L (1985) Plasma motilin concentration and interdigestive migrating motor complex in diabetic gastroparesis: Effect of metoclopramide. Gastroenterology 88:492
2. Besterman HS, Mallinson CN, Modigliani R, Christofides NP, Pera A, Ponti V, Sarson DL, Bloom SR (1983) Gut hormones in inflammatory bowel disease. Scand J Gastroenterol 18:845
3. Bishop AE, Polak JM, Bryant MG, Bloom SR, Hamilton S (1980) Abnormalities of vasoactive intestinal polypeptide containing nerves in Crohn's disease. Gastroenterology 79:853
4. Bjorneklett A, Faura O, Midveidt T (1983) Bacterial overgrowth in jejunal and ileal diseases. Scand J Gastroenterol 18:289
5. Boldyreff W (1911) Einige neue Seiten der Tätigkeit des Pankreas. Ergeb Physiol 11:185

5a. Code LF, Marlett JA (1975) The interdigestion myo-electric complex of the stomach and small bowel of dogs. J Physiol 246:289

6. Horton EW, Main HM, Thompson CJ, Wright PM (1968) Effect of orally administered prostaglandin E_2 on gastric secretion and gastrointestinal motility in man. Gut 9:655
7. Kellow JE, Phillips SF (1987) Altered small bowel motility in irritable bowel syndrome is correlated with symptoms. Gastroenterology 92:1885
8. Kellow JE, Borody TJ, Phillips SF, Tucker RL, Haddad AC (1986) Human interdigestive motility: Variations in patterns from esophagus to colon. Gastroenterology 91:386–395
9. Kumar D, Wingate D, Ruckebusch Y (1986) Circadian variation in the propagation velocity of the migrating motor complex. Gastroenterology 91:926–930
10. Lux G (1980) Interdigestive intestinal Aktivität – manometrische, myographische und sekretionsanalytische Untersuchungen. Habilitationsschrift, Universität Erlangen
11. Lux G, Femppel J, Lederer P, Rösch W, Domschke W (1979) Increased duodenal alkali load associated with interdigestive myoelectric complex. Acta Hepatogastroenterol (Stuttgart) 26:166
12. Lux G, Femppel J, Lederer P, Rösch W, Domschke W (1980) Somatostatin induces interdigestive motor and secretory complex-like activity in man. Gastroenterology (abstract)

13. Lux G, Lederer P, Femppel J, Schmack B, Rösch W, Domschke W (1980) Motor and secretory activity of the duodenal interdigestive complex: an integrated function. 9th International Symposium on Gastrointestinal Motility, Iowa City. Ravens, New York
14. Lux G, Schiele R, Femppel J, Lederer P, Rösch W, Domschke W (1981) Interdigestive motor activity in patients with reflux esophagitis. 8th International Symposium on Gastrointestinal Motility, Königstein
15. Malagelada JR, Rees WDW, Mazotta LJ, Go VLW (1980) Gastric motor abnormalities in diabetic and post-vagotomy gastroparesis: Effect of metoclopramide and betanechol. Gastroenterology 78:286
16. Phillips SF (1988) Small bowel. In: Kumar D, Gustavsson S (eds) Gastrointestinal motility. Wiley & Sons, Chichester New York Toronto Singapore
17. Rutgeerts P, Onette E, Vantrappen G, Geboes G (1980) Crohn's disease of the stomach and duodenum. A clinical study with emphasis in the value of endoscopy and endoscopic biopsies. Endoscopy 12:288
18. Sjölund K, Schaffalitzky OB, Muckadell de, Fahrenkrug J, Hakansen R, Peterson BG, Sundler F (1983) Peptide – containing nerve fibres in the gut wall in Crohn's disease. Gut 24:724
19. Summers RW, Anuras S, Green J (1983) Jejunal manometry patterns in health, partial intestinal obstruction and pseudoobstruction. Gastroenterology 85:1290–1300
20. Szurszewski JJ (1969) A migrating electric complex of the canine small intestine. Am J Physiol 217:1757
21. Vantrappen G, Peeters TL, Janssen J (1979) The interdigestive complexes of man have both secretory and motor components. Gastroenterology 76:1264
22. Vantrappen T, Janssen J, Hellemans J, Ghoos Y (1977) The interdigestive motor complex of normal subjects and patients with bacterial overgrowth of the small intestine. J Clin Invest 59:1158
23. Wingate DL (1981) Backwards and forewards with the migrating complex. Dig Dis Sci 26:641–644

Diskussion

Prof. Dr. Ottenjann:

Es wurden Patienten mit M. Crohn (mit einem Aktivitätsindex unter 150) und Veränderungen der interdigestiven Motilität gezeigt, nämlich eine Verlängerung der interdigestiven Zyklen (vorwiegend zu Lasten der Phase I und II), eine herabgesetzte Ausbreitungsgeschwindigkeit im Duodenum und eine verminderte Kontraktionsamplitude im Duodenum. Der Beitrag steht zur Diskussion.

Prof. Dr. Hotz:

Besteht eine Korrelation zwischen den aufgezeigten Motilitätsstörungen und der Entwicklung stenosierender Veränderungen mit M. Crohn mit anderen Worten m. a. W., haben die Patienten mit einer Tendenz zur Stenosierung häufiger eine Verzögerung des migrierenden Motorkomplexes (MMC)?

Prof. Dr. Lux:

Diese Frage kann eigentlich nicht beantwortet werden, da wir Patienten ausgewählt hatten, die noch keine deutlichen Zeichen einer Stenosierung erkennen ließen.

Prof. Dr. Ottenjann:

Gibt es nachweisbare Einflüsse psychischer Faktoren auf die interdigestive Motilität?

Prof. Dr. Lux:

Sicherlich

Prof. Dr. Ottenjann:

Gibt es Korrelationen zwischen der Änderung der interdigestiven und dem Aktivitätsindex gemessen an der Morphologie der intestinalen Läsionen bei M. Crohn?

Prof. Dr. Lux:

Solche Korrelationen gibt es beim M. Crohn nicht. Man muß auch berücksichtigen, daß die dargestellten Motilitätsänderungen nicht spezifisch sind für den M. Crohn. Wir haben ähnliche nachgewiesen bei der Refluxkrankheit der Speiseröhre. Auch beim Syndrom des irritablen Darmes gibt es Veränderungen der interdigestiven Motilität.

Prof. Dr. Miller:

Sie hatten über die Steuerungs-Mechanismen dieser interdigestiven Komplexe gesprochen. Weiß man etwas darüber, ob das sympathische Nervensystem daran beteiligt ist? Ich frage deshalb, weil gezeigt wurde, daß elektronenoptisch spezifische Veränderungen (axonale Nekrosen) sympathischer Nervenin der Submukosa bei M. Crohn nachgewiesen wurden, die bei anderen Darmerkrankungen nicht in diesem Ausmaß gesehen wurden.

Prof. Dr. Lux:

Auch nicht bei diabetischer Enteropathie? Wir haben nämlich bei entsprechenden Fällen ähnliche Änderungen der Motilität und elektronenoptische Veränderungen nachgewiesen.

Prof. Dr. Otto:

Gab es einen Zusammenhang zwischen den von Ihnen festgestellten Motilitätsmustern und der Zahl der angegebenen Defäktionen?

Prof. Dr. Lux:

Nein, es bestand kein Zusammenhang. Dazu ist auch zu bemerken, daß die interdigestiven Motorkomplexe nur selten in das Kolon wandern, im terminalen Ileum werden sie ebenfalls relativ selten gesehen.

Prof. Dr. Seifert:

Wo entstehen denn diese Störungen? Sie sagten, daß im oberen Gastrointestinaltrakt alles normal sei. Im Bereich von Speiseröhre und Magen seien noch keine Änderungen festzustellen, damit müsse man erst im Duodenum rechnen.

Prof. Dr. Lux:

Ja, wir haben entsprechende Veränderungen erst im Duodenum festgestellt.

Prof. Dr. Seifert:

Wie ist denn hier der Zusammenhang: Die Störungen der interdigestiven Motilität entstehen im Duodenum aber die Krankheit beginnt weiter unten.

Prof. Dr. Lux:

Es gibt histologische Veränderungen beim M. Crohn im makroskopisch unauffälligen Bereich, so kann man z. B. Epitheloidzellgranulome nachweisen, ohne daß makroskopisch Läsionen gefunden wurden. Wenn man sehr aufmerksam untersucht, so findet man – wie japanische Autoren gezeigt haben – bei etwa 50 % der Crohn-Patienten minimale makroskopische und entsprechende histologische Veränderungen.

Postoperative Rezidivprophylaxe beim Morbus Crohn

B. Miller, E. Ewe

Bis zu 90 % aller Patienten mit Morbus Crohn bedürfen während ihres Krankheitsverlaufs eines oder mehrerer chirurgischer Eingriffe. Selbst nach resezierenden Eingriffen, in denen alle makroskopisch befallenen Darmabschnitte entfernt wurden, kommt es bei 30–50 % der Patienten während der nächsten 10 Jahre zu einem klinischen Rezidiv, das der erneuten medikamentösen oder operativen Therapie bedarf. Systematische endoskopische Untersuchungen bei operierten Patienten haben gezeigt, daß sogar in einem noch höheren Prozentsatz der Patienten bereits innerhalb des 1. postoperativen Jahres Crohn-Läsionen im unmittelbar präanastomosalen Darmabschnitt (sog. neoterminales Ileum) auftreten.

Rutgeerts et al. [17] untersuchten 114 Patienten nach „kurativer" Resektion des terminalen Ileums und angrenzenden Kolons. Sie konnten endoskopisch und histologisch bei 72 % der Patienten innerhalb des 1. Jahres nach der Operation ein Rezidiv nachweisen, das in 88 % im neoterminalen Ileum und im Anastomosenbereich lokalisiert war. Die frühesten makroskopischen Veränderungen bestanden in kleinen aphthoiden Ulzera im neoterminalen Ileum. Patienten, die im Zeitraum von 1 bis 3 Jahren sowie von 3 bis 10 Jahren nach der Operation untersucht wurden, zeigten mit 79 bzw. 77 % keine höheren Rezidivraten, so daß anzunehmen ist, daß sich das postoperative Crohn-Rezidiv fast immer bereits im 1. Jahr nach der Operation entwikkelt. Malchow et al. [15] fanden in einer prospektiven Untersuchung frühe Veränderungen eines Crohn-Rezidivs im Anastomosenbereich bei 29 von 61 Patienten (48 %) bereits 3 Monate nach der Operation. Tytgat et al. [18] konnten bei 46 Patienten 6 Wochen bis 6 Monate nach einer resezierenden Operation die Anastomosenregion endoskopisch-bioptisch untersuchen und fanden dabei bei 32 Patienten (70 %) frühe Rezidive im neoterminalen Ileum. In diesen Untersuchungen waren zum Zeitpunkt des endoskopischen Nachweises des frühen Crohn-Rezidivs die meisten Patienten klinisch beschwerdefrei und zeigten laborchemisch keine Zeichen einer entzündlichen Aktivität.

Ob es sich bei diesen Frührezidiven um das neue Auftreten von Crohn-Läsionen oder aber um das Fortschreiten präexistierender Läsionen handelt, ist nicht bekannt und wird unterschiedlich beurteilt [5, 17, 18]. Ebenso wird der Einfluß verschiedener Faktoren wie Alter, Geschlecht, Lokalisation des Morbus Crohn, Krankheitsdauer, Vorhandensein von Granulomen sowie verschiedener immunologischer Parameter kontrovers diskutiert [6, 9, 11, 14, 16, 20].

Über die Möglichkeit einer therapeutischen Beeinflussung der Rezidivraten durch operationstechnische Maßnahmen oder eine medikamentöse Prophylaxe lagen bisher keine schlüssigen Untersuchungen vor. Erst neuere Untersuchungen und Therapiestudien haben eine Effektivität solcher Maßnahmen belegen können.

Blasum [4] hat in einer retrospektiven Untersuchung gezeigt, daß die angewandte Anastomosentechnik für die postoperative Rezidivrate bedeutsam ist. Die Notwendigkeit einer Anastomosenresektion wegen Crohn-spezifischer Komplikationen wie Stenosierung oder Fistelbildung war bei End-zu-End-Anastomosen wesentlich geringer als bei End-zu-Seit- oder Seit-zu-Seit-Anastomosen.

Die Radikalität der Operation hat in ihrer Beurteilung in den letzten Jahren einen Wandel erfahren. Wurde früher von vielen Autoren ein aggressives chirurgisches Vorgehen mit Resektion aller makroskopisch befallenen Darmabschnitte weit im Gesunden, womöglich mit histologischer Sicherstellung entzündungsfreier Resektionsränder propagiert [2, 10], tendieren heute die meisten Chirurgen zur „sparsamen" Resektion bis hin zur Praktizierung einer „minimalen Chirurgie" [1, 12]. Kürzlich konnte nun in einer prospektiven multizentrischen Studie (chirurgischer Teil der Crohn-Studie II) gezeigt werden, daß eine „sparsame" Resektion nicht mit einem höheren, sondern sogar mit einem niedrigeren Rezidivrisiko belastet ist als eine „radikale" Resektion [8]. Während in der Gruppe der radikal operierten Patienten innerhalb von 3 Jahren 46 von 86 Patienten (53%) ein postoperatives Rezidiv entwickelten, waren es in der nicht radikal operierten Gruppe nur 54 von 146 Patienten (37%; $p < 0{,}001$). Die Rezidive traten bei den radikal operierten Patienten nicht nur häufiger, sondern auch zu einem früheren postoperativen Zeitpunkt auf als bei den nicht radikal operierten Patienten. Damit kann als gesichert gelten, daß sparsame Resektion und Anlage einer End-zu-End-Anastomose diejenigen Operationstechniken sind, die bei der chirurgischen Therapie des Morbus Crohn die besten Ergebnisse hinsichtlich der postoperativen Rezidivraten liefern.

Studien zur medikamentösen Prophylaxe des postoperativen Rezidivs hatten bisher entweder keinen [3, 13] oder nur einen trendhaften, statistisch nicht gesicherten Effekt [7, 19] gezeigt. Die Patientenzahlen in diesen Studien waren allerdings klein. Ewe et al. [8] legten kürzlich das Ergebnis einer wesentlich umfangreicheren multizentrischen, prospektiven, randomisierten und placebokontrollierten Doppelblindstudie vor (Crohn-Studie II, Teil 2: medikamentöse Therapie), in der erstmals die Effektivität einer postoperativen Rezidivprophylaxe mit Sulfasalazin (Azulfidine) 3 g/Tag gezeigt werden konnte. Von insgesamt 232 operierten Patienten erhielten 111 Sulfasalazin und 121 Placebo. Im 1. Jahr erlitten 18% in der Sulfasalazingruppe und 34% in der Placebogruppe ein Rezidiv ($p < 0{,}01$); im 2. Jahr betrugen die Rezidivraten 13 bzw. 19% ($p < 0{,}01$); im 3. Jahr glichen sich die Rezidivraten allerdings aneinander an (30 bzw. 29 %). Insgesamt hatten nach 3 Jahren am Ende der Untersuchung 42 von 111 Patienten (38 %) unter Sulfasalazinprophylaxe ein Rezidiv im Vergleich mit 58 von 121 Patienten (48 %) in der Placebogruppe.

Eine kritische Bewertung der letzten Studie zeigt aber nicht nur, daß bestimmte operationstechnische Verfahren wie auch eine postoperative medikamentöse Prophylaxe in der Lage sind, die postoperativen Rezidivraten bei Morbus Crohn zu senken, sondern sie zeigt auch die Grenzen dieser therapeutischen Möglichkeiten. Während die Radikalität der Operation die rezidivfreie Zeit im Median etwa verdoppeln kann (in der Placebogruppe von 15 auf 36 Monate, in der Sulfasalazingruppe von 26 auf 41 Monate), verlängert die Sulfasalazinprophylaxe die rezidivfreie Zeit im Median in der radikal operierten Gruppe nur von 15 auf 26 Monate und in der nicht radikal operierten Gruppe von 36 auf 41 Monate. Das letztere bedeutet, daß bei nach heutigem Wissen optimal operierten Patienten durch die tägliche Einnahme von 3 g Sulfasalazin über 3 Jahre lediglich zu erreichen ist, daß es 5 Monate länger dauert, bis die Hälfte der Patienten ein Rezidiv entwickelt hat. Oder anders ausgedrückt: 10 operierte Patienten müssen regelmäßig über 3 Jahre täglich 3 g Sulfapyridin einnehmen, damit statt 5 nur 4 Patienten in dieser Zeit ein Rezidiv bekommen. Nur einer von 10 Patienten profitiert von der Rezidivprophylaxe, denn 4 Patienten entwickeln trotz der Medikamenteneinnahme ein Rezidiv; 5 Patienten wären auch ohne Prophylaxe rezidivfrei geblieben. Diese ernüchternde Betrachtungweise soll nicht einem therapeutischen Nihilismus das Wort reden, sondern sie soll die Grenzen unserer heutigen therapeutischen Möglichkeiten und damit die Notwendigkeit weiterer wissenschaftlicher Anstrengungen betonen.

Literatur

1. Alexander-Williams J, Fornaro M (1982) Stricture plasty beim Morbus Crohn. Chirurg 53:799–801
2. Atwell JD, Duthie HL, Goligher JC (1965) The outcome of Crohn's disease. Br J Surg 52:966–972
3. Bergman L, Krause U (1976) Postoperative treatment with corticosteroids and salazosulphapyridine (Salazopyrin[R])after radical resection for Crohn's disease. Scand J Gastroenterol 11:651–656
4. Blasum H (1989) Rezidivrate nach operativer Therapie bei Morbus Crohn unter besonderer Berücksichtigung der Anastomosentechnik. Inaugural-Dissertation, Universität Düsseldorf
5. Cooper JC, Williams NS (1986) The influence of microscopic disease at the margin of resection on recurrence rates in Crohn's disease. Ann R Coll Surg Engl 68:23–26
6. DeDombal FT, Burton I, Goligher JC (1971) Recurrence of Crohn's disease after primary excisional surgery. Gut 12:519–527
7. Ewe K, Holtermüller KH, Baas U, Eckardt V, Krieg H, Kutzner J, Schäfer A (1977) Rezidivprophylaxe nach Darmresektion wegen Morbus Crohn durch Salazosulfapyridin (Azulfidine[R]). Eine Doppelblindstudie. Verh Dtsch Ges Inn Med 82:930–932
8. Ewe K, Herfarth C, Malchow H, Jesdinsky HJ (1989) Postoperative recurrence of Crohn's disease in relation to radicality of operation and sulfasalazine prophylaxis. A multicentre trial. Digestion in press

9. Heimann TM, Miller F, Martinelli G, Szporn A, Greenstein AJ, Aufses AH (1988) Correlation of presence of granulomas with clinical and immunologic variables in Crohn's disease. Arch Surg 123:46–48
10. Hellers G (1979) Crohn's disease in Stockholm County 1955–1974. A study of epidemiology, results of surgical treatment and long term prognosis. Acta Chir Scand [Suppl] 190:1–84
11. Lee ECG, Papaioannou N (1980) Recurrences following surgery for Crohn's disease. Clin Gastroenterol 9:416–438
12. Lee ECG, Papaioannou N (1982) Minimal surgery for chronic obstruction in patients with extensive or universal Crohn's disease. Ann R Coll Surg Engl 64:229–233
13. Lennard-Jones JE (1977) Sulphasalazine in asymptomatic Crohn's disease. A multicentre trial. Gut 18:69–72
14. Lindhagen T, Ekelund G, Leandoer L, Hildell J, Lindström C, Wenckert A (1983) Recurrence rate after surgical treatment of Crohn's disease. Scand J Gastroenterol 18:1037–1044
15. Malchow H, Scheurlen M, Hotz T, Daiss W (1987) The early signs of Crohn's disease after surgery – a prospective trial. Presented at the Digestive disease Week of the American Gastroenterological Association. Chicago, May 10–13. Poster 857
16. Mekhjian HS, Switz DM, Watts HD, Deren JJ, Katon RM, Beman FM (1979) National cooperative Crohn's disease Study: Factors determining recurrence of Crohn's disease after surgery. Gastroenterology 77:907–919
17. Rutgeerts P, Geboes K, Vantrappen G, Kerremans R, Coenegrachts JL, Coremans G (1984) Natural history of recurrent Crohn's disease at the ileocolonic anastomosis after curative surgery. Gut 25:665–672
18. Tytgat GNJ, Mulder CJJ, Brummelkamp WH (1988) Endoscopic lesions in Crohn's disease early after ileocecal resection. Endoscopy 20:260–262
19. Wenckert A, Kristensen M, Eklund AE, Barany F, Jarnum S, Worning H, Folkenborg O, Holtz A, Bonnevie O, Riis P (1978) The long term prophylactic effect of Salazosulphapyridine (Salazopyrin^R) in primarily resected patients with Crohn's disease. A controlled double-blind trial Scand J Gastroenterol 13:161–167
20. Whelan G, Farmer RG, Fazio VW, Goormastic M (1985) Recurrence after surgery in Crohn's disease. Gastroenterology 88:1826–1833

Ausgangsüberlegungen für eine kontrollierte Studie mit Saccharomyces cerevisiae Hansen CBS 5926 beim Morbus Crohn

J. Hotz

Überlegungen zur Ätiologie des Morbus Crohn

Die Ätiopathogenese des Morbus Crohn ist nach wie vor nicht geklärt. Zahlreiche experimentelle Befunde sprechen dafür, daß die entzündlichen Reaktionen der Darmwand ausgelöst werden durch eine gesteigerte Reaktion des Darms auf Inhaltsstoffe im Darmlumen, ohne daß diese bisher näher identifiziert wurden. Hierbei spielt sehr wahrscheinlich eine gestörte Immuntoleranz gegenüber diesen Substanzen eine Rolle. Auf der Suche nach den Morbus-Crohn-auslösenden Inhaltsstoffen des Darms wurden zahlreiche tierexperimentelle Untersuchungen angestellt, wobei Extrakte aus mit Morbus Crohn befallenem Darmgewebe verschiedenen Tierspezies injiziert wurden (Tabelle 1). Es ließen sich hierbei jedoch keine übertragbaren Substanzen (transmissible agents) sicher identifizieren, obwohl in eini-

Tabelle 1. Ätiologie des Morbus Crohn: „transmissible agents", experimentelle Studie (Literatur in [2])

Autor/Jahr	Spezies	Ergebnis
Crohn 1932	Ratte Kaninchen Meerschwein Huhn	–
Mitchell 1970	Maus	+
Taub 1972		+
Cave 1976/78		+
Bolton 1973		–
Cohen 1978		±
Cave 1973/75	Kaninchen	+
Heatley 1975		–
Orr 1975		–
Simanowitz 1977/1979		±
Donnelly 1977		±
Cave 1980		–

gen Fällen die Injektion derartiger Extrakte bei der Maus und beim Kaninchen Morbus-Crohn-ähnliche Läsionen im Bereich der Injektionsstelle auslöste. Die Ergebnisse waren jedoch uneinheitlich und möglicherweise unspezifisch. Außerdem gibt es epidemiologische Hinweise auf die Existenz von übertragbaren Substanzen beim Morbus Crohn, wobei sicherlich die Darmflora und diätetische Faktoren mit beteiligt sein dürften [2].

In weiteren Studien wurde nach einer Assoziation von Bakterien mit dem Auftreten von Morbus Crohn gesucht. So konnten koliartige Mikroben sowie verschiedene Anärobier und das Bacterium fragilis gehäuft beim Morbus Crohn nachgewiesen werden (Übersicht). Andere Studien zeigten eine mögliche Verbindung der Entstehung eines Morbus Crohn mit dem Auftreten von Pseudomonas like Organismen (PLO). Weitere Studien suchten nach einem Kausalzusammenhang mit dem Auftreten von Mykobakterien.

Ätiologie des Morbus Crohn; Assoziation von Bakterien und Morbus Crohn

(Literatur in [1])
- koliartige Mikroben erhöht (Keighly 1978; Gorbach 1967)
- Anärobier erhöht (Wensinck 1975)
- Bacterium fragilis (Keighly 1978)
- Pseudomonas like Organismen (PLO)
- Mykobakterien (Burnham 1967)
- Antikörper gegen zahlreiche Bakterien erhöht

Koinzidenz mit anderen Infektionen:
- Campylobacter jejuni
- Clostridium difficile
- Giardia lamblia
- Yersinien, Salmonellen, Shigellen

Ein Beweis ließ sich jedoch nicht erbringen. Die bei vielen Patienten mit Morbus Crohn gehäuft gefundenen Antikörper gegen zahlreiche Bakterienklassen sind sehr wahrscheinlich eher Sekundärphänomene, als daß sie die primäre Rolle dieser Bakterien für die Entstehung des Morbus Crohn wahrscheinlich machen [1]. Auffallend ist eine hohe Koinzidenz beim Morbus Crohn mit anderen gastrointestinalen Infektionen, z. B. mit Campylobacter jejuni, Clostridium difficile, Giardia lamblia oder Yersinien, Salmonellen oder Shigellen. Hierbei ist darauf zu achten, ob diese Bakterien selbst eine akute Enterokolitis verursachen oder als Superinfektionen beim Morbus Crohn auftreten.

Auf der Suche nach einer ätiopathogenetisch bedeutsamen Rolle von immunologischen Auslösemechanismen beim Morbus Crohn wurden zahlreiche, z. T. widersprüchliche und uneinheitliche Befunde erhoben (Übersicht): So vermutet Brooks (in [3]) einen IgA-Mangel bzw. eine gestörte

Ätiologie des Morbus Crohn: Immunpathologische Phänomene bei Morbus Crohn (Literatur in [3])

- IgA-Mangel (Dysfunktion?) (Brooks 1981).
- Lymphozyten-B-Zelldysfunktion?
- Änderungen in der Lymphozytensubpopulation.
- Suppressor-Helfer-T-Zell-Verhältnis verändert (Waldmann 1978).
- Hypersensitivität gegen mikrobielle Antigene (Watson 1980).

Funktion der IgA-Globuline als möglichen ursächlichen Faktor beim Morbus Crohn. Andere Autoren postulierten eine Lymphozyten-B-Zelldysfunktion und eine Veränderung der Lymphozytensubpopulation. Neuere Untersuchungen zeigten Hinweise auf eine gestörte Immuntoleranz als mögliche pathogene Kondition für die Entstehung eines Morbus Crohn. So konnte eine gesteigerte Helferzellfunktion bei verminderter Suppressorfunktion der Lymphozyten in der Darmwand bei gesteigerter IgG-Produktion und verminderter IgA-Produktion gezeigt werden (s. auch Beitrag von Zeitz in diesem Buch).

Therapieprinzipien beim Morbus Crohn

Die Behandlung des entzündlichen Schubs eines Morbus Crohn zielt in erster Linie auf die Unterdrückung der entzündlichen Reaktion auf immunpathologische Mechanismen im wesentlichen durch die Hemmung von Ent-

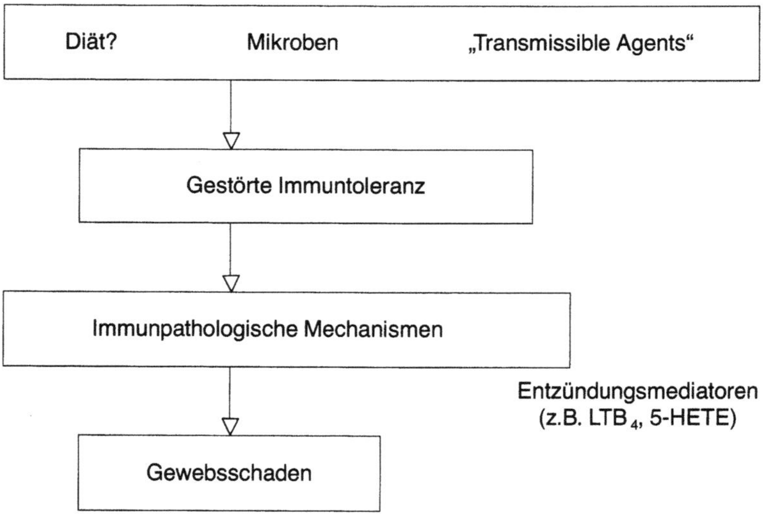

Abb. 1. Pathogenetische Mechanismen des Morbus Crohn (Hypothese)

zündungsmediatoren wie LTB4 oder 5-HETE (s. Abb. 1). Dies betrifft in erster Linie die Behandlung mit 5-Aminosalicylsäure in Form von Salazosulfapyridin bzw. Mesalazin, im weiteren Sinne auch die Behandlung mit Steroiden und Azathioprin. Die Behandlungserfolge mit Metronidazol, einem auf zahlreiche Darmbakterien wirksamen Antibiotikum, weisen auf eine mögliche Vermittlerrolle von bisher nicht näher identifizierten Bakterien im Darmmilieu hin. Darmmilieuveränderungen sind auch das therapeutische Prinzip einer diätetischen Behandlung mit rückstandfreier Elementardiät oder einer Darmspülungsbehandlung.

Rationale Überlegungen für den Einsatz von Perenterol® beim Morbus Crohn als Ausgang für eine kontrollierte Studie

Die hier dargelegten Aspekte zur Ätiopathogenese und den Therapieprinzipien beim Morbus Crohn sind rationale Grundlage, das Hefepräparat Saccharomyces cerevisiae Hansen CBS 5926 (Perenterol®) zur Behandlung eines Schubs bzw. zur Stabilisierung einer Remission beim Morbus Crohn zu versuchen. Zum einen wurde nachgewiesen, daß das Präparat antagonistisch gegen zahlreiche Darmbakterien wirkt. Dieser Effekt spielt bei der Therapie der akuten infektiösen Diarrhö wie auch für die Prophylaxe und Behandlung der antibiotikaassoziierten Diarrhö eine klinisch bedeutsame Rolle. Es wäre denkbar, daß durch die Verabreichung des Präparats möglicherweise über eine selektive Begünstigung apathogener Keime oder durch einen direkten Antagonismus gegenüber potentiell für den Morbus Crohn ätiopathogenetisch wichtigen Bakterien ein therapeutisch günstiger Effekt erzielt werden kann. Außerdem stimuliert die Substanz die intraluminale Sekretion von IgA-Globulin und hat wahrscheinlich noch weitere modulatorische Wirkungen auf das Immunsystem des Darms. Aus diesen Gründen wurde jetzt eine erste kontrollierte Studie zu der möglichen therapeutischen Wirksamkeit von Perenterol auf das klinische Bild des Morbus Crohn gestartet.

Kontrollierte Studie zum therapeutischen Effekt von Perenterol® beim Morbus Crohn

Diese als Pilotstudie vorgesehene Untersuchung soll die Wirksamkeit von Saccharomyces cerevisiae Hansen CBS 5926 als adjuvante Therapiemodalität bei Patienten mit Morbus Crohn untersuchen.

Hierbei sollen die Patienten untersucht werden, die sich in einer stabilen, jedoch symptomatischen Krankheitsphase befinden. Die Aktivität der Erkrankung soll nach dem Index nach Best geschätzt werden, und es sollen nur Patienten mit einem Index zwischen 150 und 250 (milder bis mäßiger Krankheitsverlauf) einbezogen werden. Die medikamentöse Therapie sollte in einer Monotherapie mit Salazosulfapyridin oder Mesalazin, evtl. kombiniert mit niedrig dosierten Steroiden, erfolgen. Nach einer Auswaschperiode von einer Woche, in der der Krankheitsverlauf unter Basistherapie beobachtet wird, folgt eine 2-Wochen-Periode mit der Basistherapie plus Perenterol. Die Dosierung beträgt 3 · 250 mg tgl. Danach folgt eine weitere 7-Wochen-Periode, in der randomisiert doppelblind entweder Perenterol® oder Plazebo verabreicht wird. Nach Erhebung des Aufnahmestatus erfolgen Kontrollen eine, drei, sechs und zehn Wochen nach Studienbeginn. Wichtigste Zielkriterien sind das Stuhlverhalten, die Schmerzentwicklung und zusätzliche allgemeine Abdominalbeschwerden sowie der Best-Index, wobei die jeweiligen Symptome täglich von dem Patienten dokumentiert werden. Die Erfahrungen mit den bisher in die Studie eingeschlossenen Patienten zeigen eine gute Akzeptanz und Durchführbarkeit.

Literatur

1. Beeken WL (1983) Microbial agents and the aetiology of Crohn's disease. In: Allan EDSRN et al. (eds) Inflammatory bowel diseases. Livingstone, London, pp 351–355
2. Cave DR (1983) Aetiology: Transmissible agents. In: Allan EDSRN et al. (eds) Inflammatory bowel diseases. Livingstone, London, pp 343–350
3. Hanauer SB, Kraft SC (1983) Immunology of Crohn's disease. In: Allan EDSRN et al. (eds) Inflammatory bowel diseases. Livingstone, London, pp 356–371

Ätiologie der Reisediarrhö in verschiedenen geographischen Gebieten

H. D. Brede

Vorbemerkung

Bei der heutigen Geschwindigkeit der Verkehrsmittel können infektiöse Diarrhöen aus allen Teilen der Welt innerhalb kürzester Zeit in andere Regionen verschleppt werden. Es hängt dann von der Bevölkerungsdichte, dem Übertragungsmechanismus (Tröpfchen- oder Kontaktinfektion, allgemeinen Hygienezuständen, Wohndichte, Wasser- und Nahrungsmittelhygiene) und den klimatischen Bedingungen ab, ob sich derartige Infektionen weiter ausbreiten oder ob sie verschwinden. Ein Beispiel für das heutige allgemeine Verschwinden einer infektiösen Diarrhö ist die Cholera, die sich bei den allgemein guten Hygieneverhältnissen der Industrienationen der nördlichen Halbkugel hier nicht weiter ausbreitet, wenngleich es ihr gelungen ist, inzwischen ein Reservoir in Krustazeen an der Südwestküste der Vereinigten Staaten zu finden.

Pädiatrische Untersuchungen von Säuglingsdiarrhöen sind am besten ausgeführt und geben einen Einblick in das geographische Vorkommen verschiedenster Keime. So haben Timar et al. [7] für die Jahre 1984–1985 in Ungarn festgestellt, daß bei 641 Kindern mit akuter Diarrhö in 35 % polypathogene Salmonellen, in 33 % Rotaviren und in 22 % Campylobacter vorlagen. Daneben spielten enteropathogene Escherichia coli, Shigellen und Yersinien eine relativ untergeordnete Rolle. Dies kann typisch für Ungarn sein, darf aber nicht auf die ganze Welt übertragen werden.

Von großem Einfluß sind auch die Eßgewohnheiten. Der teetrinkende Kulturkreis ist im allgemeinen weniger diarrhögefährdet als der alkoholtrinkende. Dies trifft v. a. auf Ostasien zu. Dort übernehmen aber dann Parasiten und Intoxikationen die Rolle der bakteriellen und virologischen Infektionserreger.

Einen guten Einblick in die geographischen Besonderheiten der Reisediarrhöen geben die Erfahrungen militärischer Exkursionen. Militärmedizinisch sind die Diarrhöen bis in die jüngste Zeit von großer Bedeutung geblieben. Die Schlacht um El Alamein wäre ohne die Beteiligung der Ruhr anders verlaufen, auch im Vietnamkonflikt spielten die Diarrhöen eine nicht zu unterschätzende Rolle. Die Beeinträchtigung des modernen Touristen durch diese Plage ist zwar gelegentlich in der Literatur erwähnt, aber nicht umfassend dargestellt. Die infektiöse Genese der Mehrzahl dieser Durchfälle ist heute unumstritten. In einer gerade von Steffen et al. [6] publizierten Studie konnten bei 60 % der Probanden, die in Westafrika an einer Reisediarrhö erkrankten, pathogene Erreger im Stuhl nachgewiesen werden. In 70 % aller Fälle waren enterotoxische Escherichia coli die auslösenden Keime. Die gleichen Diarrhöen wirken sich in der dritten Welt fatal aus. Sie sollen schätzungsweise jährlich eine Milliarde Fälle mit 5 Mio. Todesfällen (überwiegend bei Kleinkindern) bedingen.

Das Auftreten der Reisediarrhö hängt von der Disziplin des Reisenden ab, die er nur einsetzen kann, wenn er über die nötigen Kenntnisse verfügt. Man kann auch sagen, die Reisediarrhö hängt davon ab, wer man ist, wohin man geht und wie man reist. Am stärksten betroffen sind Menschen mit Gemeinschaftsverpflegung, es folgen Abenteuerreisende, Camper und am seltensten dürften disziplinierte Selbstverpfleger befallen werden. Von großem Einfluß ist das Reiseziel. So ist bekannt, daß etwa ein Drittel aller Tropenreisenden, aber nur knapp 5 % der Nordamerikareisenden, soweit sie aus Europa kommen, von der Reisediarrhö befallen werden. Statistiken sind schwer zu vergleichen und werden meist nicht erstellt. Bekannt ist, daß Togo (mit 53 %) und Tunesien (mit 56 %) auch bei kurzem Aufenthalt die höchsten Prozentsätze aufweisen. Es folgen Haiti (33 %), Brasilien (33 %), Mexiko (31 %), Ostafrika (30 %), Thailand (22 %), Karibik (15–19 %). Bei Reisen, die sich auf die mexikanische Hauptstadt beschränkten, war die Durchfallinzidenz nur unwesentlich niedriger als bei Reisen in die mexikanischen Provinzen. Diese Zahlen sind alle nur annäherungsweise richtig, weil sie aus Touristenbefragungen ermittelt wurden, also starken individuellen Schwankungen unterlagen. Reiseorganisationen führen kein Diarrhötagebuch.

Drei Risikoklassen lassen sich für Reisediarrhöen unterscheiden. Diese hängen weit mehr von hygienischen als von klimatischen Faktoren ab. Sie wurden bereits 1979 von Nye [7] und 1981 von Du Pont [8] aufgestellt:

1. Niedrige Inzidenz, meist unter 8 %, besteht für Reisen innerhalb von Nordeuropa, den Vereinigten Staaten, Australien und Neuseeland.
2. Mittlere Inzidenz findet sich in Südeuropa, in der Karibik, Japan, Hongkong, Formosa, Israel und Südafrika.
3. Hohe Inzidenz, über 20 %, bei Touristen und über 50 % bei Personen mit engem Kontakt zur einheimischen Bevölkerung, findet sich in allen Entwicklungsländern.

Die Inzidenz der Reisedurchfälle wird in den Entwicklungsländern nicht durch die Jahreszeit beeinflußt. Die Häufigkeit der Diarrhö ist altersabhängig und hängt auch von früheren Tropenerfahrungen ab. Jugendliche sind anfälliger. Reisedurchfälle beginnen üblicherweise bald nach der Ankunft im Gastland. 62 % der Fälle treten innerhalb der ersten 7 Tage auf. Stets zeigt der dritte Tag den höchsten Anteil an neuen Fällen. Die Krankheitsdauer ist fast immer kurz. 55 % der Betroffenen sind nach 48 h wieder beschwerdefrei. Reisediarrhöen sind meist harmlos. Trotzdem können sie den Ferienaufenthalt stark beeinträchtigen. Beruflicher Aufenthalt wird in jedem Fall unangenehm belastet. Lebensbedrohlich kann die Reisediarrhö bei Digitalisierung durch Elektrolytstörungen oder Dehydrierung werden. Ätiologisch ist eine Vielzahl von Erregern möglich. Es dominieren Escherichia coli und Norwalk-Viren. Die folgende Übersicht gibt die bedeutendsten Erreger wieder:

Ätiologie der Reisedurchfälle

Bakterien	Escherichia coli (30–70 %)
	Staphylokokken (bis 50 %)
	Salmonellen (5–15 %)
	Shigellen (bis 15 %)
	Campylobakter (bis 5 %)
	Yersinia enterocolitica (bis 3 %)
	Clostridien (bis 3 %)
	Vibrio cholerae (0–2 %)
Viren:	Norwalk-Virus (bis 20 %)
	Rotaviren (bis 10 %)
Protozoen:	Giardia lamblia (bis 10 %)
	Balantidium coli (0–3 %)
	Entamoeba histolytica (0–2 %)
	(schließt sich meist erst an eine bakterielle Infektion an)

Aus der Übersicht ist ersichtlich, daß eine Vielzahl von Erregern für Reisedurchfälle verantwortlich sind. Eine dominierende Rolle kommt dabei der Escherichia coli zu, die bedeutsame Enterotoxine bildet. Diese können hitzestabil oder auch hitzelabil sein. Sie stimulieren die Produktion von Adenylzyklase, die die Konzentration von cAMP steigert. Dadurch wird die Sekretion von Wasser und Elektrolyten ins Darmlumen angeregt. Ähnlich liegen die Verhältnisse bei der Pathogenese für Salmonellen, Klebsiellen, Yersinia und Vibrio cholerae. Kennzeichnend für all diese Infektionen sind wässerige Diarrhöen. Zusätzlich zu den enterotoxigenen Escherichia coli gibt es auch noch enteroinvasive Stämme, die wie die Salmonella typhi, Shigellen und andere in die Schleimhaut des Ileums bzw. des Kolons eindringen, sich in der Lamina propria vermehren und dadurch zu Gewebszerstörungen und dem klinischen Bild der Ruhr oder Dysenterie führen.

Bei der Dysenterie durch enterotoxigene Eschericha coli sind 10^8 bis 10^{10} Keime erforderlich um nach 8–44 h eine Diarrhö auszulösen. Bei Shigellen reichen bereits 10–200 Keime, bei Salmonella typhi etwa 5000, bei den anderen Salmonellen über 100000. Die Gene für Toxinproduktion und Haftvermögen an der Mukosa befinden sich in Plasmiden außerhalb der Bakterienchromosomen. Diese Plasmide können durch Konjugation auf andere Bakterien übertragen werden.

Die Staphylokokkenintoxikationen sind stets alimentär verursacht. Die Staphylokokken geben ein hitzestabiles Enterotoxin an die Nahrungsmittel, die ihnen als Medium dienen, ab. Die Inkubationszeit dauert nur Stunden. Typisch für Staphylokokkenintoxikationen sind Massenerkrankungen während oder unmittelbar nach einem Flug oder nach einem Restaurantbesuch. Aufgrund der sehr kurzen Inkubationszeit werden Staphylokokkenintoxikationen nur sehr selten in die Heimat eingeschleppt.

Nicht restlos geklärt ist die Genese viraler Durchfälle. Aus diesem Grund folgt eine Schilderung typischer Reisediarrhöen durch das Norwalkvirus.

Das Norwalkvirus

Während der letzten 12 Jahre wurde das 27 nm große Norwalkvirus in zunehmenden Maße als Ursache epidemischer viraler Gastroenteritiden erkannt. Das Norwalkvirus hat nichts mit den schweren durch Rotaviren verursachten Gastroenteritiden der Kleinkinder zu tun, es tritt v. a. bei Schulkindern und jugendlichen Erwachsenen auf. Das Virus ist nach der Ortschaft Norwalk in Ohio benannt. Im Oktober 1968 trat dort eine Gastroenteritisepidemie auf, die 2 Tage lang akut bei 50% der Schüler und Lehrer einer Volksschule auftrat, etwa 24 h mit Erbrechen, Kopfschmerzen und Durchfällen anhielt und dann bei 32% der Familienangehörigen eine Sekundärepidemie auslöste. Die Inkubationszeit beträgt etwa 48 h. Die Krankheitssymptome waren seit 1929 bereits mehrfach als *„epidemisches Erbrechen“* („epidemic vomiting desease“) beschrieben worden. Erst 1972 gelang es, das Virus durch Immunelektronenmikroskopie sichtbar zu machen. Bis heute ist die Gruppe der Norwalkviren nicht klassifiziert, weil ihre Kernsäure noch unbekannt ist. Die Diagnose wird durch einen Immunadhärenzhämagglutinationstest und mittels Radioimmunoassays gestellt.

Epidemiologisch kommt das Norwalkvirus auf der ganzen Welt vor. Antikörper entwickeln sich allmählich vom Schulalter an. Im Alter von 50 Jahren haben etwa 50% der Nordamerikaner Antikörper. In Entwicklungsländern (Bangladesh, Philippinen) ist der Anteil der seropositiven Bevölkerung größer. Die epidemiologischen Besonderheiten von 24 Norwalkausbrüchen sind in Tabelle 1 zusammengefaßt.

1986 kamen 3 Norwalk-Gastroenteritisausbrüche auf 2 Vergnügungsschiffen in der Karibik zwischen dem 26. April und 10. Mai vor. Die ersten beiden Ausbrüche betrafen 2 aufeinanderfolgende Kreuzfahrten des Schiffes Holiday. Zwischen dem 26. April und 3. Mai erkrankten 392 (25 %) von 1550 Passagieren und 30 (4 %) von 679 Mannschaftsmitgliedern. Von den Erkrankten hatten 86 % Diarrhö, 62 % Erbrechen und 26 % subjektiv Fieber. Der Ausbruch erfolgte am 5. und 6. Tag der Kreuzfahrt.

Bei der nächsten Reise der „Holiday“ vom 3.–10. Mai 1986 erfolgte ein erneuter Ausbruch, bei dem 321 (22 %) von 1470 Passagieren und 48 (7 %) von 658 Besatzungsmitgliedern erkrankten. Eine Hygieneinspektion wurde von Mitgliedern des Communicable Disease Center (CDC) vorgenommen. Es fanden sich erhebliche Mängel in der Trinkwasserversorgung des Schiffs (unregelmäßige oder mangelhafte Chlorierung), der Lagerung und Behand-

Tabelle 1. Epidemiologische Charakteristika von 24 Norwalk-Gastroenteritisausbrüchen

Standort	Anzahl der Ausbrüche	Monat	Alter der Befallenen
Ferienlager	4	März/Juni	Kinder und Erwachsene
Vergnügungsschiffe	4	Januar/April	Erwachsene
Schwimmbäder	4	Mai/Juli (2mal) Oktober	Kinder über 4 Jahren und junge Erwachsene
Familieninfektionen	4	Februar/Juni August/Dezember	Kinder und Erwachsene
Schulen	3	Mai/Oktober November	Kinder und junge Erwachsene
Pflegeheime	2	November/April	Ältere Erwachsene
Nach Muschelgerichten	1	Juni (Australien)	Alle Altersgruppen
Nicht klassifiziert	2	August	Erwachsene

lung von Lebensmitteln. Die Mängel wurden abgestellt und angeordnet, daß krankes Personal keine Küchen- oder Kellnerdienste ausüben durfte. Der 3. Ausbruch erfolgte auf dem Holland-Amerika-Kreuzschiff Rotterdam zwischen dem 3. und 10. Mai 1986. Hier erkrankten 405 (37 %) von 1108 Passagieren und 35 (6 %) von 554 Mannschaftsmitgliedern. 80 % hatten Diarrhö, 78 % Erbrechen, 41 % Kopfschmerzen und 32 % subjektiv Fieber. Die Krankheit dauerte durchschnittlich 2,4 Tage. 76 % der Passagiere mußten während der Krankheit in ihren Kabinen bleiben. Eine am 9. und 10. Mai durchgeführte Hygieneinspektion ergab ebenfalls zahlreiche Mängel der Wasser- und Nahrungsmittelversorgung an Bord.

Bakterienkulturen von Stuhlproben der Passagiere und Mannschaften der „Holiday" wiesen nach dem ersten Gastroenteritisausbruch keinerlei pathogene Keime auf. Ein 8fach oder höher gesteigerter Antikörpertiter ließ sich in den Seren der Patienten feststellen. Die serologischen Untersuchungen wurden mit dem Biotin-Avidin-Immunoassay durchgeführt [9].

Die Norwalk-Gastroenteritis ist gekennzeichnet durch eine kurze Inkubationszeit (bis 48 h), starke Befallsrate bei Erwachsenen, schwache Frequenz bei Kindern unter 4 Jahren, hohe Frequenz von Erbrechen, kurze Dauer (2 Tage) und Abwesenheit pathogener Mikroorganismen. Die serologischen Untersuchungen können nur in Speziallabors ausgeführt werden. Nahrungsmittel- und Wasserverunreinigungen liegen meist zugrunde. Die Krankheit kann einen Urlaub stark belasten. Die Behandlung ist symptomatisch. Auf Zweitepidemien ist zu achten.

Unter den Parasitosen dominieren die Giardiasis, Amöbiasis und die Trichiuren, deren Prävalenz in den Entwicklungsländern hoch ist.

An einigen Reisezielen kommen einzelne Mikroorganismen gehäuft vor: Giardia lamblia in der Sowjetunion, Vibrio parahaemolyticus in Japan (soweit dort roher Fisch gegessen wird), Shigellen auf Sri-Lanka; Campylobakterenteritis ist in Nordafrika besonders verbreitet.

Epidemiologie der Reisediarrhö

Es gibt viele Einzelberichte über Reisediarrhöen, aber nur wenig umfangreiche, zuverlässige Statistiken. Eine stammt von Steffen [5]. Sie wertet Fragebögen aus, die von 10507 europäischen Charterflugtouristen in den Jahren 1975–1977 ausgefüllt wurden. Tabelle 2 gibt einen Überblick über die Ergebnisse dieser Befragung:

Tabelle 2. Neue oder verstärkt auftretende Gesundheitsstörungen oder Symptome bei 10507 europäischen Charterflugtouristen; 1975 – 1977 geschlossene Fragestellung (nach Steffen [5])

Art der Gesundheitsstörung	Anteil der betroffenen Tropentouristen [%]			Vergleich des Gesamtkollektivs Tropen mit der Kontrollgruppe Nordamerika		
	Geschlecht					
	Männer		Frauen	Tropen		Nordamerika
Diarrhö	34,2	ns	33,4	33,9	**	5,8
Obstipation	9,9	**	19,9	14,0	**	19,8
Erkältung	11,5	ns	12,5	11,9	**	8,2
Insomnie	9,4	**	12,5	10,6	**	7,0
Kopfschmerzen	6,2	**	10,1	7,8	ns	7,6
Dermatosen	4,9	**	6,9	5,7	**	3,4
Fieber	4,0	ns	3,4	3,8	**	1,2
Kinetosen	1,0	**	2,1	1,4	ns	1,3
andere	10,5	ns	11,7	11,0	**	4,4

ns = nicht signifikant
** = $p < 0{,}001$

Zur Aufstellung einer derartigen Tabelle ist eine Definition des Begriffs Reisediarrhö erforderlich. Im vorliegenden Fall wurde eine Diarrhö angenommen, wenn 3 oder mehr wässerige oder ungeformte Stühle pro Tag oder eine beliebige Zahl derartiger Stuhlgänge gemeldet wurde und diese von Fieber, abdominellen Krämpfen oder Erbrechen begleitet waren. Die Fragetechnik schloß Personen aus, die bereits vor der Reise an Diarrhöen desselben Schweregrads litten.

Rund 1/3 aller Tropenreisenden, aber nur einer von 20 Besuchern Nordamerikas waren von Reisediarrhöen betroffen. Die Häufigkeit der Reisediarrhö ist abhängig vom Alter des Reisenden und in geringerem Maße auch von dessen früheren Tropenerfahrungen. Geschlechtsspezifische Unterschiede bestehen bei der eigentlichen Reisediarrhö nicht. Allgemein haben frühere Tropenreisen keinen großen Einfluß auf Diarrhöen bei Folgereisen. Dies läßt auf eine kurze Immunität schließen. Von großer Bedeutung ist die Herkunft der Reisenden. Ein klarer Unterschied in der Inzidenz besteht zwischen Nord- und Südeuropa. Allgemein zeigt sich, daß aus Industrienationen stammende Reisende weit mehr gefährdet sind als Vergleichsgruppen aus Entwicklungsländern.

Literatur

1. Brede HD (1986) Norwalk-Virus-Infektionen. MMW 128 31:41–42
2. Brede HD (1988) Reisediarrhoe. Therapiewoche [Sonderheft] 38:29–32
3. Kollaritsch HH, Tobüren D, Scheiner O, Wiedermann G (im Druck) Wirksamkeit von Saccharomyces cerevisiae Hansen CBS 5926 als Prophylaktikum der Reisediarrhoe – Ergebnisse einer doppelblinden placebokontrollierten Studie. MMW 36
4. Steffen R (1984) Reisemedizin. Epidemiologie der Gesundheitsstörungen bei Interkontinentalreisen und präventivmedizinische Konsequenzen. Springer, Berlin Heidelberg New York Tokyo
5. Steffen R (1986) Anerkannte Prinzipien zur Prophylaxe und Therapie der Reisediarrhoe. Schweiz Med Wochenschr 116:670
6. Steffen R, Linde F von der, Gyr K, Schär M (1983) Epidemiology of Diarrhea in Travellers. J Am Med Assoc 249:1176
7. Nye FJ (1979) Traveller's diarrhoea. Clin Gastroenterol 8:767–781
8. Du Pont HL, Sullivan P, Evans DG et al. (1980) Prevention of traveller's diarrhoea (Emporiatric enteritis) Jama 243:237–241
9. Gary GW et al. (1985) J Clin Microbiol 22:274–278
10. Timar L, Budai J, Lakos A, Garamvoglyi E, Szarka E (1988) (László Hosp. Infec. Dis., Budapest/Hungary) Etiology of Enteral Infections in Infants and young children. Orv Hetil 129:453–456

Diskussion

Prof. Dr. Seifert:

Vielen Dank, Herr Brede. Sie haben uns einen Überblick gegeben, was alles auf der Welt passieren kann, wo besondere Gefährdungen sind und welche Keime vielleicht im Vormarsch sind bei den Reisediarrhöen.

Frage:

Sie sprachen von dem immunologischen Gedächtnis, das jüngere Reisende wohl nicht aufzuweisen haben, weil sie noch nicht in Kontakt gekommen sind mit den entsprechenden Keimen. Erfahrene Reisende haben dieses. Kann man das so formulieren? Wenn man einmal eine ganz bestimmte Erkrankung gehabt hat, dann ist man gegen diese Erkrankung gefeit oder gibt es keinen Schutz gegen bestimmte Erreger?

Prof. Dr. Brede:

Ich muß da etwas weiter ausholen. Es gibt Keime, gegen die man lange geschützt ist. Wenn man eine echte Infektion durchgemacht hat, lebenslang, und das trifft vor allen Dingen auf Virusinfektionen zu. Es gibt andere Keime und leider auch Viren, die derart schnell ihr Antigenspektrum wechseln, daß man zu wiederholten Malen Infektionen erleiden kann. Der Schutz gegen Salmonellen ist, wenn man sie wirklich durchgemacht hat, sehr langfristig. Der Schutz gegen andere Keime nach Totimpfungen hält im Schnitt nicht mehr als 3–5 Jahre an. Die orale Lebend-Typhoidimpfung wirkt bestimmt nicht länger als 3 Jahre. Alle Versuche, und das hat mir sehr gut bei Herrn Kollaritsch gefallen, mit abgetöteten oralen Impfungen sind einfach zum Scheitern verurteilt. Bei den enteropathogenen E.coli ist es mit Sicherheit so, daß man wiederholt von anderen angefallen werden kann. Man kann aber feststellen, daß Personen, die viele Keimkontakte hatten, weitgehend immuner als jüngere Menschen sind.

Dr. Kollaritsch:

Ich möchte nur ein Wort zur Inzidenz der Reisediarrhö sagen. In der Touristikmedizin spielt die Tropenerfahrung mit Sicherheit keine Rolle, d.h. Reisende, die 5 oder mehr Tropenreisen in den letzten 3 Jahren absolviert hatten, hatten kein geringeres Erkrankungsrisiko einer Reisediarrhö als jene Leute, die zum ersten Mal auf so eine Reise gegangen sind. Es scheint, daß kurzdauernde Aufenthalte, was immunologische Vorgänge betrifft, wahrscheinlich zu kurz sind, um hier eine einigermaßen effektive Immunisierung gegen eine breite Palette der enteropathogenen Keime zu ereichen.

Prof. Dr. Brede:

Ich möchte betonen – breite Palette. Wenn Sie Entwicklungshelfer nehmen, die sich länger aufhalten, dann bekommt man doch den Eindruck, daß sich mit der Zeit eine gewisse Immunität aufbaut.

Prof. Dr. Ottenjann:

Ist etwas dagegen einzuwenden, bei Reisediarrhö, ohne daß man den Erreger kennt, Loperamid (Imodium®) zu verwenden?

Prof. Dr. Brede:

Der Einsatz begeistert mich nicht, aber ich muß sagen, in den meisten Fällen ist es recht effektiv. Für die ersten Stunden fühlt sich der Betreffende bestimmt leichter, wenn er keinen Stuhldrang hat. Ich finde es falsch, gegen Imodium® Sturm zu laufen. Epidemiologisch bringt es uns nicht weiter, aber es ist eine erste Hilfe.

Dr. Kollaritsch:

Ein Wort noch zu Imodium®. Ich halte es für nicht ganz so bedenkenlos, wenn man es dem Reisenden in die Hand gibt. Ich meine, daß man es mit entsprechenden Auflagen dem Patienten durchaus mitgeben kann; aber es ist darauf hinzuweisen, daß es ein hochpotentes Mittel und mit Vorsicht zu genießen ist. Wir haben etwa 30000 Patienten im Jahr, die auf Fernreisen gehen, und haben in unserem Kollektiv pro Jahr 4–5 Zwischenfälle mit Imodium®.

Prof. Dr. Brede:

Grundsätzlich sollte man dem Reisenden – da gebe ich Ihnen Recht – kein Imodium® mitgeben. Er sollte das dann schon vom behandelnden Arzt bekommen, denn die meisten Menschen sind doch nicht imstande, eine Selbstmedikation so ohne weiteres durchzuführen.

Prof. Dr. Seifert:

Einen Hinweis wollte ich aufgreifen. Der Elektrolytverlust bei Durchfall ist etwas ganz Wichtiges, dadurch kann ein Reisender sehr schnell bettlägerig werden. Wenn man dem Reisenden sagt, daß er Salztabletten mitnehmen oder Salz essen soll, dann kann man den Verlauf der Krankheit beeinflussen.

Prof. Dr. Brede:

Zweifellos. Die WHO hat eine Elektrolytformel herausgegeben. In Apotheken kann man in kleinen Päckchen Elektrolytsalze bekommen, die einfach aufzulösen sind. Das ist eine sehr vernünftige Art.

Prof. Dr. Ottenjann:

Hätten Sie etwas dagegen Imodium® zu geben bei fieberhafter Diarrhö ohne zusätzlich Antibiotika zu verabreichen?

Prof. Dr. Brede:

Bei fieberhafter Diarrhö sollte man an Malaria denken. Die Anfangsstadien der Malaria können durchaus mit Diarrhöen gekoppelt sein. Ich meine, dann wird es differentialdiagnostisch schwierig, dann sollte ein Arzt dazukommen.

Frage:

Es gibt immer wieder Patienten oder Reisende, die sich vor einer Reise Immunglobulin spritzen lassen, aber nicht das geringste Immundefizit haben, und nach der Rückkehr behaupten, es hätte blendend geholfen. Würden Sie das für möglich halten?

Prof. Dr. Brede:

Unsinn ist es keiner, aber schwierig zu erklären. Es gibt sehr unterschiedliche Immunglobine. Der passive Immunglobulinschutz, den akzeptiere ich im Grunde für die Virushepatitis A. Sie können in unterschiedlicher Form auch antibakterielle Antikörper in diesen Immunglobulinen erwarten. So z. B. Antikörper gegen Diphterie, gegen Tetanus und gegen Masern. Also Immunglobuline zu geben, ist gut. Absolut nötig ist es nicht, ich mache es bei meiner Familie nicht.

Prof. Dr. Ottenjann:

Meinen Sie, daß bei Patienten mit chronischen Darmentzündungen (Crohn oder Colitis ulcerosa) eine solche Immunglobulinbehandlung vor einer Reise notwendig ist?

Prof. Dr. Brede:

Ja. Das finde ich absolut gerechtfertigt.

Prof. Dr. Seifert:

Können Sie auch Gründe dazu angeben, warum Sie so ein klares Ja dazu sagen?

Prof. Dr. Brede:

Patienten mit Colitis ulcerosa oder mit Crohn, sind somit für mindestens 3–6 Wochen, viele auch für 3 Monate, geschützt gegen viele Keime und dafür ist der Preis auch angebracht.

Dr. Kollaritsch:

Ich möchte zum Thema der Immunglobuline schon etwas bemerken. Ich halte die Immunglobulingabe im Zusammenhang mit der Hepatitis-A-Prophylaxe für sinnvoll. Wir wissen, daß bei 140000 Reisenden aus Österreich pro Jahr etwa 400 Hepatitis A Infektionen auftreten. Die Schutzquoten sind sehr hoch. Bezüglich der anderen Wirkungen ist der Wert von Immunglobulin bei Reisenden mir nicht bekannt. Es gibt keine objektive Untersuchung, die einen nachweisbaren Wert belegt.

Prof. Dr. Brede:

Im übrigen kann Immunglobin immer nur Schutz gegen Keime geben, mit denen die Blutspender konfrontiert waren, somit ist der Wert der Immunglobuline nur schwer zu diskutieren. Früher hielten wir von Immunglobulinen gar nichts. Dann sah ich in Südafrika ein Immunglobulin mit unglaublicher Wirksamkeit, das putzte alle Infektionskrankheiten weg. Warum? Weil es von einem Blutspendepool kam, der alle Erkrankungen hinter sich hatte. In England wurde die Meinung vertreten, daß der Einsatz von Immunglobulinen unsinnig sei, da mit dem Einsatz von englischem Immunglobulin nur wenig zu erreichen war. Heutzutage ist es allgemeine Praxis, daß das Immunglobulin in eigenen Stationen in Brasilien gesammelt wird.

Diarrhö beim HIV-Positiven

H. D. Brede

HIV-positiv bedeutet nicht in jedem Fall, daß bereits das Endstadium Aids erreicht ist. Man muß davon ausgehen, daß nach einer HIV-Infektion lange Latenzzeiten auftreten, in denen der Betroffene subjektiv asymptomatisch ist. In diesen Zeiten, in denen der HIV-Positive noch ein intaktes Immunsystem besitzt, können – genau, wie bei jedem anderen Patienten mit Diarrhö – Durchfälle auftreten, die nach kurzer Zeit überwunden sind, so daß der Betroffene wieder in einen Normalzustand zurückkehrt. Diese Diarrhöen erfordern keine Behandlung, die sich von derjenigen anderer Patienten unterscheidet.

Hat der Betroffene jedoch länger anhaltende Durchfälle, die zu einem Gewichtsverlust von etwa 10 % führen, so ist dies ein Hinweis auf ein evtl. bestehendes Immunmangelsyndrom (Aids). In diesem Fall sind dem Betroffenen die serologischen Laboruntersuchungen für HIV-Infektionen zu empfehlen. Sind sie positiv, so ist nach den meist opportunistischen Ursachen zu suchen. In vielen Fällen findet man dabei Candidaösophagitis und Soor. Zu behandeln ist mit Mitteln, die gegen Candida oder gegebenenfalls gegen die pathogenen Mikroorganismen (Antibiogramm) wirken. Die Candidiasis ist eine gut behandelbare opportunistische Infektion. Man setzt Ketoconazol ein, gegebenenfalls systemische Antimykotika.

Typisch für die fortgeschrittenen Stadien einer HIV-Infektion sind Durchfälle durch die im folgenden beschriebenen Erreger.

Kryptosporidiose

Kryptosporidien sind Protozoen, die zu den Kokzidien gehören und bei Patienten mit gestörter zellulärer Immunität chronische Durchfälle mit Kachexie bewirken. Es gibt HIV-Infizierte, die asymptomatische Träger und Ausscheider von Kryptosporidien sind. In Mitteleuropa tritt die Kryptosporidiose bei Aids-Patienten in weniger als 5 % der Fälle auf, in anderen Regionen in 20 % bis über 50 %. Mischinfektionen mit anderen Erregern sind häufig. Der Stuhl ist auf alle in Frage kommenden Erreger zu untersuchen. Es gibt keine wirksame Antibiotika- oder Chemotherapie gegen Kryptosporidien. Die Behandlung bleibt symptomatisch und meist erfolglos. Ist die Abwehr nicht stark gestört, so kommen Spontanheilungen vor.

Isosporiasis

Erreger ist das Protozoon Isospora belli. Es befällt den Dünndarm. Die Diagnose wird durch direkten Nachweis der Oozysten im Stuhl oder histologisch aus Dünndarmbiopsiematerial gestellt. Therapie: Co-Trimoxazol (4mal 160/800 mg tgl., 10 Tage lang, danach 2mal 160/800 mg tgl. 3 Wochen lang). Diese Behandlung ist meist gut wirksam. Rezidive sind häufig.

Strongyloidiasis

Erreger sind die Zwergfadenwürmer Strongyloides stercoralis.

Therapie: Thiabendazol, Mebendazol. Erfolgskontrolle: Verschwinden der Larven im Stuhl.

Atypische Mykobakteriose

Hierbei treten Symptome wie Fieber, Nachtschweiß, zunehmendes Schwäche- und Krankheitsgefühl, generalisierte Lymphadenopathie, Abdominalschmerzen, chronische Diarrhö, Malabsorptionssyndrom, Kachexie, Hepato- und Splenomegalie auf. Oft wird ein asymptomatischer Verlauf mit nur leicht erhöhten Temperaturen beschrieben. Die Abgrenzung zu anderen opportunistischen Infektionen und zum Lymphadenopathiesyndrom ist schwierig.

Viele atypische Mykobakterien sind resistent gegen die antimykobakteriellen Standardmedikamente. Deshalb ist ein Antibiogramm sehr wichtig. Bis dessen Resultate vorliegen, kann der Patient mit einer Dreierkombination behandelt werden, die Ethambutol enthält. Der Tuberkulintest versagt beim Vollbild von Aids.

Zytomegalieinfektion

Dieses Virus gehört zur Gruppe der Herpesviren. Es stellt eine der Hauptursachen für anhaltende, gelegentlich blutige Durchfälle, Bauchkrämpfe und Gewichtsverlust bei HIV-Positiven dar. Behandlung: Ganciclovir (ein Acyclovirderivat), Hyperimmunglobulin.

Das Zytomegalievirus kommt in latenter Form bei einem großen Teil der gesunden Erwachsenen vor. Etwa die Hälfte unserer Bevölkerung ist ab dem 20. Lebensjahr seropositiv. Bis zu 90 % der Homosexuellen sind seropositiv. Das Zytomegalievirus wird durch Blut (Transfusionen), Samen, Zervikalsekret und Tröpfcheninfektion übertragen. Fast alle Aids-Patienten sind Zytomegalievirus-seropositiv. Dieses Virus spielt auch als Kofaktor für die Progression der HIV-Infektion eine Rolle.

Grundsätzlich gehört die Behandlung von Diarrhöen bei Aids-Patienten, dies bedeutet bei tatsächlich bestehendem Immunmangelsyndrom, in die Hände von Klinikern. Solange es sich nur um HIV-Positive mit noch funktionierendem Immunsystem handelt, kann jede Diarrhö auch ambulant behandelt werden. Ergebnisse mit Perenterol® bei diesem Personenkreis sind mir noch nicht bekannt. Das Mittel sollte auf freiwilliger Basis erprobt werden.

Diskussion

Redner:

Welche Mykobakterien sehen Sie im Zusammenhang mit den Diarrhöen die dann bei HIV-Positiven auftreten?

Prof. Dr. Brede:

Eine ganze Palette. Und auch die echte Tuberkulose.

Redner:

Bei gut einem Drittel der Patienten mit HIV-Infektionen und Diarrhöen, findet man auch bei sehr intensiver Suche keine Erreger und es wird immer wieder postuliert, daß es eine eigenständige HIV-Enteropathie gibt. Wir selbst haben in diesem Zusammenhang ein paar Untersuchungen durchgeführt und haben bei knapp der Hälfte der Patienten mit HIV-Infektionen HIV-infizierte Zellen in der Mukosa finden können und auch Veränderungen der Bürstensaum-Enzymaktivitäten und Mukosa-Architektur. Würden Sie diesem Modell aufgrund ihrer Erfahrungen zustimmen, daß es Patienten gibt, die keine opportunistischen Infektionen haben, und die Diarrhö möglicherweise durch die HIV-Infektion selbst ausgelöst wird?

Prof. Dr. Brede:

Bedingungslos ja. Das HIV-Virus oder die -Viren, wollen wir lieber sagen, kommen in einer ungeheuren Variationsbreite vor und die Meinung, daß die nur in T4-Zellen sind, ist überholt. Es gibt Darmzellen, in denen sie zu finden sind. Man findet sie in Makrophagen und man muß akzeptieren, daß es auch eine HIV-eigene Diarrhö geben kann. Man sollte eher primär nach allen Oportunisten suchen, um sie behandeln zu können und nicht sagen, nun ja, das wird ein HIV sein.

ScH CBS 5926 (Perenterol®): Wirksamkeit und Verträglichkeit bei der Behandlung der akuten Erwachsenendiarrhö

W. Höchter

Einleitung

Als akute Diarrhö bezeichnet man das Absetzen von täglich mehr als 3 Stühlen, die in ihrer Konsistenz erheblich herabgesetzt sind. Begleitsymptome (der akuten Erwachsenendiarrhö) sind Übelkeit, Erbrechen, Bauchschmerzen und erhöhte Temperatur. Das Krankheitsbild ist bei Erwachsenen weniger dramatisch als bei Kindern und Jugendlichen. Die Erkrankung ist meist selbstlimitiert; sie dauert wenige Tage bis etwa 2 Wochen. Häufigste Ursachen sind infektiöse oder toxische Agentien; gelegentlich werden auch alimentäre, allergische oder medikamentös bedingte Fehlregulationen beobachtet. Allgemeine Therapieprinzipien sind die Substitution von Flüssigkeitsverlust und Elektrolyten sowie die Einhaltung einer entsprechenden Diät. Antibiotika sind nur bei bakteriellen Infektionen mit septischem Verlauf indiziert.

Über die Behandlung der akuten Erwachsenendiarrhö liegen bisher nur wenige gut kontrollierte prospektive Untersuchungen vor [1, 2]. Ein Grund hierfür sind v. a. methodische Probleme. Bei Krankheiten, die eine hohe und rasche Selbstheilungstendenz besitzen – wie es bei der akuten Erwachsenendiarrhö der Fall ist – ist es schwierig, noch einen therapeutischen Effekt der Behandlung nachzuweisen. Der zeitliche Ablauf einer solchen Untersuchung (Einnahme des Medikaments, exakte Dokumentation) ist deshalb sehr wichtig und stellt hohe Anforderungen sowohl an die beteiligten Ärzte, als auch an die Patienten.

Ziel der vorliegenden randomisierten doppelblinden Multicenterstudie war der Nachweis der Wirksamkeit und Verträglichkeit von Saccharomyces cerevisiae Hansen CBS 5926 (ScH CBS 5926; Perenterol®) im Vergleich zu Plazebo.

Patienten und Methode

Patienten

In die Studie aufgenommen wurden Patienten im Alter von 18–65 Jahre mit akuter Diarrhö (täglich mehr als 3 flüssige Stühle). Chronische und medikamentös-bedingte Diarrhö, chronische idiopathische Kolitiden, blutige Stühle und gleichzeitige Therapie mit oralen Antimykotika stellten Ausschlußkriterien dar. Insgesamt wurden von 8 niedergelassenen Allgemeinmedizinern, Internisten und Gastroenterologen 92 auswertbare Fälle in die Studie eingebracht; es handelte sich um 41 Frauen und 51 Männer im Durchschnittsalter von 38 Jahren. Bezüglich Alter, Geschlecht, Größe und Gewicht sowie Ursache der Diarrhö bestanden keine statistisch meßbaren Unterschiede.

Die Anamnese ergab bei rund der Hälfte der Patienten, daß die Ursache der Diarrhö vermutlich in einem Gaststättenbesuch zu suchen war. Alle anderen Angaben waren relativ unpräzise, oft konnte kein zwingender Anlaß angegeben werden; Auslandsaufenthalte wurden nicht registriert. Der Zeitraum zwischen Diarrhöbeginn und der Aufnahme der Patienten in die Studie betrug bei über 80 % der Teilnehmer nur 2 Tage. Nur bei einigen Patienten war der Zeitraum länger, ein Patient suchte noch nach 7 Tagen, ein weiterer nach 10 Tagen den Arzt auf. Zusätzlich zur Gesamtauswertung erfolgte eine gezielte Bewertung der Ergebnisse jener Untergruppe von Patienten, bei denen die Diarrhö nicht länger als 2 Tage vor Beginn der Untersuchung bestanden hatte.

Methode

Von den 92 Patienten erhielten 43 Verum und 49 Plazebo. Der zeitliche Ablauf der Untersuchung war folgendermaßen festgelegt: Die Patienten erhielten am 1. und 2. Tag je 3 · 4 Kapseln Verum à 50 mg ScH CBS 5926 oder Plazebo; vom 3. bis zum 7. Tag wurde die Dosis auf 3 · 2 Kapseln reduziert. Die Aufnahmeuntersuchung fand am 1. Tag statt, die erste Kontrolle wurde am 3. Tag, also nach 2 Tagen Therapie, die zweite Kontrolle bzw. Abschlußuntersuchung am 8. Tag durchgeführt.

Von Tag 2–7 wurde vom Patienten vor dem Zubettgehen eine Dokumentation in eine Tagebuchkarte vorgenommen, in der die letzten 24 Stunden bezüglich Diarrhö und begleitender klinischer Symptomatik festgehalten werden sollten. Die Stuhlproben wurden am 1., 3. sowie am 8. Tag genommen.

Die Nebenwirkungen, die Verträglichkeit und der Therapieerfolg wurden bei der ersten und zweiten Kontrolluntersuchung erhoben. Die mikrobiologische Untersuchung umfaßte die am häufigsten in Mitteleuropa vorkommenden Erreger: Salmonellen, Shigellen, Campylobacter, Yersinien, Staphylokokken sowie Rotaviren.

Haupt- und Nebenzielkriterien

Hauptzielkriterium zur Wirksamkeit war die Stuhlfrequenz und die Stuhlqualität sowie die Verträglichkeit von ScH CBS 5926 in Form einer globalen

Beurteilung. Nebenzielkriterien waren Begleitsymptome wie Übelkeit, Erbrechen, Bauchschmerzen und Temperatur.

Statistik

Die statistische Analyse wurde bezüglich der Stuhlfrequenz sowie des Scores zur Stuhlqualität mit Hilfe des parameterfreien Mann-Whitney-U-Tests (MWU) geführt; bezüglich der Begleitsymptome sowie der Beurteilung der Wirksamkeit und Verträglichkeit wurde der χ^2-Test verwendet. Das Signifikanzniveau betrug 5 %.

Ergebnisse

Stuhlfrequenz

Die Gesamtzahl der Stühle in den letzten 24 h vor der Aufnahme, bei der 1. und 2. Kontrolluntersuchung sah folgendermaßen aus: Bei der Aufnahmeuntersuchung hatte die Verumgruppe im Mittel 7,6 Stühle pro Tag, etwas mehr als die Plazebogruppe mit 6,9. Bei der 1. Kontrolluntersuchung lag die Verumgruppe mit 2,4 Stühlen pro Tag signifikant unter der Plazebogruppe mit täglich 3 Stühlen ($p < 0,019$). Auch bei der 2. Kontrolle am Tag 8 lag die Verumgruppe mit 1,3 Stühlen noch unter der Plazebogruppe; dieser Unterschied ist allerdings nicht mehr statistisch erfaßbar (Tabelle 1).

Bei dem Vergleich der Patienten, deren Diarrhö nur maximal 2 Tage vorbestand, ist dieser Unterschied zwischen den beiden Gruppen ausgeprägter als bei dem Gesamtpatientenkollektiv.

Tabelle 1. Gesamtzahl der Stühle ($\bar{x} \pm SD$) in den letzten 24 h vor Aufnahme; 1. Kontrolle nach 48stündiger Therapie und 2. Kontrolle nach 7tägiger Therapie; Signifikanzberechnung: Mann-Whitney-U-Test, * keine Signifikanzberechnung

	Tag 1 (Aufnahme)	Tag 3		Tag 8
ScH CBS 5926	7,6 ± 4,2	2,4 ± 2,1	p = 0,019	1,3 ± 1,1
Plazebo	6,9 ± 3,3	3,0 ± 2,8		1,6 ± 1,1
Patienten mit Krankheitsdauer ≤ 2 Tage bei Aufnahme*				
ScH CBS 5926	7,4 ± 3,9	2,2 ± 1,4		1,2 ± 0,63
Plazebo	6,5 ± 2,5	2,9 ± 3,0		1,4 ± 0,8

Stuhlqualität

Von der Aufnahmeuntersuchung bis zur 1. Kontrolle ging der Anteil der *flüssigen* Stühle in der Verumgruppe von 99 % auf 21 % zurück. Dies ist kein signifikanter Unterschied zur Plazebogruppe (Aufnahme: 97 %; 1. Kontrolle 22 %). Bei der 2. Kontrolluntersuchung war dagegen die Stuhlqualität bei der Verumgruppe mit 3 % flüssigen Stühlen deutlich besser ($p < 0{,}026$) gegenüber der Plazebogruppe (12 % flüssige Stühle).

Der Vergleich der Patienten mit bis zu 2 Tagen Diarrhö war bei der 1. Kontrolle ähnlich, allerdings traten bei der 2. Kontrolle in der Verumgruppe im Unterschied zu den Plazebopatienten keine wässerigen Stühle mehr auf.

Der Anteil *weicher* Stühle an der gesamten Zahl war bei Verum- und Plazebogruppe nahezu gleich.

Bei den *festen* Stühlen zeigt sich wieder ein Vorteil von ScH CBS 5926. Dort wurden bei der 1. Kontrolle 27 % feste Stühle gefunden, gegenüber nur 19 % unter Plazebo und bei der 2. Kontrolle 79 % gegen 74 %; beide Unterschiede sind jedoch nicht signifikant.

Betrachtet man einen Score, in den sowohl die Anzahl der Stühle, als auch ihre Qualität eingeht, so ist von der Aufnahmeuntersuchung zur 1. Kontrolluntersuchung ScH CBS 5926 der Plazebogruppe signifikant überlegen, bei der 2. Kontrolle ist ebenfalls ein Vorteil von ScH CBS 5926 zu erkennen, der statistisch jedoch nicht mehr signifikant ist (Tabelle 2).

Tabelle 2. Score (Anzahl der Stühle · Konsistenz) ($\bar{x} \pm SD$) in den letzten 24 h vor Aufnahme, 1. Kontrolle nach 48stündiger Therapie und 2. Kontrolle nach 7tägiger Therapie; statistische Analyse: Mann-Whitney-U-Test, * keine Signifikanzberechnung

	Tag 1 (Aufnahme)	Tag 3		Tag 8
ScH CBS 5926	22,7 ± 12,5	5,5 ± 6,8	p = 0,035	2,0 ± 3,3
Plazebo	20,3 ± 9,7	6,7 ± 8,7		2,7 ± 3,5
Patienten mit Krankheitsdauer ≤ 2 Tage bei Aufnahme*				
ScH CBS 5926	22,0 ± 11,7	4,5 ± 4,3		1,5 ± 1,2
Plazebo	19,3 ± 7,1	6,6 ± 9,2		2,2 ± 2,7

Die Dauer bis zur Heilung (≤ 3 flüssige Stühle, Definition der Diarrhö) betrug in der Plazebogruppe 1,62 Tage und unter Verum 1,21 Tage. Dieser Unterschied erscheint bei einer nur wenige Tage dauernden Erkrankung beachtlich.

In einer ähnlichen Studie [2] wurde an 82 Probanden der therapeutische Nutzen von Loperamid (Imodium®) bei akuter Erwachsenendiarrhö untersucht. Dabei fanden sich im Vergleich zu Plazebo nach 1-tägiger Behandlung keine Unterschiede, nach 5-tägiger Behandlung ein signifikanter Vorteil der Verumtherapie bezüglich der Gesamtzahl der flüssigen Stühle (Loperamid 5, Plazebo 7). Die Krankheitsdauer wurde um 0,5 Tage gesenkt. In einer anderen vergleichenden Studie [1] zeigten Substanzen wie Kaolin, Pectin oder Aktivkohle keinen therapeutischen Effekt.

Klinische Begleitsymptome

Übelkeit (Tabelle 3) wurde bei Therapiebeginn übereinstimmend von jeweils ca. 85 % der Patientenkollektive angegeben. Bis zur 1. Kontrolle nach 48stündiger Therapie verminderten sich diese Beschwerden bei 78,4 % der Verumpatienten gegenüber 51,3 % der Plazebopatienten, die bei der Aufnahmeuntersuchung über Übelkeit klagten. Diese Differenz war in der statistischen Analyse signifikant (χ^2-Test, $p = 0{,}014$). Bis zur 2. Kontrolle verminderte sich die Übelkeit in beiden Gruppen weiter, aber auch am Tag 8 war der Gruppenunterschied noch deutlich (Verbesserung: Verumgruppe 100 %, Plazebogruppe 86,1 %). Bei den weiteren Begleitsymptomen wie Erbrechen, Bauchschmerzen und Temperatur bestand zwischen den beiden Gruppen kein wesentlicher Unterschied.

Tabelle 3. Verbesserung des Symptoms Übelkeit bei den Patienten, die bei Aufnahme (Tag 1) Übelkeit angaben; Signifikanzberechnung: χ^2-Test

	Tag 1 – Tag 3			Tag 1 – Tag 8		
	Verbessert	Unverändert		Verbessert	Unverändert	
ScH CBS 5926	78,4 %	21,6 %	p = 0,014	100,0 %	0	p = 0,022
Plazebo	51,3 %	48,7 %		86,1 %	13,9 %	

Nebenwirkungen

Gravierende Nebenwirkungen traten nicht auf. Unter ScH CBS 5926 (Perenterol®) wurden 2 Obstipationen beobachtet, ein Patient litt unter Erbrechen nach der ersten Einnahme. In der Plazebogruppe klagte ein Teilnehmer über wiederholtes Aufstoßen mit schlechtem Geschmack.

Verträglichkeit

Dementsprechend günstig war auch die Beurteilung der Verträglichkeit durch Ärzte und Patienten. ScH CBS 5926 und Plazebo wurden von der überwiegenden Mehrzahl mit „sehr gut“ bewertet.

Therapieerfolg

Die Wirkung von ScH CBS 5926 beurteilen bei der 1. Kontrolle 95 % der Patienten als „sehr gut" bis „gut", deutlich mehr als in der Plazebogruppe (76 %). Dieser auch statistisch signifikante Unterschied verwischt sich in der 2. Kontrolluntersuchung: 97 % (ScH CBS 5926) gegenüber 88 % (Plazebo). Auch in der Einschätzung der behandelnden Ärzte ergab sich ein Vorteil für ScH CBS 5926. Bei der ersten Kontrolle bewerteten 88 % die Wirkung von ScH CBS 5926 mit „sehr gut" oder „gut", gegenüber 70 % von Plazebo.

Bei der 2. Kontrolle ergaben sich mit 98 % (ScH CBS 5926) und 89 % (Plazebo) ähnliche Wertungen (Tabelle 4).

Tabelle 4. Beurteilung des Therapieerfolgs durch Patient und Arzt; Signifikanzberechnung: χ^2-Test

	Tag 3			Tag 8	
	Sehr gut/gut	Unbefriedigend/ schlecht		Sehr gut/gut	Unbefriedigend/ schlecht
Patient					
ScH CBS 5926	95,1%	4,9%	p = 0,013	97,4%	2,6%
Plazebo	76,1%	23,9%		88,4%	11,6%
Arzt					
ScH CBS 5926	88,4%	11,6%		97,5%	2,5%
Plazebo	78,8%	21,2%		88,6%	11,4%

Zusammenfassung

Obwohl es sich bei der akuten Erwachsenendiarrhö um eine Erkrankung mit hoher und rascher Selbstheilungstendenz handelt, konnte in der vorliegenden randomisierten Doppelblindstudie erstmals eine signifikante Überlegenheit von ScH CBS 5926 gegenüber Plazebo nachgewiesen werden, und zwar für die Stuhlfrequenz (zwischen Tag 1 und Tag 3), für den Score zur Stuhlintensität (zwischen Tag 1 und Tag 3), für den Anteil der flüssigen Stühle (zwischen Tag 1 und Tag 8), für das Begleitsymptom Übelkeit (zwischen Tag 1 und Tag 3, sowie zwischen Tag 1 und Tag 8) sowie für den Therapieerfolg im Patientenurteil (am Tag 3) – dies bei sehr guter Verträglichkeit.

Literatur

1. Alestig K, Trollfors B, Stenqvist K (1979) Acute non-Specific diarrhoea-studies on the use of charcoal, koalin-pectin and Diphenoxylate. Practitioner 222:859–862
2. Bergström T, Alestig K, Trollfors B (1986) Symptomatic treatment of acute infectious diarrhoea: Loperamide versus placebo in a doubleblind trial. J Infect 12:35–38

Diskussion

Prof. Dr. Kist:

Welche Erreger wurden bei den insgesamt ungefähr 90 Patienten, die einbezogen waren, nachgewiesen?

Dr. Höchter:

Wir haben nur 3 positive Stühle gefunden, einmal eine Salmonellose und zweimal Rotaviren. Allerdings wurden die Stuhluntersuchungen, aufgrund der geringen positiven Befunde, nur bei einem Teil der Patienten durchgeführt.

Prof. Dr. Kist:

Bei wieviel Erkrankten?

Dr. Höchter:

Etwa der Hälfte, bei 45 Erkrankten. Drei positive Stühle entsprechen weniger als 10%.

Prof. Dr. Kist:

Rotaviren bei Erwachsenen, habe ich das recht verstanden?

Dr Höchter:

Ja. Die Auswertung erfolgte durch Prof. Ruckdeschel im Klinikum Großhadern.

Prof. Dr. Kist:

Was wurde als Plazebo verwendet? Das ist ja auch immer wichtig.

Dr. Hagenhoff:

Die Inhaltsstoffe des Verums waren Saccharose und Lactose ohne die wirksamen Bestandteile, die Hefezellen.

Prof. Dr. Kist:

Wie war die Alters- und Geschlechtsverteilung bei der Plazebo- und der Verum-Gruppe? Waren bei der Plazebo-Gruppe mehr Männer?

Dr. Höchter:

Beide Gruppen waren vergleichbar und ähnlich. Das Durchschnittsalter lag bei 38, und es waren 41 Männer und 51 Frauen.

Prof. Dr. Kist:

Wieviel mal gab es bei den Patienten Fieber?

Dr. Höchter:

Fieber bestand eingangs bei etwa 20% und es hatte sich auf 1–2% am Schluß der Behandlung reduziert.

Dr. Böckeler:

Haben Sie mit Perenterol auch Obstipationen behandeln können?

Dr. Höchter:

Nein, in dieser Studie wurden nur Patienten mit Diarrhö behandelt.

Redner:

Sie sagten in der Einleitung, daß über 60% Ihrer Patienten innerhalb der ersten zwei Tage ihrer Diarrhö in die Studie genommen werden konnten. – Haben Sie die Daten dieser Patienten gesondert aufgeschlüsselt?

Dr. Höchter:

Das haben wir gemacht. Es war interessant zu sehen, daß sowohl bei der Stuhlfrequenzanalyse als auch bei der Score-Analyse die Ergebnisse gleichsinnig und etwas deutlicher lagen als bei der Auswertung der Gesamtpatientenzahl. Wir vermuten, daß offensichtlich Perenterol eher wirksam ist, wenn die Krankheit noch akuter oder in der Anfangsphase steckt.

Wirksamkeit von Saccharomyces cerevisiae Hansen CBS 5926 in der Prophylaxe der Reisediarrhö: Ergebnisse einer Doppelblindstudie

H. Kollaritsch

Einleitung

Gastrointestinale Erkrankungen sind nachgewiesenermaßen die häufigsten Gesundheitsstörungen bei Kurzaufenthalten in Ländern mit tropischem Klima [6]. Während ihres Urlaubsaufenthalts leiden 25–50 % der Reisenden an einer Durchfallerkrankung, weshalb die Suche nach effektiven und nebenwirkungsarmen Mitteln zur Prophylaxe der Reisediarrhö ein vordringliches Forschungsvorhaben in der Touristikmedizin darstellt. Antibiotisch wirksame Substanzen haben sich als wirksam erwiesen, sie werden aber heute nur zurückhaltend eingesetzt, da einerseits Nebenwirkungen und andererseits die Induktion von Resistenzen ihre Anwendbarkeit in breitem Maß einschränken [10]. Es wurde auch eine Reihe von nichtantibiotisch wirksamen Substanzen sowie enteralen Vakzinen (oral verabreichte, abgetötete Mikroorganismen) in ihrer Wirksamkeit zur Prophylaxe der Reisediarrhö überprüft, bisher konnte aber nur für Wismuthsubsalicylat eine signifikante Reduktion der Häufigkeit der Reisediarrhö gezeigt werden [3]. Die Unwirksamkeit der prophylaktisch angewandten Substanzen könnte auf die Heterogenität der Ätiologie der Reisediarrhö zurückzuführen sein: Während bei einigen Patienten über eine Infektion mit nur einem bestimmten pathogenen Mikroorganismus berichtet wurde, lag bei etwa 30 % der Erkrankten eine Mischinfektion vor, und bei durchschnittlich 40 % der Erkrankten läßt sich überhaupt kein pathogenes Agens isolieren [12]. Dennoch wird heute übereinstimmend angenommen, daß enterotoxigene Escherichia coli (ETEC) überwiegend als Ursache der Diarrhö anzusehen sind [4].

Ziel dieser Untersuchung war es, in einer doppelblinden, randomisierten und plazebokontrollierten Untersuchung die Wirksamkeit und Verträglichkeit von Saccharomyces cerevisiae Hansen CBS 5926 (Perenterol®) als Prophylaktikum der Reisediarrhö zu überprüfen.

Patienten und Methodik

Freiwillige, gesunde Versuchspersonen, die anläßlich einer Auslandsreise in den tropischen oder subtropischen Raum die Ambulanz des Instituts für spezifische Prophylaxe und Tropenmedizin der Universität Wien zur Beratung aufsuchten, nahmen an dieser doppelblinden, randomisierten und plazebokontrollierten Studie teil. Sie wurden entsprechend der Empfehlung der WHO mit allen erforderlichen vorbeugenden Maßnahmen für das jeweilige Reiseland versehen. Es wurden nur Versuchspersonen in die Studie aufgenommen, von denen bekannt war, daß keine chronischen oder akuten (d. h. während der letzten 3 Wochen vor Studienbeginn) gastrointestinalen Erkrankungen vorlagen. Alle Teilnehmer wurden über die Art der Studie detailliert informiert.

Die Studienteilnehmer wurden angewiesen, entsprechend der Randomisierung 250 mg (2 Kapseln à 125 mg) Saccharomyces cerevisiae Hansen CBS 5926 (ScH CBS 5926), 500 mg (2 Kapseln à 250 mg) oder 2 Plazebokapseln morgens vor dem Frühstück mit Wasser oder nichtalkoholischer Flüssigkeit einzunehmen. Die Medikation wurde 5 Tage vor Reiseantritt begonnen und während der gesamten Reise – auch falls eine Diarrhö auftrat – fortgeführt.

Zusammen mit dem Testpräparat erhielten die Reisenden einen entsprechend numerierten Fragebogen, der ausführlich erläutert wurde und dessen Anwendung sich bereits in früheren Studien bewährt hat [6]. Angaben zu folgenden Parametern wurden gefordert: Alter, Geschlecht, Körpergewicht, Reiseanamnese, Reiseland, Dauer des Aufenthalts, Art der Unterbringung (4 Wahlmöglichkeiten), Urlaubsgestaltung (5 Wahlmöglichkeiten), Nahrungsmittelhygiene (Einhaltung einfacher diätetischer Empfehlungen). Darüber hinaus wurden im Falle des Auftretens eines Durchfalls weiter detaillierte Angaben gefordert: Beginn der Erkrankung, Dauer der Diarrhö in Tagen, mittlere Stuhlfrequenz pro Tag während der akuten Erkrankung, Beschaffenheit der Stühle (wäßrig, schleimig, blutig), Begleitbeschwerden wie Leibschmerzen, Übelkeit, Erbrechen, Fieber (Dauer und Maximaltemperatur) sowie Dauer der Begleiterscheinungen allgemein. Angaben über die korrekte Einnahme des Medikaments, auch während der Durchfallepisode, wurden ebenfalls gefordert.

In die statistische Auswertung konnten 1231 von 3000 (41 %) der ausgehändigten Fragebögen einbezogen werden. Patienten, die die Protokollbögen nicht vollständig ausgefüllt hatten, oder die Medikation nachlässig genommen hatten oder zur Durchfalltherapie weitere Medikamente eingesetzt hatten, wurden von der Auswertung ausgeschlossen. Die Daten der Fragebögen wurden auf einem Personalcomputer (NCR 816) mittels dBase (Ashton Tate) erfaßt. Die statistische Auswertung erfolgte mittels χ^2-Tests, ein entsprechendes Programm wurde nach Lienert ausgearbeitet.

Ergebnisse und Diskussion

Die demographischen Daten der Versuchspersonen (n = 1231) sind in Tabelle 1 zusammengefaßt. Die Zahlen weisen auf Homogenität der Patientenkollektive in den einzelnen Gruppen hin.

Tabelle 1. Demographische Daten (n = 1231)

Parameter	Plazebo	Gruppe I (250 mg ScH CBS 5926)	Gruppe II (500 mg ScH CBS 5926)
Personen	406	426	399
Männlich	196	208	211
Weiblich	210	218	188
Alter (Jahre) x̄ ±	43,2 ± 14,8	42,4 ± 14,6	41,5 ± 13,2
Körpergewicht x̄	70,2 ± 13,7	69,8 ± 14,2	70,0 ± 14,3
Dauer des Aufenthalts (Tage) x̄ ± SD	19,2 ± 10,1	18,1 ± 8,6	18,6 ± 9,4
Erstreise nach Übersee	159	164	153
Wiederholte Reisen	247	262	246

Innerhalb der Plazebogruppe berichteten 173 von 406 Patienten (42,6 %) über eine Reisediarrhö; in Gruppe 1 (250 mg ScH CBS 5926) 143 Patienten von 426 Patienten (33,6 %) und in Gruppe 2 127 von 399 Patienten (31,8 %). Die Durchfallinzidenz im Vergleich zu Plazebo war signifikant verringert (Tabelle 2). Die ausgeprägtere Effektivität in Gruppe 2 deutet auf eine Dosisabhängigkeit hin, die sich jedoch statistisch nicht absichern ließ. In den Tabelle 3a–c ist die Regionalwirksamkeit der Saccharomycesprophylaxe dargestellt. Das Risiko an einer Reisediarrhö zu erkranken, schwankt beträchtlich mit dem gewählten Reiseziel, ein Phänomen, das seit langem bekannt ist [6, 9]. In der Plazebogruppe lag die Inzidenz der Reisediarrhö zwischen 31,3 % (Mittelamerika) und 66,6 % (Mittlerer Osten).

Bei Betrachtung der regionalen Wirksamkeit von Saccharomyces cerevisiae lassen sich Regionen mit sehr guter (mehr als 40 %, Tabelle 3a),

Tabelle 2. Prophylaktische Wirksamkeit von Saccharomyces cerevisiae Hansen CBS 5926

Gruppe (Gruppe I = 250 mg Gruppe II = 500 mg)	Reisediarrhö Ja	Nein	Häufigkeit	Reduktion (bezogen auf Plazebo)
Plazebo (n = 406)	173	233	42,6 %	–
Gruppe I (n = 426)	143	283	33,6 %	21,2 % ($p < 0,007$)
Gruppe II (n = 399)	127	272	31,8 %	25,4 % ($p < 0,002$)

durchschnittlicher (etwa 25 %, Tabelle 3b) und fehlender (Tabelle 3c) Reduktion der Inzidenz finden.

Unter der prophylaktischen Medikation mit 500 mg ScH CBS 5926 betrug die ausgeprägteste Reduktion des Erkrankungsrisikos 58 % in Nordafrika, 59 % in Westafrika und 40 % auf den Inseln des Mittleren Ostens (Ceylon,

Tabelle 3a. Reisediarrhöinzidenz in Ländern mit sehr guter Reduktion des Erkrankungsrisikos durch Saccharomyces cerevisiae Hansen CBS 5926

Region	Gruppe			Reisediarrhö		
	Gruppe I = 250 mg Gruppe II = 500 mg	Ja	Nein	Häufigkeit	Reduktion (bezogen auf Plazebo)	Signifikant (bezogen auf Gesamtreduktion in Gruppe II)
Nordafrika	Plazebo	33	32	50,7 %	–	
(n = 208)	Gruppe I	22	51	30,1 %	41 % ($p<0{,}01$)	
	Gruppe II	15	55	21,4 %	58 % ($p<0{,}01$)	$p<0{,}0025$
Westafrika	Plazebo	10	9	52,6 %	–	
(n = 51)	Gruppe I	6	12	33,3 %	37 %	
	Gruppe II	3	11	21,4 %	59 %	$p<0{,}01$
Mittlerer Osten	Plazebo	18	27	40,0 %	–	
(Inseln)	Gruppe I	13	32	28,9 %	28 % ($p<0{,}1$)	
(n = 123)	Gruppe II	8	25	24,2 %	40 % ($p<0{,}05$)	$p<0{,}05$

Tabelle 3b. Reisediarrhöinzidenz in Ländern mit durchschnittlicher Reduktion des Erkrankungsrisikos durch Saccharomyces cerevisiae Hansen CBS 5926

Region	Gruppe			Reisediarrhö		
	Gruppe I = 250 mg Gruppe II = 500 mg	Ja	Nein	Häufigkeit	Reduktion (bezogen auf Plazebo)	Signifikant (bezogen auf Gesamtreduktion in Gruppe II)
Ostafrika	Plazebo	34	36	48,6 %	–	
(n = 251)	Gruppe I	35	63	35,7 %	27 % ($p<0{,}05$)	
	Gruppe II	30	53	36,1 %	26 % ($p<0{,}1$)	n.s.
Südamerika	Plazebo	19	19	50,0 %	–	
(n = 97)	Gruppe I	8	16	33,3 %	33 %	
	Gruppe II	13	22	37,1 %	26 %	n.s.
Weltreisen	Plazebo	6	6	50,0 %	–	
(n = 34)	Gruppe I	3	9	25,0 %	50 % ($p<0{,}1$)	
	Gruppe II	4	6	40,0 %	20 %	n.s.

Tabelle 3c. Reisediarrhöinzidenz in Ländern mit nicht beeinflußter Reduktion des Erkrankungsrisikos durch Saccharomyces cerevisiae Hansen CBS 5926

Region	Gruppe Gruppe I = 250 mg Gruppe II = 500 mg	Reisediarrhö Ja	Nein	Häufigkeit	Reduktion (bezogen auf Plazebo)	Signifikant (bezogen auf Gesamtreduktion in Gruppe II)
Mittlerer	Plazebo	14	7	66,6%*	–	
Osten	Gruppe I	22	10	68,6%	0	
(n = 85)	Gruppe II	21	11	65,6%	0	n.s.
Ferner	Plazebo	27	59	31,4%**	–	
Osten	Gruppe I	18	54	25,9%	20%	
(n = 228)	Gruppe II	21	49	30,0%	5%	n.s.
Mittel-	Plazebo	10	22	31,3%	–	
amerika	Gruppe I	7	11	38,9%	0	
(n = 76)	Gruppe II	8	18	30,7%	0	n.s.

* Erkrankungsrisiko signifikant höher ($p < 0{,}05$) als die Gesamthäufigkeit in der Plazebogruppe
** Erkrankungsrisiko signifikant niedriger ($p < 0{,}05$) als die Gesamthäufigkeit in der Plazebogruppe

Mauritius, Seychellen, Malediven); diese Reduktionsraten waren im Vergleich zur Gesamtreduktionsrate in Gruppe 2 (25,4 %, s. Tabelle 2) signifikant höher ($p < 0{,}025$, $p < 0{,}01$, $p < 0{,}05$). In den Ländern Ostafrikas, in Südamerika und bei Weltreisenden fanden sich durchschnittliche Reduktionsraten, die ungefähr bei einer Größenordnung einer Gesamtreduktionsrate in Gruppe 2 lagen. Interessanterweise ließ sich aber keine Reduktion der Reisediarrhöinzidenz in den Ländern des Mittleren Ostens, des Fernen Ostens und in Mittelamerika erheben (s. Tabelle 3c).

Es konnte ausgeschlossen werden, daß die Reisenden in den einzelnen Regionen Unterschiede hinsichtlich ihrer demographischen Daten aufweisen. Zusätzlich fanden sich auch keine Unterschiede in der Unterbringung, dem Reisestil und der Nahrungsmittelhygiene in den einzelnen Kollektiven (detaillierte Resultate nicht dargestellt).

Hinsichtlich der klinischen Symptomatik der Reisediarrhö ist anzumerken, daß die Symptomatik der Durchfallepisoden in der Plazebogruppe und in den beiden Verumgruppen im Falle nicht verhütbarer Durchfälle nicht differierten. In der Mehrzahl der Fälle begann die Erkrankung am Ende der 1. Aufenthaltswoche, die durchschnittliche Dauer der Episode lag zwischen 3 und 4 Tagen. Mehr als die Hälfte der Patienten berichtete über weniger als 4 Stühle pro Tag, wobei über 85 % unter wäßriger Diarrhö litten, lediglich bei etwa 15 % der Patienten traten Schleimbeimengungen zum Stuhl auf. In keinem Falle wurden blutige Stühle beobachtet. Bei den Begleitsymptomen wurden bei fast 60 % aller Fälle Bauchschmerzen, bei ca. 20 % Übelkeit und bei ca. 10 % Erbrechen angegeben. Fieber trat bei etwa 10 % der Fälle für weniger als 2 Tage auf mit einer durchschnittlichen Maximaltemperatur von über 38 °C. Die Dauer der Begleitsymptome lag ebenfalls bei etwa 3 Tagen, die durchschnittliche Fieberdauer bei 1,6 Tagen (Detailresultate nicht dargestellt).

Die Verträglichkeit von ScH CBS 5926 war ausgezeichnet. Insgesamt 9 Reisende gaben milde Nebenwirkungen zu Protokoll. Davon waren 3 Personen in der Plazebogruppe und jeweils 3 in den beiden Verumgruppen. Alle Personen gaben leichte Blähungen sowie Verminderung der Konsistenz des Stuhls an. In keinem Fall war ein Absetzen der Medikation erforderlich. 9 Studienteilnehmer stellten eine Verbesserung akneiformer Hautläsionen fest.

Für ScH CBS 5926 konnte in mehreren Studien die Wirksamkeit bei der Behandlung verschiedener Formen der Diarrhö gezeigt werden, so bei unspezifischer Diarrhö bei älteren Patienten, bei Diarrhö in Zusammenhang mit Colitis ulcerosa, antibiotikainduzierten Durchfällen sowie bei Diarrhöen unter kontinuierlicher künstlicher enteraler Ernährung [13]. Darüber hinaus wurde ScH CBS 5926 auch zur Behandlung der Akne vulgaris eingesetzt und erste vielversprechende Resultate wurden publiziert [2].

Der Wirkungsmechanismus von ScH CBS 5926 ist noch nicht vollständig aufgeklärt. Da nach Einnahme einer Einzeldosis von revitalisierbaren Keimen für einen Zeitraum von 6–10 Tagen viable ScH CBS 5926 im Stuhl nachgewiesen werden können, kann von einer selbstlimitierten Kolonisation ausgegangen werden [2]. Außerdem produziert ScH CBS 5926 sowohl in vitro als auch in vivo alle B-Vitamine, etwa 20 Aminosäuren, 30 verschiedene Enzyme und einige Sterine [2]. Darüber hinaus wurde in vitro eine Wachstumshemmung verschiedener enteropathogener Baktieren in Mischkulturen mit ScH CBS 5926 verifiziert [1]. Ferner wurde berichtet, daß der Keim die Anheftung pathogener Mikroorganismen an Enterozyten hemmen kann [11]. Des weiteren wurden mögliche Interaktionen von ScH CBS 5926 und körpereigenen Abwehrmechanismen beschrieben; Aktivierung des Komplements via „alternative pathway“, Stimulation der phagozytotischen Aktivierung und des „respiratory burst“ phagozytotischer Zellen sowie ein Anstieg des Lysozymspiegels [7, 8, 13]. Diese Beobachtungen können zum Verständnis der in dieser Studie beobachteten prophylaktischen Wirksamkeit beitragen, da diese Mechanismen möglicherweise synergistisch bei der Abwehr enteropathogener Keime wirken.

Überraschenderweise differierte die Reduktion des Erkrankungsrisikos durch ScH CBS 5926 in den jeweiligen Reiseländern außerordentlich stark. Vergleicht man diese Daten mit einer Studie zur prophylaktischen Wirksamkeit von Wismuth-Subsalicylat (BSS), in der die Reduktionsrate nach oraler Gabe bei etwa 40 % lag, so zeigt sich, daß in dieser Studie keine regionalen Unterschiede auftraten [3]. Die Ergebnisse unserer Studie lassen eine selektive Wirksamkeit von ScH CBS 5926 vermuten. Da aber der Wirkungsmechanismus von ScH CBS 5926 noch nicht vollständig bekannt ist, kann diese evtl. Selektivität nur schwer begründet werden. Aufgrund von Studien zur

Mikrobiologie der Reisediarrhö können regionsspezifische Unterschiede in der Ätiologie angenommen werden. Neuere Studien aus Thailand [4, 5] zeigten, daß enteritische Salmonellen, Shigella Spp., Campylobacter Spp., Aeromonas hydrophila und Plesiomonas shigelloides in dieser Region überwiegende Auslöser der Diarrhö sind, während ETEC eine untergeordnete Rolle spielen und nur bei etwa 30 % isoliert wurden. In einer Arbeit von Steffen [9] wurde vermutet, daß die auslösenden Faktoren der Reisediarrhö eng mit der geographischen Region in Zusammenhang stehen. Darüber hinaus muß natürlich in Betracht gezogen werden, daß in vielen Fällen der Reisediarrhö mehr als ein potentiell enteropathogener Keim aus dem Stuhl isoliert werden konnte [12]. Andererseits konnte selbst bei experimentell mit größter Sorgfalt durchgeführten Untersuchungen in 20–50 % der Reisediarrhöepisoden kein Rückschluß auf deren Ätiologie gefunden werden [12].

Die Tatsache, daß Diarrhöen, die trotz Prophylaxe aufgetreten waren, exakt den gleichen klinischen Verlauf zeigten wie die Reisedurchfälle in der Plazebogruppe, mag als weiteres Indiz dafür gelten, daß die Prophylaxe mit ScH CBS 5926 einem Alles-oder-nichts-Prinzip folgt.

Obwohl sich ein dosisabhängiger Effekt in unserer Studie statistisch nicht absichern ließ (s. Tabelle 2), liegt die Vermutung nahe, daß eine Dosis-Wirkungs-Beziehung im Fall der Prophylaxe mit ScH CBS 5926 besteht. Da die Medikation praktisch nebenwirkungsfrei ist und auch bei höherer Dosierung keine unerwünschten Nebeneffekte zu erwarten sind, sollte die protektive Kapazität der Präparation mit einer wesentlich höheren Dosierung nochmals überprüft werden. Entsprechende Untersuchungen sind im Gange.

Zusammenfassung

In dieser doppelblinden, randomisierten und plazebokontrollierten Studie wurde die Wirksamkeit von Saccharomyces cerevisiae Hansen CBS 5926 (ScH CBS 5926) als Prophylaktikum der Reisediarrhö geprüft. 1231 österreichische Reisende erhielten entweder Plazebo (n = 406) oder 250 mg ScH CBS 5926 (n = 426) oder 500 mg ScH CBS 5926 (n = 399) pro Tag. Die Einnahme wurde 5 Tage vor Reiseantritt begonnen und während des gesamten Aufenthalts in einem tropischen oder subtropischen Land fortgeführt. Die Häufigkeitsrate der Diarrhö lag in der Plazebogruppe bei 42,6 % und wurde in der Gruppe 1 (250 mg ScH CBS 5926 pro Tag) auf 33,6 % und in der Gruppe 2 (500 mg ScH CBS 5926 pro Tag) auf 31,8 % reduziert. Diese Reduktion durch ScH CBS 5926 im Vergleich zu Plazebo ist statistisch signifikant ($p < 0,007$ und $p < 0,002$). Eine Dosisabhängigkeit der Wirksamkeit deutet sich an, ist aber statistisch nicht signifikant.

Bei Bestimmung des Erkrankungsrisikos in verschiedenen geographischen Regionen steigt die Reduktion durch ScH CBS 5926 auf 58 % in Nordafrika, 59 % in Westafrika und 40 % auf den Inseln des Mittleren Ostens an

($p < 0{,}0025$; $p < 0{,}01$ und $p < 0{,}05$ im Vergleich zur Gesamtreduktionsrate). Da unterschiedliche Reduktionen in den verschiedenen Regionen auftraten, wird eine selektive Wirksamkeit vermutet. ScH CBS 5926 ist problemlos anwendbar und ausgezeichnet verträglich.

Literatur

1. Brugier S, Patte F (1975) Antagonisme in vitro entre L'ultralevure et different germs bacteriens. Med Paris 45:3
2. Cotte J (1976) Expertise biologique concernant l'activité saccarisique de Saccharomyces boulardii 17 lyophilisé. Verdict
3. Du Pont HL, Sullivan P, Evans EG, Pickering LK, Evans DJ, Vallet JJ, Ericsson CD, Ackermann PB, Tijoa WS (1980) Prevention of traveller's diarrhea (emporiatric enteritis). Prophylactic administration of Subsalicylate Bismuth. J Am Med Assoc 243:237
4. Echeverria P, Blacklow NR, Sanford LB, Cukor GG (1981) Traveller's diarrhea among American peace corps volunteers in rural Thailand. J Inf Dis 143:767
5. Echeverria P, Seriwatana J, Taylor DN, Yanggratoke S, Tirapat CA (1985) Comparitive study of enterotoxigenic E. coli, Shigella, Aeromonas and Vibrio as etiologics of diarrhea in Northwestern Thailand. Am J Trop Med Hyg 34:547
6. Kollaritsch H (1989) Traveller's diarrhea among Austrian tourists: I. Epidemiology. Eur J Epidemiol 5:81
7. Petzoldt K, Müller E (1986) Animal experimental and cell biological studies on the effect of Saccharomyces cerevisiae Hansen CBS 5926 on the unspecific enhancement of the resistance to infection. Drug Res 36 (II):1085
8. Riggi SI, Di Luzio NR (1961) Identification of a reticuloendothelial stimulating agent in Zymosan. Am J Physiol 200:297–300
9. Steffen R (1984) Reisemedizin. Epidemiologie der Gesundheitsstörungen bei Interkontinentalreisen und präventivmedizinische Konsequenzen. Springer, Berlin Heidelberg New York Tokyo, S 37
10. Steffen R (1986) Anerkannte Prinzipien zur Prophylaxe und Therapie der Reisediarrhö. Schweiz Med Wochenschr 116:670
11. Stickl HA (1986) Die Immunität des Darmes. In: Weizel A (Hrsg) Durchfallerkrankungen. Klinik Diagnostik Therapie. Perimed, Erlangen
12. Taylor DN, Echeverria P, Blaser MI, Piarangsi C, Blacklow N, Cross I (1985) Polymicrobial aetiology of traveller's diarrhea. Lancet I:381
13. Toothaker RD, Elmer GW (1984) Prevention of Clindamycin-induced mortality in hamsters by Saccharomyces boulardii. Antimicrob Agents Chemother 26:552

Diskussion

Prof. Dr. Seifert:

Herzlichen Dank Herr Kollaritsch. Das war ein eindrucksvolles Referat mit großen Zahlen, eine kontrollierte Studie, wie sie selten vorgelegt wird, und ich glaube, sie hat außerdem viele Fragen offengelassen, die jetzt diskutiert werden sollen. Ein Punkt ist sicherlich, warum Perenterol in Nordafrika besonders wirksam war und nicht in Nepal und Indien?

Dr. Kollaritsch:

Das größte Problem ist, daß wir völlig allein dastehen mit einer solchen Untersuchung hinsichtlich der unterschiedlichen spezifischen Wirksamkeit in verschiedenen Regionen. Es hätte mich sehr interessiert, ob sich z. B. bei Wismut-Subsalizylat Ähnliches feststellen läßt. Leider gibt es gerade mit dieser Präparation keine Studie, die in verschiedenen Regionen durchgeführt wurde. Daher kann man hier überhaupt keinen Vergleich ziehen. Also das ist etwas, was wir zur Kenntnis nehmen müssen.

Prof. Dr. Seifert:

Aber das hat sicher was mit den Keimen zu tun, also mit dem Auslösemoment. Hätte das in diesem Zusammenhang, wenn es nicht so schwierig wäre bei diesen Reisenden, mit untersucht werden können?

Dr. Kollaritsch:

Ich habe im Gespräch im Laufe dieser Tage eine sehr interessante Anmerkung bekommen, vielleicht ist sie nachvollziehbar im Rahmen einer der nächsten Studien. Es wäre durchaus interessant, die Reisediarrhö-Patienten vor und nach dem Aufenthalt hinsichtlich Antikörper z. B. gegen E.coli zu untersuchen. Vielleicht könnte man dadurch einen Rückschluß bekommen.

Frage:

Ich habe zu Ihrer Prophylaxe eine Frage. Welche Empfehlungen geben Sie selbst, Antibiotika-Prophylaxe wird ja bei uns in Deutschland völlig abgelehnt.

Dr. Kollaritsch:

Es ist so, daß wir in Österreich in der mißlichen Lage sind, nicht einmal das Perenterol im Handel zu haben, d.h., nicht einmal das kann ich empfehlen. Wir können den Reisenden als Prophylaxeempfehlung eigentlich nur mitgeben, daß sie grobe Diätfehler vermeiden sollen und im Falle des Auftretens einer Erkrankung eine systematische Therapie versuchen sollen. Bei Hochrisikopatienten machen wir manchmal eine antibiotische Prophylaxe, auch bei Reisenden die schon in Österreich unter Durchfallerkrankung leiden, die vielleicht eine gastroenterologische Vorerkrankung haben und die aufgrund ihrer früheren Reise wissen, daß sie sonst schwer erkranken. Das machen wir meistens mit Trimethoprim, weil es vom toxikologischen Standpunkt her am ehesten vertretbar und recht gut wirksam ist.

Redner:

Sie haben auch antibiotika induzierte Nebenwirkungen zu berücksichtigen.

Dr. Kollaritsch:

Beim Trimethoprim sind wir in der glücklichen Lage, keine wirklich schweren Nebenwirkungen zu beobachten. Das Problem ist Tetracyclin, das sicher gut wirksam, aber bezüglich der Toxizität problematisch ist.

Frage:

Patienten, die eine chronische Darmentzündung haben – Crohn oder Colitis ulcerosa – wie sollte man diese schützen? Gibt es spezielle Gesichtspunkte?

Dr. Kollaritsch:

Eigentlich nicht. Mir ist keine Untersuchung bekannt, die sich im speziellen mit derartigen Patienten unter tropischen Bedingungen auseinandergesetzt hat. Zu den Hochrisikopatienten rechnen wir natürlich auch die mit einem Morbus Crohn und einer Colitis ulcerosa, wobei hier schon die Frage der Tropentauglichkeit primär zu stellen ist. In solchen Fällen geben wir eben ganz gerne Trimethoprim allein als antibiotische Prophylaxe.

Frau Dr. Menzel:

Nach der Rückkehr dieser Patienten – wie ist die Relation von Saccharomyces im Stuhl zur Anzahl pathogener Keime?

Dr. Kollaritsch:

Das haben wir in diesen Untersuchungen nicht betrachtet, weil wir die Patienten an und für sich nach der Reise nicht mehr sehen, wir bekommen nur die Protokollbögen zugeschickt. Es ist allerdings bekannt, daß von einer selbstlimitierenden Kolonisation ausgegangen werden kann. Nur bis etwa 6 Tage nach der letzten Saccharomyces-Einnahme lassen sich noch viable Hefezellen aus dem Stuhl isolieren.

Frau Dr. Menzel:

Es ist leicht denkbar, daß zwischen den verschiedenen Keimen Interaktionen stattfinden.

Dr. Kollaritsch:

Das ist durchaus denkbar, es wäre anzustreben, daß man eine solche Prophylaxestudie mit einer mikrobiologischen Studie koppelt. Das Problem ist, daß wir vor Ort untersuchen müssen und damit wieder kollektiv spezifische Selektionen vornehmen müssen, d. h. wir können das nur an einem Ort machen und müssen dann die Touristen sofort mikrobiologisch anschauen. Alle Studien zur Ätiologie haben noch ein weiteres Problem. Bei 30–50% der Durchfälle wird der auslösende Erreger nicht gefunden und bei einem weiteren Drittel ist mehr als ein potenziell enteropathogener Keim beteiligt.

Prof. Dr. Ottenjann:

Sehen Sie eine Kontraindikation, bei Patienten mit M. Crohn oder Colitis ulcerosa Saccharomyces zu geben? Ich denke daran, daß die Durchdringung der Darmwand bei M. Crohn in weit größeren Maßen gegeben ist als bei einer intakten Schleimhaut.

Dr. Kollaritsch:

Da eigentlich systemische Nebenwirkungen von Saccharomyces – zumindest unter Normalbedingungen – nicht bekannt sind, sehe ich keine Kontraindikation. In einer Diskussion wurde mir gesagt, daß es bei Immunsupprimierten denkbar ist, daß es bei massivem Saccharomyces-Befall zu einer Invasion kommen könnte. Ich halte das für sehr spekulativ.

Frage:

Darf ich nochmal auf die Dosis zurückkommen? Sie haben 2 verschiedene Gruppen gehabt, eine die 250 mg und eine die 500 mg (ScH CBS 5926) erhielt. Soweit ich die Daten gesehen habe, gab es keinen großen Unterschied zwischen den beiden Gruppen.

Dr. Kollaritsch:

Das ist richtig. Toxokologisch ist es durchaus vertretbar, die Dosis zu verdreifachen, dann wäre ein dosisabhängiger Effekt durchaus nachweisbar.

Frage:

Aber wenn die wirksame Dosis bei 250 liegt und die höhere Dosis nicht signifikant wirksamer ist, dann würde ich lieber die niedrigere Dosis nehmen, wenn sie auch schon ausreicht.

Dr. Kollaritsch:

Wie gesagt, wir wollen es jetzt einmal versuchen mit einer höheren Dosis. Ansonsten wird man bei 250 mg als optimale Dosis wahrscheinlich bleiben. Wir haben nicht vorher gewußt, welche Dosis man überhaupt zur Prophylaxe einsetzen sollte, d. h. das Ganze war gleichzeitig eine Dosisfindungsstudie.

Frage:

Haben Sie irgendwelche Hinweise dafür bekommen, daß die Reisenden durch die Medikation leichtfertiger geworden sind?.

Dr. Kollaritsch:

Nein, wir haben keinen Grund, das anzunehmen. Es ist natürlich denkbar, daß einige aufgrund der Tatsache, daß sie eine Prophylaxe bekommen, risikofreudiger geworden sind. Aber ich habe am Anfang erwähnt und ich glaube, das ist ganz wichtig, daß sich die Nahrungsmittelhygiene zwar epidemiologisch als signifikant absichern läßt, aber daß sie de facto keine so große Rolle spielt, wie immer behauptet wird. Bei den banalen Regeln, die praktikabel sind für den durchschnittlichen Touristen – Leitungswasser, Eiswürfel, Salate, ungeschältes Obst, rohen Fisch, rohes Fleisch zu meiden – läßt sich eine Risikoreduktion um bestenfalls 15% erzielen. Wir haben dieses erhärtet an über 4000 Patienten, d. h. die Nahrungsmittelhygiene spielt nicht eine so große Rolle, wie immer angenommen wird.

Dr. Hagenhoff:

Wie erklären Sie, daß die Reisediarrhö fast immer am 6. oder 7. Tag auftritt?

Dr. Kollaritsch:

Das ist ein weiteres Mysterium. Nach der Inkubationszeit für die meisten enteropathogenen Keime ist zu erwarten, daß die meisten Durchfallserkrankungen bereits um den dritten bis vierten Tag auftreten. Es scheint aber so zu sein – und da gibt es ein sehr schönes Berechnungsmodell eines Amerikaners – daß eine individuelle kumulative Dosis oft verschiedener enteropathogener Keime erreicht werden muß, bis es zur tatsächlichen Auslösung der Diarrhoe kommt. Ich könnte mir vorstellen, daß das damit im Zusammenhang zu sehen ist, daß es einfach eine gewisse Zeit braucht, bis der Schwellenwert überschritten worden ist, und es zu einer Diarrhö kommt. Interessant ist aber, daß sich eben das Erreichen dieses Schwellenwertes durch die Saccharomyces-Prophylaxe nicht hinausschieben läßt. Das hätte ich mir eigentlich erwartet und erhofft.

Reaktion der Dünndarmmukosa auf orale Verabreichung von Saccharomyces boulardii: klinische und experimentelle Ergebnisse

J.-P. Buts, P. Bernasconi

Lyophilisierte Zubereitungen der Hefe Saccharomyces boulardii (S.b.; Ultra-Levure) werden in europäischen und lateinamerikanischen Ländern v. a. als orales Begleittherapeutikum zur oralen Behandlung mit Breitbandantibiotika sowie zur Behandlung der akuten Gastroenteritis bei Kindern eingesetzt.

In verschiedenen im Klinikbereich durchgeführten kontrollierten klinischen Prüfungen [1–3] wurden sowohl beim Erwachsenen als auch beim Kind die antidiarrhöische Wirksamkeit und völlige Unschädlichkeit von S.b. in Dosierungen zwischen 500 und 2000 mg/24 h nachgewiesen.

Als orales Prophylaktikum verringert S.b.-Lyophilisat signifikant das Auftreten von Komplikationen auf der Basis einer gestörten Darmflora, wie z. B. eine beim Hamster [4] und bei der gnotobiotischen Maus [5] experimentell hervorgerufene pseudomembranöse Kolitis und die Besiedlung des Verdauungstrakts mit enterotoxinproduzierenden pathogenen Keimen [6]. Bis heute ist die physiologische Bedeutung der Hefe für die Darmmukosa des Menschen oder der Säugetiere noch weitgehend unbekannt. Unerforscht ist auch die Frage, welche physiologischen Abläufe der immunstimulierenden Wirkung der Hefe im Verdauungstrakt zugrunde liegen. Vor dem Hintergrund dieser klinischen Voraussetzungen wurde die physiologische Interaktion der Hefe (S.b.) mit der Darmmukosa des gesunden Menschen wie auch des jungen Tieres in einer Reihe von Studien untersucht.

1. Studie (Humanstudie)

Bei sieben erwachsenen, gesunden Probanden wurden die morphologischen und enzymatischen Reaktionen der Darmmukosa auf die orale Verabreichung von S.b. (1000 mg/die biologische Aktivität $9{,}4 \cdot 10^9$ lebensfähige Zellen) geprüft. An Tag 0 und Tag 15 der Prüfung wurde eine Jejunumbiopsie durchgeführt.

Verglichen mit der Biopsie am Tag 0 ergab die histologische Untersuchung der an Tag 15 entnommenen Proben keinerlei morphologische Veränderungen der Mukosa oder morphometrische Veränderungen der Zottenhöhe oder Kryptentiefe. Nach der Behandlungsphase war die spezifische

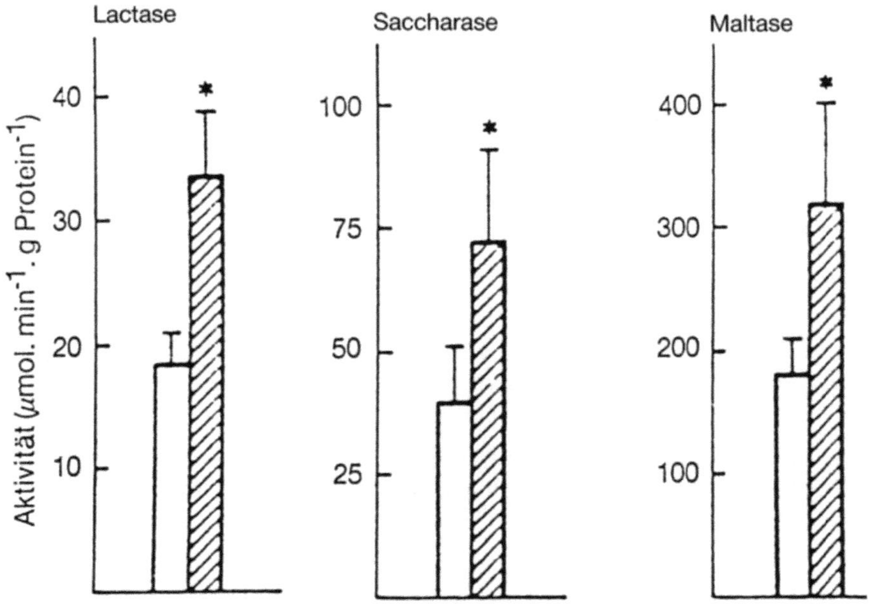

Abb. 1. Veränderungen der mukosaspezifischen Aktivität von Saccharase, Laktase und Maltase nach 14 Tagen oraler Verabreichung von S.b. (7 Probanden). Die Werte sind Mittelwerte ± Standardabweichung, * $p < 0{,}05$ (Rangsummentest nach Wilcoxon); □ vor Behandlung, ▨ nach Behandlung

Aktivität (Einheiten pro g Proteine) von Saccharase, Neutrallaktase und Maltase um 82% ($p < 0{,}05$), 77% ($p < 0{,}05$) bzw. 75% ($p < 0{,}05$) im Vergleich zur Enzymtätigkeit vor Beginn der Studie erhöht (Abb. 1). Die Proteinkonzentration der Mukosa blieb unverändert.

In-vitro-Versuche an frischen Suspensionen von lebenden S.b.-Zellen ($6{,}0 \cdot 10^8$ lebensfähige Zellen/ml) dokumentieren zwar eine hohe Aktivität der Saccharase (Mittelwerte ± SD: 8,364 ± 1280 U.g. Protein^{-1}), jedoch praktisch keine Aktivität von Maltase, Neutrallaktase, β-Galaktosidase und Aminopeptidase (Tabelle 1), so daß diese Beobachtungen nicht mit dem Enzymgehalt der Hefezellen erklärt werden können.

2. Studie (Tierstudie)

In Tierstudien wurden 3 Gruppen junger Ratten an 5 aufeinanderfolgenden Tagen entweder mit einer Zubereitung aus lebender Hefe (25 mg 3mal tgl., biologische Aktivität: $9{,}4 \cdot 10^9$ lebende Zellen/ml) oder mit einer Zubereitung aus Hefe, die zuvor durch Erhitzen abgetötet wurde (50 min bei 120 °C) bzw. mit 0,9%iger NaCl-Lösung in gleichen Mengen behandelt.

Tabelle 1. In-vitro-Enzymtests an lebensfähigen Saccharomyces-boulardii-Zellen in Suspension

Parameter	Mittelwerte ± SD
Anzahl S.b.-Zellen pro ml	6,0 ± 10^8
Protein (mg/ml)	3,05 ± 0,55[a]
Saccharaseaktivität[b]	8364 ± 1280
Neutrallaktase[b]	NA[c]
Maltase[b]	NA
Alkalische Phosphatase[d]	10,7
Saure β-Galaktosidase[e]	NA
Aminopeptidase[f]	NA

[a] Mittelwerte ± Standardabweichung von 3 Auswertungen
[b] µmol/min/g Protein hydrolysiertes Substrat
[c] Keine Aktivität nachweisbar
[d] µmol/min/g Protein gebildetes p-Nitrophenol
[e] µmol/min/g Protein gebildetes 0-Nitrophenol
[f] µmol/min/g Protein gebildetes Nitroanilin

Im Vergleich zu den Kontrolltieren waren in den mit lebender und abgetöteter Hefe behandelten Gruppen sowohl die spezifische (pro g Protein) wie auch die gesamte (pro Längeneinheit) Aktivität von Saccharase, Neutrallaktase und Maltase signifikant ($p < 0,05$) erhöht (von 73 % auf 157 %; Tabelle 2).

Zum Nachweis einer möglichen Wirkung von S.b. auf die intrazelluläre Synthese und die Glykosylierung der Neutrallaktase wurde 14 Tage alten säugenden Jungratten, die zuvor mit lebender Hefe bzw. mit 0,9 %iger NaCl-Lösung behandelt worden waren, intraperitoneal 3 h vor Tötung D-[^{14}C] Glucosamin verabreicht. Aus gereinigter Bürstensaummembran wurde mittels Polyacrylamidgelelektrophorese (SDS-PAGE) die Neutrallaktase isoliert. Die aus dem Gel ausgewaschenen Laktasemengen waren bei der

Tabelle 2. Disaccharidaseaktivität im Jejunum 30 Tage alter Ratten nach Behandlung mit lebenden bzw. abgetöteten S.b.-Zellen und der Kontrolltiere

	Lebensfähige S.b.-Zellen	Abgetötete S.b.-Zellen	Kontrollen
n	6	6	6
Laktase[a]	5,5 ± 1,1[b]	4,6 ± 0,8[c]	2,2 ± 0,6
Saccharasase[a]	59 ± 9,1[b]	52 ± 7,6[b]	23 ± 4,6
Maltase[a]	286 ± 35[b]	243 ± 25[b]	140 ± 18
Protein (mg/g/Mukosa)$^{-1}$	122 ± 6,8	117 ± 3,5	126 ± 1,1

[a] µmol/min/g Protein hydrolysiertes Substrat, Mittelwerte ± SD
[b] $p < 0,05$
[c] $p < 0,05$ vs. Kontrollen

vorbehandelten Gruppe (Mittelwerte ± SD: 0,026 ± 0,003) und der Kontrollgruppe gleich (Mittelwerte ± SD: 0,021 ± 0,005 mg Protein/ml). Ausgedrückt in mg Enzymprotein bestand hinsichtlich der Mengen an aufgenommenem ^{14}C-Glukosamin zwischen den vorbehandelten (3167 ± 1622 dpm.mg.Protein^{-1}) und den Kontrolltieren (9602 ± 1803 dpm.mg.Protein^{-1}) kein Unterschied.

Zusammenfassung: Aus diesen Studien [7] wird deutlich [1], daß es nach oraler Verabreichung von S.b. bei gesunden Probanden und jungen Ratten zu einem deutlichen Anstieg der Disaccharidaseaktivität in der Bürstensaummembran ohne morphologische oder morphometrische Veränderungen der Darmmukosa kommt [2]. Der gleiche Effekt wird bei Verabreichung von S.b.-Zubereitungen beobachtet, die zuvor durch Erhitzen inaktiviert wurden. Dies läßt auf eine Stimulation durch die Mannane und Polysaccharide in der Zellwand der Hefe schließen [3]. Offenbar beeinflußt S.b. weder den intrazellulären Umsatz noch die Aufnahme von Enzymen in die Bürstensaummembran.

3. Studie (Tierstudie)

An Ratten wurde untersucht, wie der immunprotektorische Effekt von S.b. gegenüber einer Besiedlung des Verdauungstraktes mit enteropathogenen Keimen zustande kommt. Entwöhnte Jungratten wurden vom 14.–22. Lebenstag mit Saccharomyces boulardii behandelt (0,5 mg/g Körpergewicht, 3 · täglich; biologische Aktivität: 2,8 · 10^9 lebensfähige Hefezellen/ml). Den Tieren der Kontrollgruppe wurden gleiche Mengen 0,9%ige NaCl-Lösung bzw. eine dem Eiweißgehalt der Hefe entsprechende Menge Ovalbumin verabreicht (5 mg/Tag). Am 22. Tag wurde die Darmmukosa entfernt und Zellen aus Zotten und Krypten mittels Sequenzanalyse nach Weiser isoliert [8]. Bei jeder Zellprobe wurde die Konzentration der sekretorischen Immunglobulinkomponente mit Doppel-AK-Radioimmunoassay gemessen [9]. Darüber hinaus wurde die Gesamtmenge an sekretorischen IgA in der Duodenalflüssigkeit bestimmt.

Die intrazelluläre Konzentration der sekretorischen Immunglobulinkomponente (S.C.) bei der aus Kryptenzellen entnommenen Probe war im Vergleich zur Kontrollgruppe deutlich erhöht. Gegenüber den Kontrolltieren fand sich eine Zunahme von 48,5% ($p < 0,05$). Ebenfalls war bei den Ratten, die mit S.b. vorbehandelt worden waren, ein erhöhter sekretorischer IgA (sIgA) Gehalt im Darmlumen zu finden. Im Vergleich zu den Kontrolltieren war die Konzentration des sIgA in der Duodenalflüssigkeit um 57% ($p < 0,01$) erhöht (Abb. 2). Die Erhöhung der intrazellulären Konzentrationen der sekretorischen Immunglobulinkomponente und des sIgA-Gehaltes in der Duodenalflüssigkeit als Reaktion auf die Verabreichung von Saccharomyces boulardii scheint nicht an eine Erhöhung des

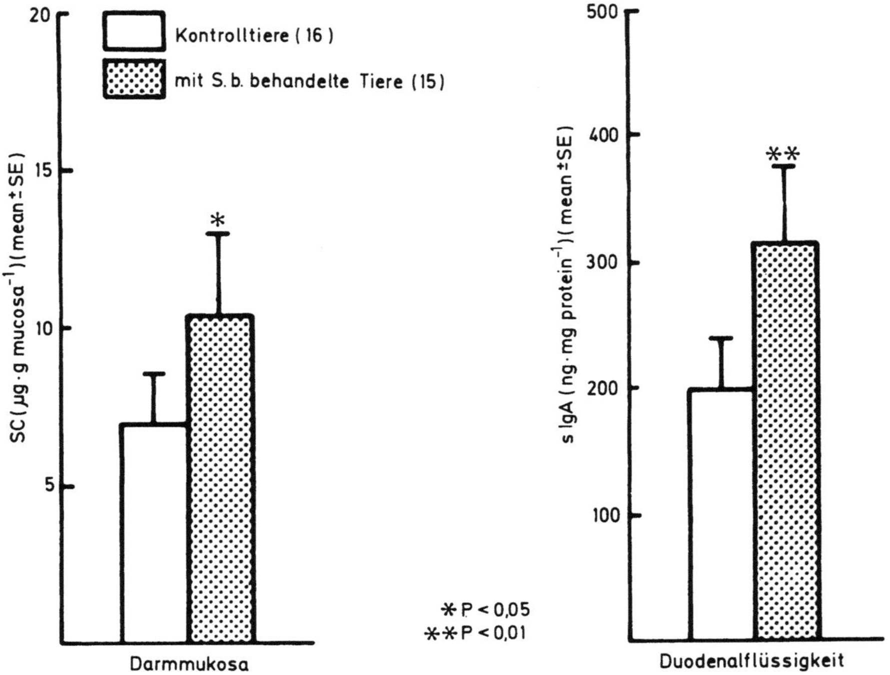

Abb. 2. Einfluß der Behandlung mit S.b. auf die intrazelluläre Konzentration der sekretorischen Immunglobulinkomponente (S. C.) und der Gehalt von sIgA in der Duodenalflüssigkeit

Zellumsatzes gebunden zu sein, da die auf die Mukosamasse bezogenen Parameter und die Inkorporationsrate von (^{3}H)-Thymidin in die DNS im Jejunum, Ileum und Kolon bei den mit S.b. vorbehandelten Gruppen und bei den Kontrollen identisch waren.

Zusammenfassend läßt diese Studie darauf schließen, daß S.b. eine immunprotektorische Wirkung gegenüber der Besiedlung des Darmtrakts mit pathogenen bakteriellen Keimen besitzt, die z. T. auf einer Stimulation der intestinalen Synthese von sekretorischem IgA und der sekretorischen Immunglobulinkomponente beruht [10].

Literatur

1. Ligny G (1975) le traitement par l'Ultra-Levure des troubles intestinaux secondaires à l'antibiothérapie. Etude en double aveugle et étude clinique simple. Rev Fr Gastroenterol 114:45–50
2. Tempe JD (1983) Steidel AL, Blehaut H, Hasselmann M, Lutun Ph, Maurier F. Prévention par Saccharomyces boulardii des diarrhées de l'alimentation entérale à débit continu. Sem Hôp Paris 59:1409–1412

3. Chapoy P (1985) Traitement des diarrhées aiguës infantiles. Essai contrôlé de Saccharomyces boulardii. Ann Pédiatr 32:561–563
4. Toothaker RD, Elmer GN (1984) Prevention of Clindamycin induced mortality in hamster by Saccharomyces boulardii. Antimicrob Agents Chemother 26:552–556
5. Corthier G, Dubos F, Ducluzeau R (1986) Prevention of Clostridium difficile induced mortality in gnotobiotic mine by Saccharomyces boulardii. Can J Microbiol 32:894–896
6. Massot J, Desconclois M, Astoin J (1982) Protection par Saccharomyces boulardii de la diarrhée à Escherichia coli du souriceau. Ann Pharma Française 40:445–449
7. Buts JP, Bernasconi P, Van Craynest MP, Maldague P, De Meyer R (1986) Response of human and rat small intestinal mucosa to oral administration of Saccharomyces boulardii. Pediatr Res 20:192–196
8. Weiser MM (1973) Intestinal epithelial cell surface membrane glycoprotein synthesis. J Biol Chem 248:2536–2541
9. Delacroix DL, Vaerman JP (1981) A solid-phase direct competition radioimmunoassay for quantitation of secretory IgA in human serum. J Immunol Meth 40:345–358
10. Buts JP, Bernasconi P (1987) Stimulation of secretory IgA and secretory component of immunoglobulins in the small intestine of rats treated with Saccharomyces boulardii. IX Congress of gnotobiology. Versailles

II. Mikrobiologie darmpathogener Erreger und intestinale Interaktionsmodelle lebender Hefezellen – Saccharomyces cerevisiae Hansen CBS 5926

(Moderator: J. Müller)

Enterohämorrhagische Escherichia coli und Yersinien bei chronisch-entzündlichen Darmerkrankungen

H. Karch, H. Rüssmann, T. Meyer, M. Bitzan, J. Heesemann

Enterohämorrhagische Escherichia coli

In klinischer und pathogenetischer Hinsicht können derzeit vier Wirkungstypen darmpathogener *E.coli* unterschieden werden:
1. enterotoxinbildende *E.coli* (ETEC),
2. enteroinvasive *E.coli* (EIEC),
3. enteropathogene (säuglingspathogene) *E.coli* (EPEC),
4. enterohämorrhagische *E.coli* (EHEC) [28].

Die mit den ETEC (choleraartige Erkrankung), EIEC (ruhrartige Durchfälle), EPEC (Säuglingsenteritis) und EHEC (blutige Kolitis) assoziierten Serovare von E.coli sind bisher nicht als Erreger chronischer Darmerkrankungen identifiziert worden. Aufgrund der klinischen und radiologischen Ähnlichkeit zwischen dem neuen Krankheitsbild der EHEC-assoziierten hämorrhagischen Kolitis und dem akuten Stadium der Colitis ulcerosa erscheinen Untersuchungen hinsichtlich einer möglichen gemeinsamen Pathogenese jedoch von Interesse und aufgrund der verbesserten diagnostischen Techniken auch durchführbar.

EHEC wurden erstmals 1983 beschrieben [32], das Epitheton „enterohämorrhagisch" verdanken sie ihrer Fähigkeit, wäßrig-blutige Durchfälle hervorzurufen. Schon ein Jahr später wurde ein Zusammenhang zwischen enteralen Infektionen durch EHEC und der Entstehung des ätiologisch bisher nicht klassifizierbaren hämolytisch-urämischen Syndroms (HUS) gefunden [26]. Bei Einzelerkrankungen wie auch bei größeren Ausbrüchen dominiert weltweit und auch in der Bundesrepublik Deutschland der Serovar 0157:H7 (Übersichten bei [10, 25]). Bei schweren Verläufen von HC und HUS werden auch andere, nicht zum Serovar 0157:H7 gehörende E.-coli-Stämme nachgewiesen [3, 4, 25].

Einleitung

Verfolgt man die Literatur zum Thema der „chronischen, unspezifisch-entzündlichen Erkrankungen des Gastrointestinaltrakts", so stellt man eine Zunahme der Inzidenz weltweit fest. Die häufigsten Formen dieser Erkrankungen sind der Morbus Crohn und die Colitis ulcerosa. Intensive Bemühungen von Zellbiologen, Immunologen, Mikrobiologen sowie Humangenetikern haben bis heute nicht zur Aufklärung der Ätiopathogenese dieser Erkrankungen geführt. Als mögliche Ursachen werden virale, bakterielle, immunologische, genetische, psychische und diätetische Faktoren diskutiert. Eine eindeutige Diagnose ist häufig schwer zu stellen, da die Laborbefunde eher einer unspezifischen Entzündung entsprechen und röntgenologische sowie histopathologische Untersuchungen nicht eindeutig eine mikrobielle Darminfektion ausschließen können. In dem folgenden Beitrag möchten wir moderne mikrobiologische Techniken vorstellen, mit denen eine bakterielle Beteiligung an chronisch-entzündlichen Darmerkrankungen nachgewiesen werden kann. Diese diagnostischen Methoden sind ein Ergebnis molekularbiologischer Analysen der Pathogenität von darmpathogenen Escherichia-coli- und Yersinienstämmen.

Hämorrhagische Kolitis

Die hämorrhagische Kolitis (HC) zeichnet sich aus durch heftige Tenesmen und frequente durchfällige Stühle, die anfangs wäßrig, dann makroskopisch blutig sind. Selten werden (mäßiges) Fieber und Erbrechen angegeben. Beobachtungen bei Kleinepidemien durch EHEC ließen eine Erkrankungsdauer zwischen 1 und 30 Tagen erkennen; blutige Stühle wurden zwischen 1 und 22 Tagen entleert (Median 1,5–4 Tage). Radiologisch fanden sich in Kolon und Sigma Hinweise auf submuköse Ödeme; endoskopisch erschien die Schleimheit in einem Teil der Fälle hyperämisch, leicht verletzlich oder auch erodiert; in einer Serie von 20 Patienten wurden bei der Mehrzahl bioptisch Kryptenabszesse dokumentiert [10, 25].

Molekulargenetische Analyse der enterohämorrhagischen E.coli

Die molekulargenetische Analyse zur Pathogenität von enterohämorrhagischen E.coli hat bisher zu folgenden Ergebnissen geführt:

1. EHEC 0157 von Patienten mit HC, HUS und thrombotisch-thrombozytopenischer Purpura (eigene, unveröffentlichte Befunde) haben ein etwa 60 Md großes, fimbrienassoziiertes Plasmid. Im Labor hergestellte plasmidfreie Mutanten verlieren die Fähigkeit zur Fimbrienexpression und zur Adhärenz an Intestinalzellen [23].
2. Ein ähnlich großes Plasmid kommt nicht nur bei nahezu allen 0157-Stämmen vor, sondern auch bei klinischen Stuhlisolaten anderer E.-coli-Serogruppen, wie z.B. 026 oder 0111 [29].
3. Neben dem Plasmid beherbergen EHEC-Stämme Bakteriophagen [22]. Durch Transduktionsexperimente und Genklonierung konnte der Beweis erbracht werden, daß die Phagen Gene für biologisch hochaktive Exotoxine tragen. Diese Toxine werden als Verotoxine bzw. „Shiga-like-Toxine“ bezeichnet [7, 19, 31].

Verotoxin („Shiga-like-Toxin") bei E.coli

Verotoxine werden wegen ihrer Ähnlichkeit mit dem von Shigella dysenteriae Typ 1 gebildeten Shiga-Toxin auch als „Shiga-like-Toxine" bezeichnet. Auf dem ersten internationalen Symposium über Infektionen mit verotoxinproduzierende Escherichia coli in Toronto [9] kam man leider noch nicht zu einer einheitlichen Nomenklatur. Britische Autoren verwenden überwiegend die Bezeichnung „Vero(cyto)toxin", amerikanische die Bezeichnung „Shiga-like-toxin". Da es sich nicht um ein einheitliches Toxin, sondern um mindestens 3 biochemisch unterschiedliche, wenn auch untereinander verwandte Exotoxine handelt, bezeichnen wir die gesamte Toxin„familie" als Verotoxine und nennen die einzelnen Mitglieder entsprechend der Nomenklatur ihrer Gene „Shiga-like-Toxin I" (SLT-I), „Shiga-like-Toxin II" (SLT-II) und „Shiga-like-Toxin IIVariante" (SLT-IIv). Die genetische und biochemische Analyse ergab, daß diese 3 Toxine gleichartig aufgebaut sind. Sie bestehen aus einer toxischen Untereinheit A und mehreren mit B bezeichneten Untereinheiten. Die B-Untereinheit ist für die Bindung und Aufnahme des Toxins an den Rezeptoren empfindlicher Eukaryontenzellen verantwortlich, während die A-Untereinheit das eigentlich wirksame Toxin darstellt [25]. SLT-I ist strukturell fast identisch mit Shiga-Toxin (98% Basenhomologie); mittels entsprechender Antitoxine lassen sich beide Toxine kreuzweise neutralisieren. SLT-II zeigt nur 60% DNA-Homologie mit SLT-I und ist ebenso wie SLT-IIv mit Shiga-Antitoxin nicht neutralisierbar. SLT-IIv ist in ihrer A-Untereinheit nahezu identisch mit der A-Untereinheit von SLT-II (94% Homologie); die B-Untereinheit ist nur zu 75% homolog und bindet nicht an Globotriosyl-Ceramid (Gb), den Rezeptor für SLT-I und SLT-II [33].

Wir haben kürzlich SLT-I und SLT-II bei einem einzelnen 0157-Isolat nachgewiesen und gereinigt [24]. Die Toxine können aber auch getrennt in einem Stamm exprimiert werden. Es ist damit zu rechnen, daß neben den genannten Toxinen noch weitere „Shiga-like-Toxine" bei E.coli vorkommen.

Wirkungsweise der Vero-/„Shiga-like"-Toxine

Trotz der strukturellen und immunologischen Unterschiede ist die biologische Wirkung der Verotoxine gleichartig. In vitro sind sie ausgesprochen toxisch für Verozellen (Nierenzellen der grünen Meerkatze). Der Toxineffekt beruht wie bei dem von Ricinus communis produzierten Rizin und dem Diphterietoxin auf der Inaktivierung (N-Glykosidase-Aktivität) von Ribonukleinsäuren (RNA) an den 60S Ribosomen eukaryontischer Zellen. Dadurch wird die Proteinsynthese gehemmt und in der Folge die Zelle irreversibel geschädigt. In vivo ist die Wirkungsweise der „Shiga-like-Toxine" im Zusammenhang mit den durch EHEC hervorgerufenen Krankheitsbildern großenteils spekulativ und läßt noch viele Fragen offen, zumal die vorliegenden tierexperimentellen Befunde noch widersprüchlich sind (Übersicht bei [25]). Es wäre denkbar, daß es durch die Beeinträchtigung der absorptiven lateralen und apikalen Villi bei gleichzeitig intakten Enterozyten in den Krypten der Darmschleimhaut zu einer Störung der Elektrolyt- und Flüssigkeitsabsorption kommt. Die wäßrige und anschließend blutige Diarrhö mit submukösem Ödem und Hämorrhagie könnte hiermit erklärt werden.

Schwierigkeiten der Laboratoriumsdiagnostik von EHEC

Die mikrobiologische Diagnostik der EHEC bereitet aus verschiedenen Gründen große Schwierigkeiten.

1. Im Gegensatz zu anderen infektiösen Darmerkrankungen werden EHEC selbst in der akuten Krankheitsphase oft nur in geringer Menge ausgeschieden.
2. Da die Bildung der Toxine durch temperente Phagen kodiert ist, können durch Toxphagen tragende E. coli 0157 auch Stämme anderer Serovare infiziert werden und ggf. Toxin bilden.
3. Zytotoxizitätstests sind aufwendig; zum Ausschluß unspezifischer Effekte müssen positive Ergebnisse durch Neutralisationstests bestätigt werden. Reagenzien hierfür sind nicht im Handel. Zudem erschwert die serologische Vielfalt die Toxinneutralisation und den direkten Nachweis der Toxine mittels einfacher immunologischer Verfahren.

Zur Verbesserung der Diagnostik SLT-produzierender E.coli müssen daher neben konventionellen mikrobiologischen Techniken neue, molekularbiologische Methoden entwickelt werden.

Neue diagnostische Methoden zur Identifizierung SLT-produzierender E.coli

Für den Nachweis Verotoxin/SLT-produzierender E.coli in der Stuhlprobe haben wir einen Kolonie-Blot-ELISA entwickelt. Er basiert auf unserer Beobachtung, daß EHEC in Gegenwart von Trimethoprim-Sulfamethoxazol die Toxinausscheidung auf immunologisch nachweisbare Mengen steigern können [21]. Die Strategie zum Nachweis solcher Stämme ist in Abb. 1 schematisch dargestellt.

Zusätzlich verwenden wir in der Diagnostik synthetische Oligonukleotide, die an den in Abb. 2 dargestellten Bereichen des SLT-I-Operons binden [20, 30]. Wir haben hierzu Genbereiche (DNA-Sequenzen) gewählt, in denen sich SLT-I- und SLT-II-Gene deutlich unterscheiden, so daß die Oligonukleotide spezifisch nur SLT-I- oder SLT-II-Bereiche erkennen [20]. Daneben haben wir Oligonukleotide hergestellt, die an konstante (homologe) Regionen binden. Aufgrund ihrer hohen Spezifität können Oligonukleotide

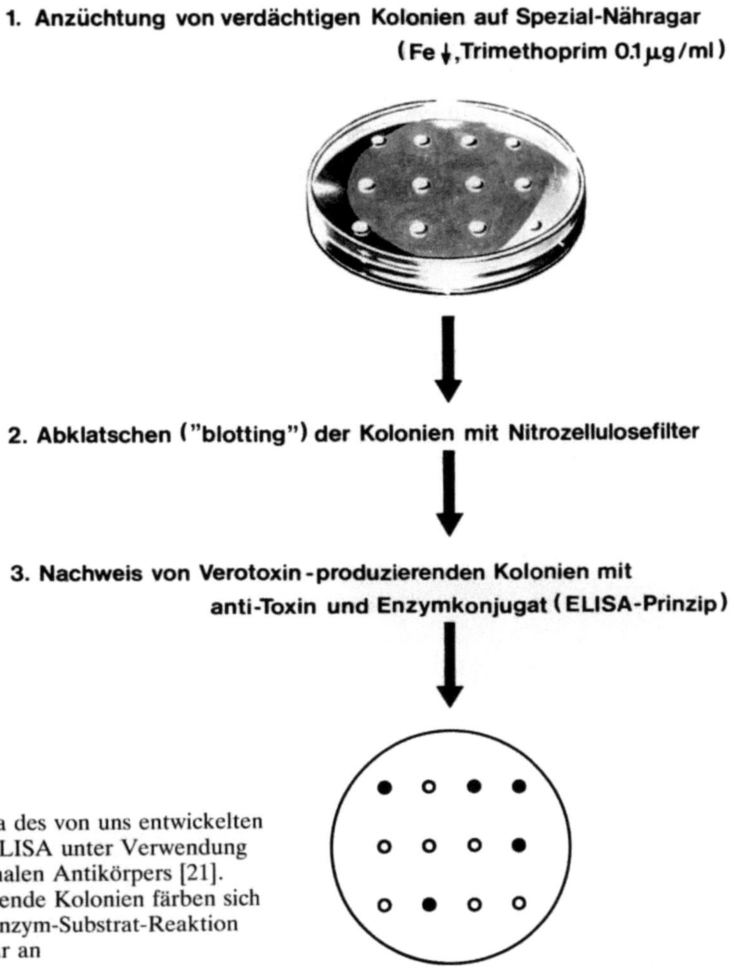
1. Anzüchtung von verdächtigen Kolonien auf Spezial-Nähragar
(Fe ↓, Trimethoprim 0.1 µg/ml)
2. Abklatschen ("blotting") der Kolonien mit Nitrozellulosefilter
3. Nachweis von Verotoxin-produzierenden Kolonien mit
anti-Toxin und Enzymkonjugat (ELISA-Prinzip)

Abb. 1. Schema des von uns entwickelten Kolonie-Blot-ELISA unter Verwendung eines monoklonalen Antikörpers [21]. Toxinexprimierende Kolonien färben sich aufgrund der Enzym-Substrat-Reaktion deutlich sichtbar an

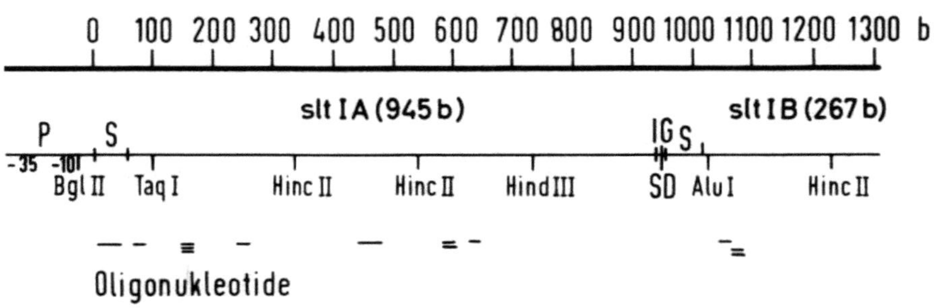

Abb. 2. Darstellung des SLT-I-Operons. Oligonukleotide, die untereinander gezeichnet sind, erkennen heterogene Bereiche innerhalb der SLT-Gene und können zwischen SLT-I- und SLT-II-Gensequenzen unterscheiden; *P* Promotor, *S* Signalsequenz, *IG* intergene Region, *SD* Shine-Delgarno-Sequenz

nach radioaktiver Markierung als Proben zum Aufspüren von toxinogenen EHEC-Stämmen in der Stuhlprobe verwendet werden. In dem als DNA-Kolonie-Blot-Hybridisierung bezeichneten Verfahren werden E.-coli-Stämme auf Nitrozellulosefiltern angezüchtet, lysiert und mit radioaktiv markierten Oligonukleotiden hybridisiert. Je nach Spezifität der eingesetzten Probe (SLT-I- oder SLT-II-spezifisch) läßt sich auch der Toxintyp identifizieren. In Abb. 3 ist das Ergebnis der Hybridisierung von je 63 E.-coli-

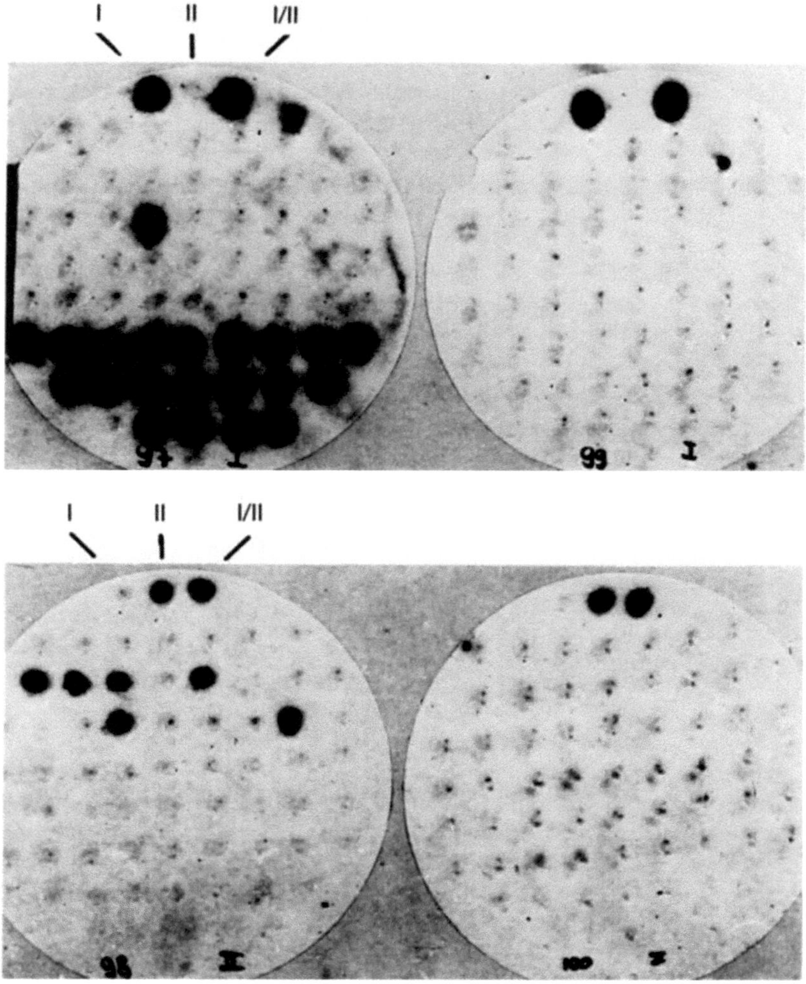

Abb. 3. DNA-Kolonie-Blot-Hybridisierung: Auf Nitrozellulosefiltern angezüchtete E.-coli-Stämme aus 4 verschiedenen Stuhlproben wurden mit radioaktiv markierten Oligonukleotiden (SLT-Proben) hybridisiert. Schwärzungen auf dem hier abgebildeten Röntgenfilm entsprechen einem positiven Hybridisierungssignal. Die 3 Kontrollstämme (dargestellt auf Filter Nr. 97 und 98, oberste Reihe) exprimieren SLT-I, SLT-II oder beide Toxine. Filter Nr. 97 und 99 wurden mit der SLT-I-spezifischen Probe, Filter Nr. 98 und 100 mit der SLT-II spezifischen Probe inkubiert.

Stämmen aus 4 verschiedenen Stuhlproben dokumentiert. In der obersten Reihe sind jeweils 3 Kontrollstämme aufgetragen, die entweder SLT-I-, SLT-II- oder beide Toxine exprimieren. Auf dem mit der SLT-I-spezifischen Probe entwickelten Filter Nr. 97 hybridisieren neben den Positivkontrollen (SLT-I und SLT-I/SLT-II) noch 21 von 63 Kolonien aus der Stuhlprobe. Demnach betrug der Anteil von EHEC an der gesamten Koliflora dieser Stuhlprobe etwas mehr als 30%. Auf dem Filter Nr. 99, der ebenfalls mit der SLT-I-spezifischen Sonde entwickelt wurde, reagieren nur die beiden Positivkontrollen. Die Filter Nr. 98 und Nr. 100 wurden mit der SLT-II-spezifischen Sonde entwickelt. In beiden Fällen reagieren die Positivkontrollen (SLT-II- und SLT-I/SLT-II-Produzenten), nicht aber der SLT-I-Produzent. Auf dem Filter Nr. 98 zeigen nur 7 von 63 Kolonien ein Hybridisierungssignal.

In der Routinediagnostik verdünnen wir zunächst die Stuhlproben und hybridisieren Stämme von einer Agarplatte, die zwischen 100 und 300 Kolonien enthält. Das Ergebnis eines solchen Hybridisierungsansatzes zeigt Abb. 4. Mit dieser Methode lassen sich noch 0,3–1% EHEC unter der physiologischen Koliflora nachweisen. Nach der konventionellen Diagnostik müßten wir, um die gleiche Treffsicherheit zu erzielen, bis zu 300 Einzelkolonien in der Zellkultur auf die Bildung von SLT untersuchen.

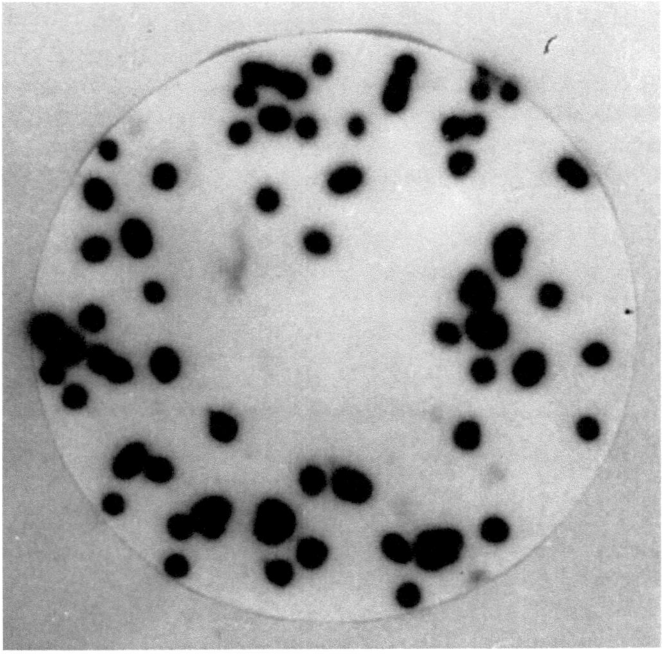

Abb. 4. Direkter Nachweis von Toxingenen in E. coli aus dem Primärausstrich (Keimzahlbestimmung). Die Schwärzungen entsprechen toxingentragenden Bakterienkolonien

Verotoxin-produzierende E.coli bei Patienten mit chronisch-entzündlichen Darmerkrankungen

Bei 4 von 28 endoskopisch und z. T. bioptisch untersuchten Patienten mit einer Colitis ulcerosa haben wir enterohämorrhagische E.coli in der Stuhlprobe nachweisen können. Die relativ hohe Isolierungsfrequenz von 14% steht im Gegensatz zu Befunden bei Darmgesunden: Bei mehr als 100 Kontrollprobanden wurden bisher nur negative Ergebnisse erhalten. Die HEC-Isolate von Patienten mit Colitis ulcerosa werden derzeit in unserem Labor phänotypisch und genotypisch weiter charakterisiert.

EHEC könnten bei der Genese der Colitis ulcerosa ursächlich beteiligt sein. Wie bei allen chronisch-entzündlichen Darmerkrankungen bleibt natürlich die Frage zu klären, ob die Erreger primär oder durch Kolonisierung der geschädigten Darmschleimhaut wirksam werden.

Enteropathogene Yersinien

Wie *Escherichia coli* gehören auch die Yersinien zu den Enterobacteriaceen. Enteropathogen für den Menschen sind bestimmte Serotypen von *Yersinia enterocolitica* (ca. 10 Serotypen) und *Yersinia pseudotuberculosis* (ca. 6 Serotypen) [5, 27]. In Europa spielen im wesentlichen Y.enterocolitica der Serotypen 0:3, 0:9 und 0:5,27 eine wichtige Rolle bei Darminfektionen. Die Häufigkeit von Y.-pseudotuberculosis-Infektionen wird eher unterschätzt, weil diese Erreger bei Erkrankten gewöhnlich nicht in Stuhlkulturen nachzuweisen sind. Eine Yersiniose kann diagnostiziert werden durch die Anzüchtung der Erreger aus dem Stuhl und durch den Nachweis von spezifischen Antikörpern im Serum [1, 2, 16]. Bei chronischen Darmerkrankungen scheinen diese konventionellen Methoden nicht für die Diagnostik auszureichen:

1. Aus Stuhlproben lassen sich Yersinien nur selten anzüchten.
2. Die Agglutinationstiter sind häufig unterhalb der Signifikanzgrenze.

Eine Verbesserung der Diagnostik von Yersiniosen ist deshalb wünschenswert.

Molekularbiologische Analyse der Enteropathogenität von Yersinien

In den letzten Jahren konnten molekulargenetische Untersuchungen ein gemeinsames Pathogenitätsprinzip bei den enteropathogenen Yersinien aufzeigen. Alle humanpathogenen Yersinien haben ein 42–46 Megadalton großes Plasmid [11]. Im Labor hergestellte plasmidfreie Yersinien haben sich als avirulent im Tierversuch erwiesen [12]. Pathogenitätsfunktionen wie Serumresistenz, Zelladhärenz, Phagozytoseresistenz und Zytotoxizität werden von „Virulenzplasmiden“ determiniert [6, 12]. In den letzten Jahren

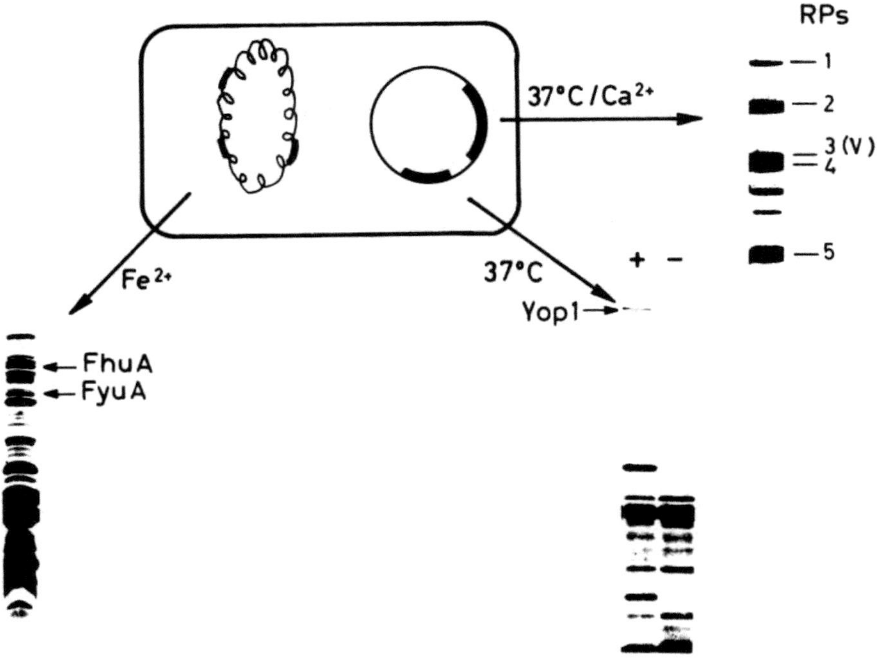

Abb. 5. Schematische Darstellung eines virulenten Yersinia-enterocolitica-Bakteriums mit Chromosom (links) und Plasmid (rechts). Gene für Pathogenitätsfaktoren sind dick gezeichnet. Die „released proteins", RPs, werden bei 37 °C unter Kalziummangel sezerniert. Das Membranprotein YOP 1 (ca. 200 kd) wird bei 37 °C exprimiert. Eiseninduzierbare Proteine wie der Rezeptor für Ferrichrom (FhuA) und der Rezeptor für das Yersinia Siderophor (FyuA) werden chromosomal kodiert. Dargestellt sind die Coomassie-angefärbten Proteine nach SDS-Polyacrylamid-Gelelektrophorese

konnten auch die Gene und Genprodukte charakterisiert werden, die für diese Pathogenitätsfunktionen verantwortlich sind (Abb. 5). Die Zelladhärenz, Phagozytoseresistenz und Serumresistenz werden von einem 200 Kilodalton (kd) großen Membranprotein (YOP 1) vermittelt. Die zytotoxische Wirkung von enteropathogenen Yersinien ist eng assoziiert mit plasmidkodierten Proteinen im Größenbereich von 20–67 kd, die von Yersinien sezerniert werden („released proteins", RP) [12, 14]. Inzwischen wurde auch ein chromosomal-kodierter Virulenzfaktor, ein Siderophor-Gen-Komplex, beschrieben, der für das septische Krankheitsbild im Mausmodell verantwortlich ist.

Wie können nun diese molekulargenetischen Ergebnisse zu einem Fortschritt in der Diagnostik der Yersiniose führen? Wir konnten zeigen, daß die plasmidkodierten Proteine ausschließlich bei den humanpathogenen Yersinien vorkommen und nicht bei anderen Spezies der Familie der Enterobacteriaceae. Es handelt sich hier also um ein yersiniaspezifisches Antigen.

Plasmidkodierte Antigene für die Yersiniaserologie

Die plasmidkodierten sezernierten Yersiniaproteine (RPs, s. Abb. 5) lassen sich leicht aus dem Kulturüberstand isolieren [12]. Diese Proteine haben wir im SDS-Gel elektrophoretisch aufgetrennt und dann auf Nitrozellulose mit Hilfe der Westernblottechnik übertragen. Zunächst haben wir in einem Kanincheninfektionsmodell zeigen können, daß diese Proteine starke Antigene sind: Kaninchen, die orogastral mit Y.enterocolitica infiziert wurden, entwickelten IgG-, IgA- und IgM-Antikörper gegen die sezernierten Yersiniaproteine [17]. Zu einem ähnlichen Ergebnis (Abb. 6) kamen wir auch bei Patienten mit kulturellem Yersiniennachweis [13, 16]. Wir zeigten, daß diese Proteine im Immunoblot universell für die Yersiniadiagnostik anwendbar, d. h. serotypunabhängig sind [13, 15, 16]. Patienten mit Y.-pseudotuberculosis-Infektion oder Y.-enterocolitica-Infektion erkennen gleich stark die sezernierten Proteine von z. B. Y.enterocolitica 0:8. Wir konnten nun zeigen, daß in der akuten Phase IgG-, IgA- und IgM-reaktive Banden nachweisbar sind. Nach 3–6 Monaten ist keine IgM-Antwort mehr im Immunoblot feststellbar. Die IgA-Antwort persistiert dagegen etwa ein halbes Jahr bei unkomplizierter Yersiniose und bis über 2 Jahre bei chronischen Yersiniosen und immunpathologischen Folgeerkrankungen. IgG-Antikörper können auch noch nach einer 6 Jahre zurückliegenden Yersiniainfektion im Serum nachgewiesen werden.

Für die Routinediagnostik verwenden wir den IgA-Immunoblot als Suchtest. Bei positivem Ergebnis wird ein IgG- und ein IgM-Immunoblot als Bestätigung durchgeführt. Bei der Untersuchung von 400 Blutspenderseren fanden wir in etwa 40 % der Fälle spezifische IgG-Antikörper [16]. Dieser Befund weist auf eine hohe Yersiniadurchseuchung in Deutschland hin.

Nach klassischen immunologischen Vorstellungen sollte eine IgA-Persistenz auch mit einer Erregerpersistenz im darmassoziierten lymphatischen System des Wirtsorganismus im Zusammenhang stehen. Da wir in den

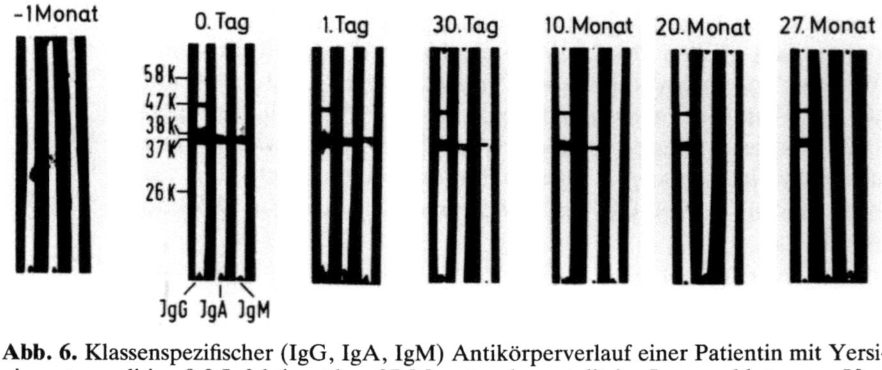

Abb. 6. Klassenspezifischer (IgG, IgA, IgM) Antikörperverlauf einer Patientin mit Yersinia enterocolitica 0:3-Infektion über 27 Monate, dargestellt im Immunoblot unter Verwendung von „released proteins“ (RPs) als Antigen. Typisch bei dieser Patientin mit reaktiver Arthritis ist die IgA-Persistenz über 10 Monate

Stuhlkulturen von IgA-positiven Patienten nur sehr selten Yersinien anzüchten konnten, haben wir eine Immunfluoreszenzmethode zum Nachweis von Yersiniaantigen in Darmbiopsien entwickelt.

Nachweis von Yersiniaantigen in Biopsien

Mit Hilfe der Immunelektronenmikroskopie konnten wir zeigen, daß das plasmidkodierte Membranprotein YOP 1 die Yersinien als Proteinkapsel umgibt. Wir haben das YOP-1-Protein gereinigt und damit Kaninchen immunisiert. Wir wiesen nach, daß das erhaltene anti-YOP-1-Serum spezifisch mit enteropathogenen Yersinien sowohl in der Agglutinationsreaktion als auch in der indirekten Immunfluoreszenz reagiert, nicht jedoch mit anderen Enterobacteriaceen oder Darmbakterien. Es gelang uns schließlich mit Hilfe der indirekten Immunfluoreszenz, Yersinien in Paraffinschnitten von Biopsiematerialien (Darm, Leber, Lymphknoten u. a.) nachzuweisen. In Zusammenarbeit mit einer holländischen Arbeitsgruppe haben wir dann systematisch Patienten mit seronegativer Arthritis, chronischen Darmerkrankungen und Lymphadenitis auf das Vorhandensein von spezifischen IgA-Antikörpern gegen plasmidkodierte Proteine sowie Yersinien in Darmbiopsien untersucht [8, 18]. Bei etwa 90 % der IgA-positiven Patienten konnten wir nach intensivem Suchen auch Yersinien in der Darmmukosa und Lamina propria mit der Immunfluoreszenztechnik nachweisen (Abb. 7).

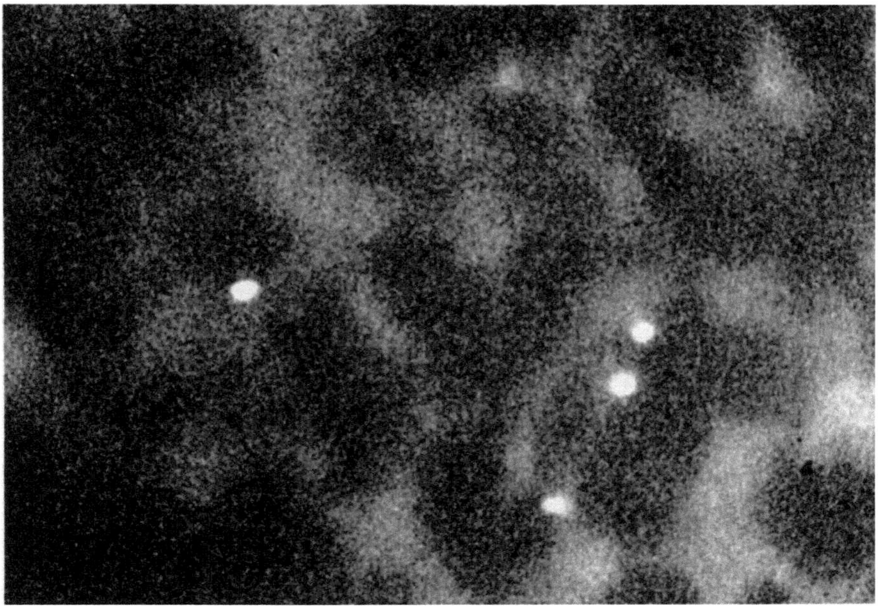

Abb. 7. Darstellung von Yersinien in einer Darmbiopsie mittels indirekter Immunfluoreszenz

Auffälligerweise ließen sich nur bei etwa 6 % der Patienten Yersinien aus den Darmbiopsien anzüchten. Diese Ergebnisse weisen darauf hin, daß beim positiven IgA-Blot wahrscheinlich mit dem Vorhandensein von Yersinien in der Darmmukosa oder den anliegenden lympathischen Organen zu rechnen ist.

Die Yersiniose als chronisch-entzündliche Darmerkrankung?

In einer vorläufigen Studie haben wir 28 Patienten mit einer chronisch-entzündlichen Darmerkrankung auf das Vorhandensein von spezifischen Yersiniaantikörpern untersucht. 7 von 20 Patienten mit Morbus Crohn und 2 von 8 Patienten mit Colitis ulcerosa waren positiv im IgA- und IgG-Blot.

Wie sind diese Ergebnisse zu interpretieren? Ein positiver IgA-Blot signalisiert das Vorhandensein von Yersinien im Darm. Eine antibiotische Therapie mit Tetrazyklin, Cotrimoxazol oder Ciprofloxacin über 4–8 Wochen führt zu rückläufigen Laborparametern. Allerdings blieben nur 4 von 8 IgA-positiven Patienten mit der Diagnose von Morbus Crohn rezidivfrei. Daraus könnten wir den Schluß ziehen, daß hier betrachtete Patientenkollektiv mit chronisch-entzündlichen Darmerkrankungen in 3 Untergruppen zu unterteilen:

1. Die Gruppe mit isoliertem Morbus Crohn oder isolierter Colitis ulcerosa (IgA-Blot negativ).
2. Patienten, die eigentlich der Gruppe 1 zugehören, aber zusätzlich eine Yersiniainfektion haben (IgA-Blot positiv, keine Heilung nach Antibiotikatherapie).
3. Patienten, die eine chronische Yersiniose haben, aber weder Morbus Crohn noch Colitis ulcerosa.

Chronische Yersiniosen sind in der Literatur bisher nur sehr selten beschrieben worden [18]. Bei Anwendung der hier aufgeführten Techniken werden wir in Zukunft bei der Erstellung der Differentialdiagnose von chronisch-entzündlichen Darmerkrankungen häufiger auf chronisch-persistierende Yersiniosen treffen und dann eine spezifische Antibiotikatherapie einleiten können. Über die Pathomechanismen, die zur Yersiniapersistenz führen, wissen wir heute praktisch nichts. Mit immunbiologischen Untersuchungen zur Erregerabwehr haben wir im Tierinfektionsmodell begonnen (Maus, Ratte, Kaninchen). Folgende Ergebnisse konnten wir bereits erhalten:

1. Enteropathogene Yersinien können im Serum überleben.
2. Yersinien werden kaum phagozytiert. Sie zählen daher eher zu den extrazellulären Infektionserregern.
3. Yersinien binden an Kollagen.
4. Für die Eliminierung der Bakterien sind Makrophagen unerläßlich (Depletion der Makrophagen durch Carageenan führt zur Yersiniasepsis).

5. Blockierung der T-Helferzellen mit monoklonalen Antikörpern gegen den CD4-Rezeptor verhindert die Eliminierung der Erreger.
6. Blockierung der CD8-positiven T-Zellen (zytotoxische T-Lymphozyten) beschleunigt die Eliminierung der Yersinien im Mausmodell.

Unsere weitere infektionsimmunologischen Untersuchungen sind auf die Fragen gerichtet, ob Patienten mit chronischer Yersiniose eine spezifische Defizienz in der Erregereliminierung aufweisen und ob diese Eliminierungsdefizienz nicht nur für Yersinien, sondern auch für andere Erreger zutrifft, die gehäuft bei Morbus Crohn-Patienten im Darm gefunden werden, wie Mykobaktieren, Chlamydien, Viren u. a. Hier könnten auch das Verhältnis von CD4- zu CD8-positiven T-Zellen sowie der Aktivierungsprozeß der T-Zellen in der Darmmukosa und den Peyer-Plaques von Bedeutung sein.

Literatur

1. Bitzan M, Knapp W, Mauff G, Pulverer G (1983) Significance of *Yersinia enterocolitica* isolates and antibody titers. Zentralbl Bakteriol [Orig A] 254:78–88
2. Bitzan M, Häck HJ, Mauff G (1987) *Yersinia enterocolitica* serodiagnosis: a dual role of specific IgA. Evaluation of microagglutination and ELISA. Zentralbl Bakteriol [Orig A] 267:194–205
3. Bitzan M, Karch H, Altrogge H, Strehlau J, Bläker F (1988) Hemolytic-uremic syndrome associated with a variant Shigalike cytotoxin of Escherichia coli 0111. Pediatr Inf Dis J 7:128–132
4. Bitzan M, Karch H, Heesemann J (1988) Verotoxinproduzierende *Escherichia coli* bei Enteritiden und dem hämolytisch-urämischen Syndrom (HUS). Kassenarzt 30:31–33
5. Bottone EJ (ed) (1981) Yersinia enterocolitica. CRC, Boca Raton/FL
6. Cornelis G, Laroche Y, Balligand G, Sory MP (1987) Yersinia enterocolitica, a primary model for bacterial invasiveness. Rev Infect Dis 9:64–87
7. De Grandis S, Ginsberg J, Toone M, Climie S, Friesen J, Brunton J (1987) Nucleotide sequence and promoter mapping of the Escherichia coli Shiga-like toxin operon of bacteriophage H-19B. J Bacteriol 169:4314–4319
8. De Koning J, Heesemann J, Hoogkamp-Korstanje JAA, Festen JJM, Houtman PM, van Oijen PLM (1989) Yersinia in intestinal biopsy specimens from patients with seronegative spondylarthropathy: Correlation with specific Serum IgA antibodies. J Inf Dis 159:109–112
9. Edelmann R, Karmali MA, Fleming PA (1988) Summary of the international symposium and workshop on infections due to Verocytotoxin (Shiga-like toxin)-producing Escherichia coli. J Infect Dis 157:1102–1104
10. Griffin PM, Ostroff SM, Tauxe RV, Greene KD, Wells JG, Lewis MH, Blake PA (1988) Illnesses associated with Escherichia coli 0157:H7 infections. A broad clinical spectrum. Ann Intern Med 109:705–712
11. Heesemann J, Keller C, Morawa R, Schmidt N, Siemens HJ, Laufs R (1983) Plasmids of human strains of Yersinia enterocolitica: Molecular relatedness and possible importance for pathogenesis. J Infect Dis 147:107–115
12. Heesemann J, Algermissen B, Laufs R (1984) Genetically manipulated virulence of Yersinia enterocolitica. Infect Immun 46:105–110
13. Heesemann J, Egger C, Schröder J, Laufs R (1986) Serological diagnosis of yersiniosis by immunoblot technique using plasmid-encoded antigens of Yersinia enterocolitica. In: Simon C, Wilkinson P (eds) Diagnosis of infectious diseases – new aspects. Schattauer, Stuttgart, pp 79–88

14. Heesemann J, Gross U, Schmidt N, Laufs R (1986) Immunochemical analysis of plasmid-encoded proteins released by enteropathogenic *Yersini* species grown in calcium-deficient media. Infect Immun 54:561–567
15. Heesemann J, Kalthoff H, Koch F (1986) Monoclonal antibodies directed against plasmid-encoded released proteins of enteropathogenic Yersinia. FEMS Microbiol Lett 36:15–19
16. Heesemann J, Eggers C, Schröder J (1987) Serological diagnosis of yersiniosis by immunoblot technique using virulence-associated antigen of enteropathogenic Yersiniae. Contrib Microbiol Immunol 9:285–289
17. Heesemann J, Schröder J, Ulrich M (1988) Analysis of the class-specific immune response to *Yersinia enterocolitica* virulence-associated antigens in oro-gastrically infected rabbits. Microb Pathogen 5:447
18. Hoogkamp-Korstanje JAA, J Koning de, Heesemann J (1988) Persistence of *Yersinia enterocolitica* in man. Infection 16:81–85
19. Jackson MP, Neill RJ, O'Brien AD, Holmes RK, Newland JW (1987) Nucleotide sequence analysis and comparison of the structural genes for Shiga-like toxin I and Shiga-like toxin II encoded by bacteriophages from *Escherichia coli* 933. FEMS Microbiol Lett 44:109–114
20. Karch H, Meyer T (im Druck) Evaluation of oligonucleotide probes for identification of Shiga-like-toxin-producing Escherichia coli. J. Clin Microbiol 27
21. Karch H, Strockbine NA, O'Brien AD (1986) Growth of *Escherichia coli* in the presence of trimethoprim-sulfamethoxazole facilitates detection of Shiga-like toxin producing strains by colony blot assay. FEMS Microbiol Lett 35:141–145
22. Karch H, Heesemann J, Laufs R (1987) Phage-associated cytotoxin production by and enteroadhesiveness of enteropathogenic *Escherichia coli* isolated from infants with diarrhea in West Germany. J Infect Dis 155:707–715
23. Karch H, Heesemann J, Laufs R, O'Brien AD, Tacket CO, Levine MM (1987) A plasmid of enterohemorrhagic Escherichia coli 0157:H7 is required for expression of a new fimbrial antigen and for adhesion to epithelial cells. Infect Immun 55:455–461
24. Karch H, Bitzan M, Pietsch R, Stenger K-O, von Wulffen H, Heesemann J, Düsing R (1988) Purified verotoxin of Escherichia coli 0157:H7 decrease prostacyclin synthesis by endothelial cells. Microb Pathogen 5:215–221
25. Karmali MA (1989) Infection by Verocytotoxin-producing Escherichia coli. Clin Microbiol Rev 2:15–38
26. Karmali MA, Steele BT, Petric M, Lim C (1983) Sporadic cases of hemolytic uremic syndrome associated with fecal cytotoxin and cytotoxin-producing Escherichia coli. Lancet I:619–620
27. Knapp W (1959) Pasteurella pseudotuberculosis unter besonderer Berücksichtigung ihrer humanmedizinischen Bedeutung. Ergebn Mikrobiol 32:196–269
28. Levine MM (1987) Escherichia coli that cause diarrhea: Enterotoxigenic, enteropathogenic, enteroinvasive, enterohemorrhagic, and enteroadherent. J Inf Dis 155:377–389
29. Levine MM, Xu J-G, Kaper JB, Lior H, Prado V, Tall B, Nataro J, Karch H, Wachsmuth K (1987) A DNA probe to identify enterohemorrhagic Escherichia coli of 0157:H7 and other serotypes that cause hemorrhagic colitis and hemolytic uremic syndrome. J Infect Dis 156:175–182
30. Meyer T, Bitzan M, Sandkamp O and Karch H (1989) Synthetic oligodeoxyribonucleotide probes to detect verocytotoxin-producing Escherichia coli in diseased pigs. FEMS Microbiol Lett 57:247–252
31. O'Brien AD, Holmes RK (1987) Shiga and Shiga-like toxins. Microbiol Rev 51:206–220
32. Riley LW, Remis RS, Helgerson SD, McGee HB, Wells JG, Davis BT, Hebert RJ et al. (1983) Hemorrhagic colitis associated with a rare Escherichia coli serotype. N Engl J Med 308:681–685
33. Weinstein DL, Jackson MP, Samuel JE, Holmes RK, O'Brien AD (1988) Cloning and sequencing of a Shiga-like toxin type IIvariant from an Escherichia coli strain responsible for edema disease of swine. J Bacteriol 170:4223–4230

Diskussion

Prof. Dr. Müller:

Vielen Dank, Herr Karch, für die eindrucksvollen Befunde. Escherichia coli stand einmal im hinteren Glied der Diarrhö-Erreger, das Bild ändert sich ja drastisch.

Prof. Dr. Kist:

Ich habe zwei Fragen: Die erste Frage: Kann man die enterotoxinbildenden oder die verozytotoxinbildenden E. coli durch morphologische oder biochemische Methoden von den nicht-toxischen Coli unterscheiden? Und die zweite Frage: Würden Sie das Vorhandensein hoher IgA-Titer bei Yersinia eher für was Nützliches oder was Schädliches halten?

Prof. Dr. Karch:

Zur ersten Frage: Eine Unterscheidung aufgrund biochemischer Merkmale von pathogenen und nicht-pathogenen Coli ist nicht möglich, das ist die Problematik bei der Coli-Diagnostik. Eine bedingte Ausnahme bilden die Coli 0157. Es sind Sorbit-positive E. coli 0157-Stämme bekannt, durch die u. a. sieben Kinder an einem hämolytisch-urämischen Syndrom erkrankt sind, bei denen man nur über die DNA-Hybridisierung die Serotoxingene nachgewiesen und dann festgestellt hat, daß sie hochtoxisch sind. Ob das IgA bei einer chronischen Yersiniose was Nützliches oder Schädliches ist, ist schwer zu sagen. Es ist sicherlich ein Indiz, daß die Yersinien persistieren, weil das IgA normalerweise eine sehr kurze Halbwertzeit hat.

Prof. Dr. Ottenjann:

Im British Journal ist über eine Endemie in England berichtet worden, bei der Schwesternschülerinnen mit Escherichia 0157 H7 infiziert waren. Vorwiegend wurde eine rechtsseitige Kolitis beobachtet, die durch blutige Stühle auffiel. Meine Fragen: Ist die hämorrhagische Kolitis tatsächlich häufiger rechtsseitig als linksseitig auftretend? Zweite Frage: Was bedeutet Escherichia Coli 0157 H7 bei einer Colitis ulcerosa? Ist dieser Keim als obligatorisches Phatogen anzusehen oder kann es eher als Zufallsbefund gelten, als einem Keim, der durch die Bedingungen der Colitis ulcerosa wachsen kann?

Prof. Dr. Karch:

Die Häufigkeit von E. coli 157 H7 in Deutschland ist nicht bekannt, weil es nur eine Handvoll Laboratorien gibt, die diese Diagnostik überhaupt durchführen können, z. B. Prof. Kist, Freiburg, der diese Toxinbildner nachweisen kann. Wir betreiben diese Diagnostik seit drei Jahren und unsere Beobachtungen zeigen, daß sie in einer Häufigkeit wie Shigellen oder Yersinien, nicht so häufig wie Salmonellen, vorkommen. Das klinische Bild ist sehr unterschiedlich. Es werden blutige Durchfälle, die maximal 14 Tage anhalten, beobachtet. Die Erreger sind nach drei Wochen in der Stuhlprobe nicht mehr nachweisbar.

Bei Colitis ulcerosa Patienten habe ich noch kein E. coli ohne 157 H7 nachweisen können. Ca. 80–100 % der in den Stuhlproben dieser Patienten nachweisbaren E. coli-Stämme sind 02 H5. Dies ist eine sehr starke Korrelation, da sich dieser Keim bei Darmgesunden eigentlich nicht finden läßt. Zur Pathogenität kann man derzeit noch nichts sagen, allerdings finden sich bei Colitis ulcerosa-Patienten (bei denen wir Coli-Stämme in der Stuhlprobe nachweisen) hohe Antikörper-Titer gegen die beteiligten Toxine.

Mikrobieller Antagonismus: Eine Untersuchung zu Saccharomyces boulardii

E. Bergogne-Berezin

„Mikrobieller Antagonismus bezeichnet die Hemmung, Verletzung oder Tötung einer Mikroorganismus-Art durch eine andere . . .“

Geschichtliches

Seit Beginn des mikrobiologischen Zeitalters, sobald Wissenschaftler und allen voran Louis Pasteur (1822–1895) sich der Bedeutung von Mikroorganismen im Zusammenhang mit Infektionskrankheiten bewußt wurden [12], wurde das Vorhandensein vielfältiger Klassen von lebenden Mikroorganismen in der Umwelt nachgewiesen [11].

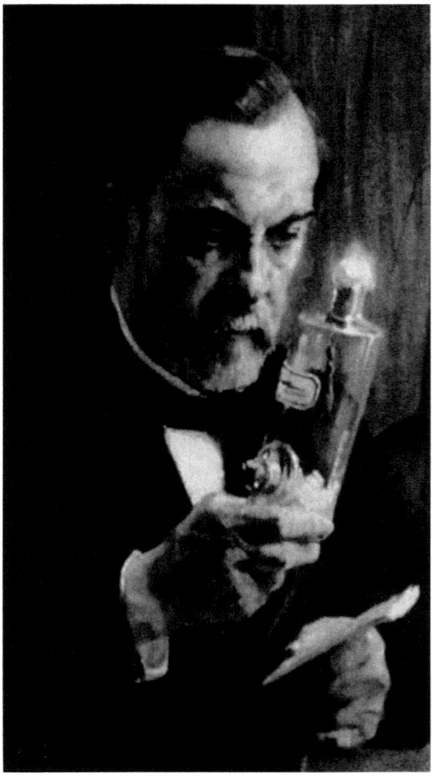

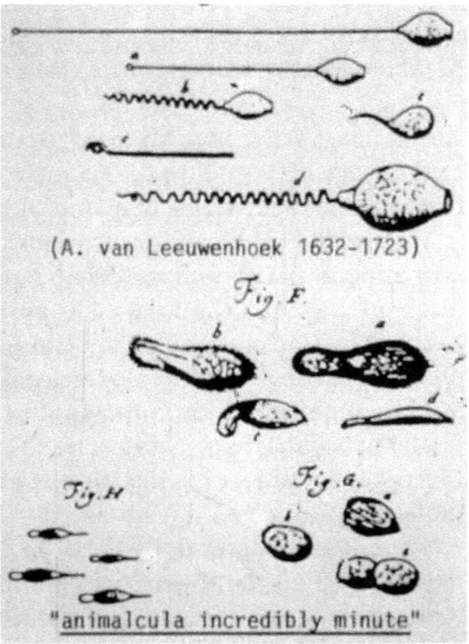

In den Pionierjahren der Mikrobiologie postulierten Pasteur, Koch und Tyndall die Allgegenwärtigkeit, Anzahl und Arten von Bakterien, Einzellern und Hefen. Hierdurch wurde auch die Vorstellung von Wettbewerb und Antagonismus zwischen diesen Lebewesen bestärkt. Sie beobachteten, daß Kulturen durch die in der Luft enthaltenen Bakterien und Sporen kontaminiert wurden [7] und schlossen auf einen möglichen antagonistischen Mechanismus. Der erste experimentelle Antagonismus wurde 1877 in vitro beobachtet, als Pasteur und Joubert feststellten, daß das Wachstum von Bacillus anthracis nach Kontamination mit Bacillus subtilis gehemmt war. Zunächst deuteten sie das Phänomen als Wettbewerb um die Sauerstoffzufuhr.

Pasteur wies 1880 nach, daß der mikrobielle Antagonismus physiologisch auf die Hemmwirkung durch mikrobiell gebildete chemische Produkte zurückzuführen ist. Er sagte voraus: „Diese Antagonismusphänomene . . . geben Anlaß zu größten Hoffnungen für Therapieansätze." Pasteur beobachtete auch, daß der Auslöser einer Hühnerkrankheit, das Bakterium Pasteurella multocida (zuvor P. cholerae-gallinarum, Trevisan 1887), spezifisch durch Kulturfiltrate aus B. subtilis und Pseudomonas aeruginosa gehemmt wurde; dies bestätigte die Hemmwirkung von Substanzen biologischer Genese gegenüber Mikroorganismen.

Emmerich und Loew verwendeten 1899 ähnliche Kulturfiltrate aus P. aeruginosa zur Hemmung des Wachstums von Streptokokken, Staphylokokken und Corynebacterium diphterieae; das hemmende Produkt wurde gereinigt und als „Pyocyanase" identifiziert; in mehreren Ansätzen wurde versucht, dieses allererste „Antibiotikum" für die lokale Behandlung des Milzbrands (B. anthracis) beim Menschen einzusetzen.

Mikrobieller Antagonismus im Erdboden

Zahlreiche Arten von Mikroorganismen kommen praktisch ubiquitär in der Erdoberfläche vor. Ihre ökologischen Beziehungen zu allen übrigen Lebensformen und zum Menschen sind äußerst vielschichtig.

Waksman [13] (Nobelpreisträger) erforschte früh (1919) die im Erdboden vorhandenen Aktinomyzeten und zeigte, daß die Erde unzählige „Umweltnischen" bereithält, an die sich tausende von Arten angepaßt haben: Protozoen, Algen, Schimmelpilze, Bakterien mannigfaltiger biochemischer und physiologischer Typen, Bakteriophagen, Nematoden, Insekten usw., die alle kommensal oder antagonistisch miteinander in einem ökologischen Gleichgewicht leben. Natürliche Ökosysteme des Erdbodens schließen auch Mikrobenstämme ein, die als „Raubtiere" und „Parasiten" leben [1]; das Nebeneinander von „Angreifern" und „Opfern" trägt zu dem antagonistischen Gleichgewicht der Mikroflora des Erdbodens bei.

Häufige Fluktuationen zwischen den Populationen beruhen auf ungleichmäßiger Nährstoffzufuhr, jahreszeitlichen Temperaturschwankungen, Wasserstandsveränderungen [10], unterschiedliche Dungmengen usw. Es existieren verschiedene Beispiele für die Beziehungen zwischen Mikroorganismen; aus dem Verhalten von Rhizobium im Erdboden läßt sich z. B. auf die Bedeutung von Einzellern schließen: werden Rhizobien in einer Konzentration von mehr als 10^8/g zugeführt, steigt die Zahl der vorhandenen Einzeller an, während Rhizobium bis auf ca. 10^7/g zurückgeht [1]. Einzeller können sich von Rhizobium ernähren, die Population bleibt jedoch stabil. Die Vermutung liegt nahe, daß Einzeller bakterielle Populationen im Erdboden regulieren.

Ebenso wurde auch das Vorhandensein von „Mikroräubern“ wie Bdellovibrio bacteriovorus in einzelligen Schleimpilzen und Bakterien nachgewiesen; Bdellovibrio greift Rhizobium und gramnegative Bakterien an, indem es deren Zellwand durchdringt und sich im Inneren der Zelle vermehrt. Derartige antagonistische Mechanismen tragen dazu bei, die Bakteriendichte der Umwelt zu verringern und so das natürliche ökologische Gleichgewicht aufrechtzuerhalten.

Beginn des antibiotischen Zeitalters: In-vitro-Antagonismus

Der erste in der Luft vorhandene Saprophyt, der 1929 Flemings Interesse erregte, war ein gewöhnlicher Schimmelpilz, Penicillium notatum.

Im 19. Jahrhundert hatte Sanderson bereits 1871, Lister 1875, Tyndall 1876 nachgewiesen, daß Bakterien in Gegenwart bestimmter Penicilliumstämme, eines von Link 1809 beschriebenen Schimmelpilzes, nicht wachstumsfähig waren.

Als eine Kultur in einer Petrischale mit Penicillium notatum kontaminiert wurde, erprobte Fleming die antimikrobielle Wirksamkeit des Pilzes. Er wies das Vorhandensein eines löslichen, hochpotenten, von dem Schimmelpilz produzierten antagonistischen Stoffs nach und nannte das Produkt Penizillin.

Eine derartige biologische Substanz, die ausschließlich Mikroorganismen antagonisiert, könnte logischerweise „antimikrobiotisch“ genannt werden; sie wurde von Waksman 1945 endgültig als „Antibiotikum“ bezeichnet [7].

Mikrobieller Antagonismus beim Menschen: Wechselbeziehungen zwischen Organismen

Die Beziehungen zwischen tierischen und menschlichen Wirten gegenüber anderen Organismen reichen unter natürlichen Bedingungen von völliger gegenseitiger Gleichgültigkeit (Neutralismus) bis zum wechselseitigen Antagonismus: eine der häufigsten Arten des Zusammenlebens von Wirten und Mikroorganismen ist der Kommensalismus, bei dem der Mikroorganismus von der Verbindung profitiert, der Wirt jedoch nicht beeinträchtigt wird. Zwischen dem Menschen und den meisten Mikroorganismen ist diese Form am häufigsten anzutreffen: praktisch überall in unserer Umwelt sowie in allen Teilen der Körperoberfläche, im gesamten Verdauungstrakt, in den oberen Atemwegen, im Harnwegssystem. Das Parasitentum der Mikroorganismen beruht auf ihrer Fähigkeit, *in* und *von* der Mukosa des Wirts zu leben, ohne bei diesem eine Abwehrreaktion auszulösen.

Neugeborene werden bei der Geburt kontaminiert und beherbergen ihr ganzes Leben verschiedenste Arten mikroskopisch kleiner Parasiten und Kommensalen. Tierisches und menschliches Leben ist an den ständigen Kontakt mit mikrobiellem Leben gut angepaßt. Unter normalen Bedingungen verursachen die meisten dieser Mikroorganismen selten oder niemals Krankheiten. Der Darm eines Erwachsenen ist etwa 8 m lang und beherbergt eine enorme Zahl von Mikroorganismen.

Hieraus ergeben sich mehrere Fragen:

1. Welche Auswirkungen hat das Vorhandensein vermutlich harmloser Bakterien im Darm auf unsere Ernährung?
2. Produzieren diese Bakterien für uns Vitamine?
3. Produzieren sie irgendeine Art von „Antibiotika“, die eine Kontamination mit „fremden“ Keimen verhindern könnten?
4. Sind sie in der Lage, Toxine oder Gifte zu produzieren, die für den Wirt und/oder andere Mikroorganismen Gefahren bergen?
5. Haben ihre Anwesenheit und ihr Wachstum im Darmlumen Auswirkungen auf das Immunverhalten des Wirtes?

Diese Fragen sollen im folgenden beantwortet werden.

Das Ökosystem des Darms

In zahlreichen Studien wurde die Bedeutung des Mikrobenhaushalts für den gastroenterologischen Bereich untersucht: zunächst wurden Tierversuche an „keimfreien“ (axenischen) Wirtstieren durchgeführt, bei denen die Reaktion der Wirte auf die Besiedlung mit bekannten Mikroorganismen untersucht wurde [4, 5]. Aus diesen Versuchen wurde das Konzept des intestinalen Ökosystems und des von der gastrointestinalen Mikroflora gegen pathogene Organismen ausgeübten „Barriereeffekts“ entwickelt.

Die Darmflora umfaßt eine Vielzahl von Pro- und Eukaryonten. Unter normalen Bedingungen besteht zwischen den Bestandteilen der gastrointestinalen Mikroflora ein empfindliches Gleichgewicht, das Teil des „Ökosystems im Darm“ ist. Zu den direkten Interaktionen zwischen den unterschiedlichen Bakterienstämmen gehören enge Antagonismusbeziehungen, die für die nötige Stabilität der Darmflora sorgen. Im Rahmen des in vivo im Darm vorliegenden mikrobiellen Antagonismus scheinen Bakteriozine eine wichtige Rolle zu spielen [8].

Kennzeichen der normalen Mikroflora im menschlichen Darm

1. *Die Hauptmerkmale der normalen Mikroflora im menschlichen Magen-Darm-Trakt* sind genau festgelegt:
   - Eine normale Darmflora besteht nur aus bestimmten, festgelegten Organismen.
   - Sie ist auf lange Sicht relativ konstant.
   - Die spezifischen Organismen können geographisch genau festgelegt werden.
   - Bei normalen Individuen ist die Darmflora im großen und ganzen stabil. In den 70er Jahren wurden für die mikrobielle Ökologie des Darms Konzepte entwickelt [9], die von einer Zweiergruppierung der großen Zahl von Darmbakterien ausging: autochthone (d. h. angeborene) Darmflora und allochthone Mikroben (vorübergehend vorhandene Bakterien). Die erste Gruppe besteht aus stabilen Populationen, die beim normalen Individuum eng mit dem Mukosaepithel verbunden sind. Trotz ihrer relativen Stabilität ist diese autochthone Flora abhängig von den jeweiligen Abschnitten im Magen-Darm-Trakt: je tiefergelegen der Abschnitt, desto differenzierter die Flora.

   Unter den Darmbakterien überwiegt die relativ harmlose Art Escherichia coli, deren gehäuftes Auftreten im Trinkwasser als Anzeichen für eine fäkale Verunreinigung gilt. Die meisten der 400 vorhandenen Arten sind Anaerobier. Auch viele harmlose Bakterien existieren im Darm, wie z. B. *Enterococcus faecalis,* eine Enterokokkenart. Das Gleichgewicht dieser komplizierten Flora wird beeinflußt durch verschiedene lokal bedingte Faktoren wie Ernährungsgrad, Zellumsatz des Epitheliums, Peristaltik und Schleimfluß auf der Mukosaoberfläche sowie durch den Antagonismus zwischen verschiedenen Mikrobenarten.
2. *Die vorübergehend vorhandenen Bakterienpopulationen* sind äußerst variabel: sie werden von der Umwelt aufgenommen und können die Epitheloberfläche besiedeln:

   – Unter normalen Bedingungen können allochthone Bakterien den Magen-Darm-Trakt nicht besiedeln; eine Erklärung liefert das Konzept der „Besiedlungsresistenz", demzufolge der Wirt normalerweise gegen die Besiedlung mit „neuen" Stämmen resistent ist und diese aufgrund mangelnder Stabilität rasch aus dem Darm eliminiert werden [2].

   – In normalen Populationen beim Menschen können akut mit der Nahrung aufgenommene pathogene Keime vorübergehend die Epitheloberfläche des Darms besiedeln und von hier aus in das Epithel eindringen, wie z. B. Shigella. Viele Nahrungsmittelpathogene sind verantwortlich für vereinzelt oder epidemisch auftretende Diarrhöen; so z. B. die Spezies von Salmonella, enterotoxigene Escherichiaarten, Vibrionen, Yersinien, Aeromonasarten, Campylobacterspezies, Bacillus cereus.

   – Unter bestimmten Bedingungen kann es bei gestörter Abwehrfunktion des Trägers im Krankenhaus zu einer vermehrten Aufnahme mit anschließender Infektion kommen. Dies geschieht bei Patienten in Intensivpflege, deren Verdauungstrakt ständig von der Umgebung kontaminiert wird: Pseudomonas, E. coli, Acinetobacter sind als opportunistische Bakterien an nosokomialen Infektionen beteiligt und besitzen normalerweise eine geringe Virulenz: in Wirten mit herabgesetzter Immunabwehr ist ihre Virulenz jedoch stärker ausgeprägt.

3. Ein anderes schwerwiegendes, wenn auch nicht allzu häufiges Problem bei Patienten in Intensivstationen ist das Auftreten einer pseudomembranösen Kolitis (nekrotisierenden Enterokolitis) auf Basis des Eindringens und Überwucherns von Clostridium difficile, eines toxigenen, sporenbildenden Anaerobiers, meist in Verbindung mit einem bestimmten Typ Antibiotikatherapie (Amoxicillin, Clindamycin, einige vorwiegend biliär ausgeschiedene Cephalosporine).

Die Schutzfunktion des intestinalen Ökosystems

Auf die Bedeutung der antibiotikainduzierten Diarrhö wurde hingewiesen und gezeigt, daß Breitbandantibiotika tiefgreifende Veränderungen in der Zusammensetzung der Darmflora auslösen können [2, 3]. Um das Überwuchern einzelner Bakterien zu verhindern und das gestörte Gleichgewicht der normalen Bakterienbesiedlung des Darms mittels einer „Ersatzflora" wiederherzustellen, wurde die Hefeart Saccharomyces boulardii empirisch zur Prävention unterschiedlicher Diarrhöauslöser eingesetzt. Die Verwendung dieser Antibiotikabegleittherapie zur Vorbeugung diverser Darmstörungen war lange Zeit umstritten oder wurde zumindest als zwar sicher, aber doch sinnlos angesehen. Die heute vorliegenden Erkenntnisse stammen aus dem sorgfältigen Studium des dieser Hefe eigenen Wirkmechanismus. Lyophilisierte S. boulardii werden in Westeuropa v. a. als orale Begleittherapie zusammen mit antimikrobiellen Präparaten zur Vermeidung der Nebenwirkungen von Breitbandantibiotika eingesetzt, da diese das normale Gleichgewicht der Darmflora schädigen. In den letzten Jahren wurden in In-vivo-Studien am Tier wichtige Erkenntnisse gewonnen [6].

In In-vitro-Untersuchungen wurde die antagonistische Wirkung von S. boulardii gegenüber Bakterien wie Pseudomonas aeruginosa und Staphylococcus aureus nachgewiesen, die bei Patienten in Intensivpflege Diarrhöen auslösen [3] (s. Abb. 1): diese Ergebnisse bestätigen die Bedeutung von S. boulardii als systematische Begleittherapie zur Antibiotikabehandlung von Patienten auf Intensivstationen. Dabei wurde das Wachstum von Pseudomonas aeruginosa, welche häufig an der Entstehung von Diarrhöen bei diesen Patienten beteiligt sind, eingedämmt. Die Details der antagonistischen Effekte der Hefe gegenüber einigen Darmstörungen auslösenden Bakterienarten erfordern weitere Untersuchungen, wenn auch neueste Studien signifikante Ergebnisse erbracht haben, z. B. bezüglich der Interaktion von S. boulardii-Suspensionen mit den enzymatischen Vorgängen in der

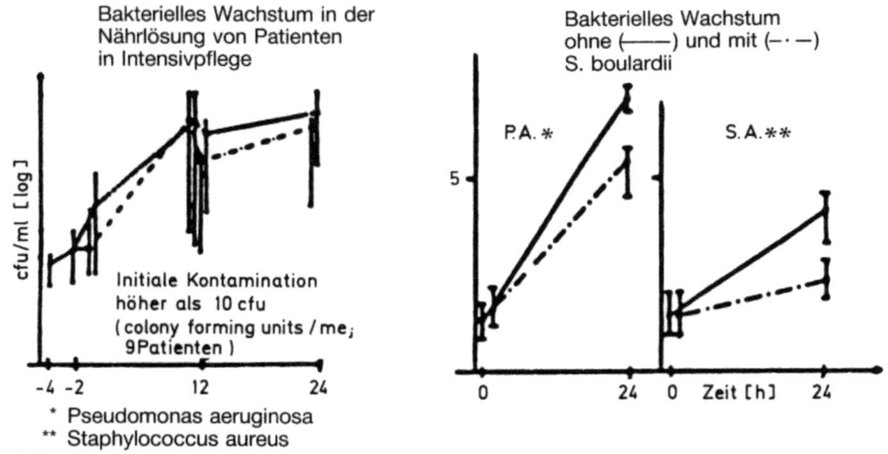

Abb. 2

Bürstensaummembran der Darmmukosa. Die Mechanismen der direkten Interaktionen zwischen S. boulardii und Bakterien oder Candidaarten müssen noch erforscht werden.

Zusammenfassung

Die normale Mikroflora im menschlichen Darm umfaßt eine Vielzahl von Pro- und Eukaryonten. Unter den 400 verschiedenen Bakterienarten überwiegen die Anaerobier. Unter normalen Bedingungen besteht zwischen den Bestandteilen der gastrointestinalen Mikroflora ein empfindliches Gleichgewicht, das Teil des „Ökosystems im Darm" ist. Zu den direkten Interaktionen zwischen den unterschiedlichen Bakterienstämmen gehören enge Antagonismus-Beziehungen, die für die nötige Stabilität der Darmflora sorgen. Das Konzept des *mikrobiellen Antagonismus* wurde in frühen Studien 1925 von Waksman entwickelt, wobei er davon ausging, daß die Bakterienbesiedlung der Umwelt in einem natürlichen Ökosystem organisiert ist. Neuere tierexperimentelle Studien und *In-vitro*-Untersuchungen bestätigen die Bedeutung des mikrobiellen Antagonismus für das Gleichgewicht der Darmflora. Es wurde nachgewiesen, daß bei Patienten in Intensivpflege häufig antibiotikainduzierte Darmstörungen auftreten, welche durch Ausnutzung der antagonistischen Eigenschaften der Hefe *Saccharomyces boulardii* vermieden werden können: *In-vitro*-Versuche bestätigten die antagonistischen Wirkungen dieser Hefe gegenüber Suspensionen aus *Pseudomonas aeruginosa* und *Staphylococcus aureus,* welche am häufigsten für Diarrhöen bei Intensivpatienten verantwortlich sind.

Literatur

1. Alexander M (1981) Why microbial predators and parasites do not eliminate their prey and hosts. Ann Rev Microbiol 35:113–133
2. Barza M, Giuliano M, Jacobus NV, Gorbach SL (1987) Effect of broadspectrum parenteral antibiotics on „colonization resistance" of intestinal microflora of humans. Antimicrob Agents Chemother 31:723–727
3. Bornet M, Bergogne-Berezin E (1986) Développement bactérien dans l'alimentation entérale. Intérêt de l'addition de *Saccharomyces boulardii.* Sci Aliments 6 (n°hors série VI):63–73
4. Ducluzeau R, Bellier M, Raibaud P (1970) Transit digestif de divers inoculums bactériens introduits *per os* chez des souris axéniques ou holoxéniques (conventionnelles): effet antagoniste de la microflore du tractus gastro-intestinal. Zentralbl Bakteriol Parasitenkdl Infectionskr Hyg 1 Orig 213:533–548
5. Ducluzeau R, Raibaud P, Bellier M, Galinha A (1969) Ensemencement de douze souches bactériennes dans le tube digestif de souris axéniques. I-Etude cinétique de l'implantation et de l'équilibre obtenu dans les fèces des souris „gnotoxéniques". Ann Inst Pasteur 116:345–369
6. Ducluzeau R, Bensaada M (1982) Effet comparé de l'administration unique ou en continu de *Saccharomyces boulardii* sur l'établissement de diverses souches de *Candida* dans le tractus digestif de la souris gnotoxéniques. Ann Microbiol (Inst Pasteur) 133 B:491–501
7. Frobisher M, Hinsdill RE, Crabtre KF, Goodheart CR (1974) Fundamentals of microbiology. In W. B. Saunders Co 9th Ed Philadelphia
8. Govan JRW (1986) *In vivo* significance of bacteriocins and bacteriocin receptors. Scand J Infect Dis Suppl 49:31–37
9. Savage DC (1977) Microbial ecology of the gastrointestinal tract. Ann Rev Microbiol 31:107–133
10. Smith DW (1978) Water relations of microorganisms in nature. In Kushner DJ (ed) Microbial Life in Extreme Environments, Academic Press, London, New-York, San-Francisco, p 369–380
11. Stanier RY, Doudoroff M, Adelberg EA (1970) The Microbial World. Englewood Cliffs NJ, E^{d}ed, Prentice-Hall Inc
12. Vallery-Radot R (1926) The life of Pasteur. Doubleday-Doran and Co, New-York
13. Waksman SA (1964) Ma vie avec les microbes. Albin-Michel, Paris

Intestinaler Candidabefall als Provokationsfaktor für Neurodermitis. Candida albicans in den Fäzes/candidaspezifische IgE im Serum

I. Menzel

Einleitung

Die *Neurodermitis,* das *endogene Ekzem,* die *atopische Dermatitis* ist eine chronische Dermatose mit genetischer Disposition bei multifaktoriellem Erbgang.

An immunologischen Laborparametern sind bestimmte Störungen im Bereich des T-Zellsystems bekannt sowie teilweise extreme Erhöhungen des Gesamt-IgE und der spezifischen IgE.

Sie ist aus bisher nicht geklärten Gründen eine Dermatose vorzugsweise des Kindesalters, mit einer Persistenz jenseits der Pubertät, die mit einem Drittel bis einem Viertel angegeben wird.

Die Ekzemkrankheiten aus dem atopischen Formenkreis lassen in den letzten Jahren eine ständige Zunahme manifester Erkrankungen konstatieren: Zum einen kamen an unserem Zentrum vermehrt Fälle schwerster generalisierter Neurodermitis bei Säuglingen und Kleinstkindern zur Aufnahme, die eine atopische Familienanamnese vermissen lassen, so daß in diesen Fällen von einer „familiären Erstmanifestation“ auszugehen ist.

Zum anderen häufen sich in unserem Krankengut auch Fälle von adulter „Dermatitis atopica tarda“, bei welchen bis dato weder in der Familienanamnese noch in der Eigenanamnese atopische Erkrankungen eruierbar waren.

Charakteristisch für die Neurodermitis ist der schubweise Verlauf.

„Auslöser“ oder „Trigger“ für den aktuellen Schub können psychische Faktoren sein. Desgleichen können somatische Faktoren als Trigger für einen Neurodermitisschub relevant werden. Beim Säugling ist u. a. das Zahnen als Trigger für den Ausbruch einer Neurodermitis bekannt, bakterielle oder virale Infekte, Impfungen können als Auslöser relevant werden. Über die Rolle nutritiver Antigene sind die Meinungen nicht einhellig.

An unserem Zentrum werden Neurodermitispatienten bei Neu- oder Wiederaufnahme routinemäßig auf „Trigger“ untersucht. Dazu gehören seit ca. 10 Jahren auch mykologische Untersuchungen von Stuhlproben und candidaspezifischen Antikörpern im Serum.

Über erste Hinweise auf eine mögliche Provokation der atopischen Dermatitis durch einen intestinalen Candidabefall mit gleichzeitigem Nachweis spezifischer Candida-IgE-Antikörper wurde bei einem kleineren Kollektiv von 35 Patienten bereits 1983 berichtet [11]. 1985 erschien eine russische Publikation von Vedrova und Malinka über „Candida bei Kindern mit Neurodermitis" [21], 1988 von Hauss eine ausführliche Darstellung der Pathogenitätsrolle von Candida albicans bei Neurodermitis [7].

An einem größeren Kollektiv von 208 kulturell positiven Neurodermitispatienten wurde nun das Vorkommen candidaspezifischer IgE-Antikörper im Serum überprüft.

Patientenkollektiv

Neurodermitispatienten beiderlei Geschlechts und aller Altersklassen vom Säuglingsalter bis ins reife Erwachsenenalter. Der älteste untersuchte Patient war 57 Jahre alt.

Es handelte sich überwiegend um stationäre Patienten mit einem meist schweren generalisierten Befall von Neurodermitis von sowohl akut-ekzematöser als auch chronisch-lichenoider Form. Die Bestandsdauer der Neurodermitis war, da ja auch Säuglinge mit einbezogen wurden, je nach Alter der Patienten wenige Wochen bis Jahre und Jahrzehnte.

Untersucht und ausgewertet wurden in der hier vorliegenden Studie: Gesamt-IgE und candidaspezifische IgE (Candidin-IgE) bei 208 Patienten in den Jahren 1986, 1987 und 1988.

Als Antigen wurde Candidin m5 von Pharmacia Phadebas benutzt, ein Gemisch aus Zellwand- und Zytoplasmaproteinen von Candida albicans.

Kontrollkollektiv

18 Patienten mit 12 verschiedenen anderen Dermatosen [11].

Ergebnisse

1. Von den insgesamt 208 untersuchten Neurodermitispatienten zeigten 75 candidaspezifische IgE-Antikörper im Serum (36 %).
2. Bei einer Unterteilung in Altersgruppen von unter bzw. über 20 Jahre ergab sich dabei ein Anteil Candidin-IgE-positiver Patienten von 64 % bei den über 20jährigen Patienten(!) gegenüber 15 % bei den unter 20jährigen. Die Befunde sind im einzelnen in Tabelle 1 und Abb. 1 zusammengestellt.
3. Gesamt-IgE und Candidin-IgE sind nicht korreliert.
4. Die Patienten des Kontrollkollektivs zeigten keine candidaspezifischen IgE-Antikörper.

Tabelle 1. Candidin-IgE bei Neurodermitis (Dermatitis atopica)

	Gesamt Abs	[%]
Gesamtzahl Patienten	208	100
Über 20	91	44
Unter 20	117	56
Positive Patienten	75	36
Über 20	58	64
Unter 20	17	15

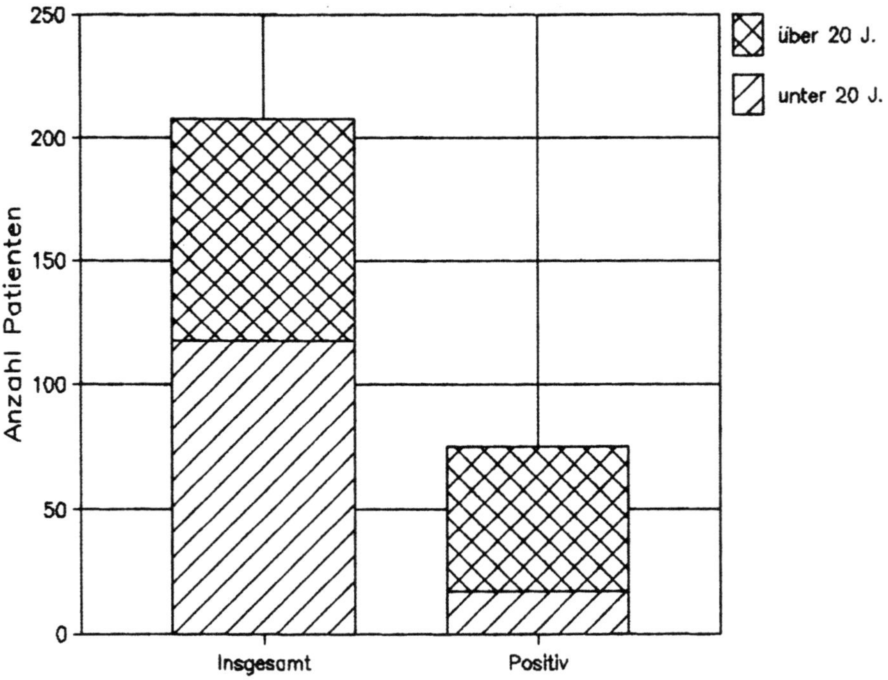

Abb. 1. Candidin-IgE bei Neurodermitis (Dermatitis atopica)

Therapie

Der Einsatz von oralen nichtresorbierbaren Antimykotika (Nystatin, Ampho-Moronal, Natamycin) erwies sich als vorteilhaft. Gleichzeitige Einhaltung einer zuckerfreien und kohlenhydratarmen Kost ist notwendig. Begleitende steinkohlenteerhaltige, später wirkstoffreie, pflegende Lokal-

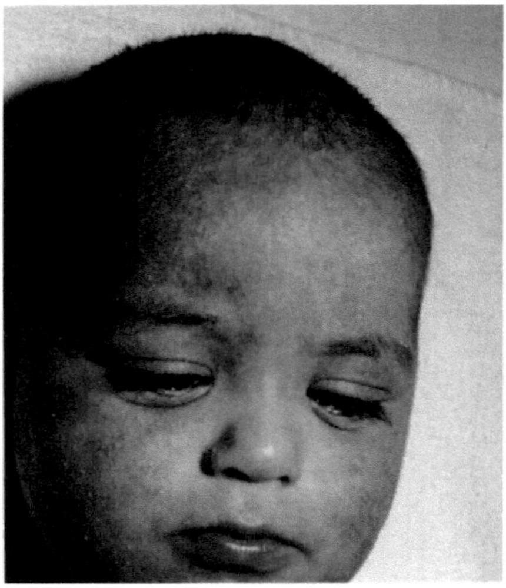

a

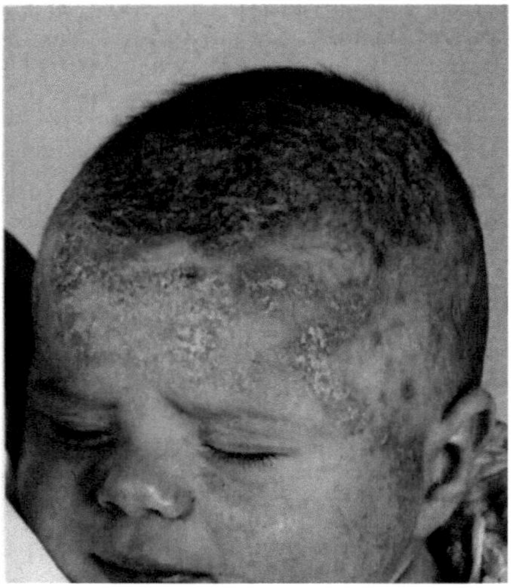

b

Abb. 2a, b. a Gesichtsbefall beim Kleinkind. Erythrosquamöse Hautveränderungen auf Stirn und Wangen. Typische doppelte Unterlidfalte. Bereits erkennbare „Steroid-side effects"; **b** unbehandelte Neurodermitis beim Kleinkind, „Milchschorf"

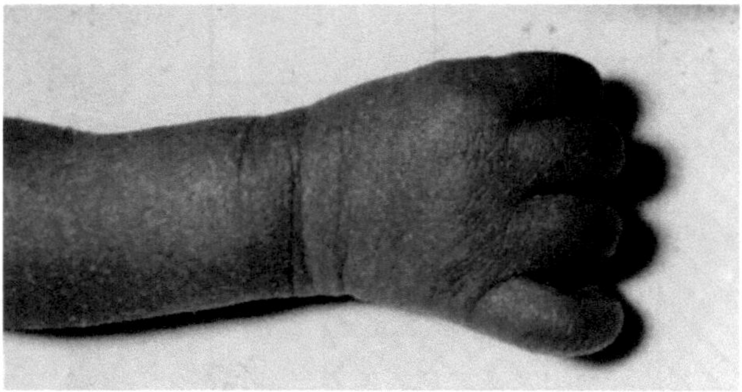

Abb. 3. Großflächig entzündliches Erythem mit Schuppung an Handrücken und Unterarm beim Kleinkind; subakute bis chronische Ekzemphase, beginnende Lichenifikation

therapie läßt auf eine Lokalapplikation von Kortikosteroiden weitgehend verzichten.

Nach einer Therapiedauer von 2–3 Wochen in der verträglichen Höchstdosis des jeweiligen Antimykotikums sollte mit dem Aufbau der meist gestörten physiologischen Darmflora begonnen werden. Es stehen hierfür zahlreiche Handelspräparate mit Lebendkeimen oder Bakterienlyophilisaten zur Verfügung.

Diese Therapie sollte ausreichend lange durchgeführt werden. Je nach Klinik erfordert sie Wochen bis Monate. Überwachende Stuhlkontrollen und gegebenenfalls Wiederholung der antimykotischen Therapie sind sinnvoll und angebracht.

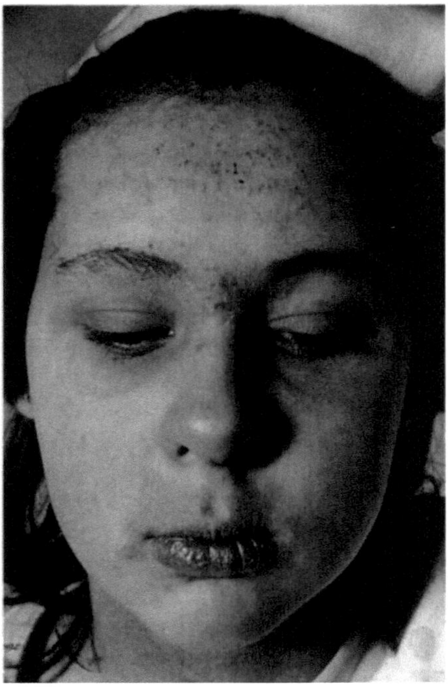

Abb. 4. Neurodermitis des Gesichts bei jugendlicher Patientin, Cheilitis, Ekzematisierung periorbital und im Stirnbereich, zentrale Gesichtsblässe, halonierte Augen

Schlußfolgerungen

Der hohe Prozentsatz von Neurodermitispatienten, die im Serum candidaspezifische IgE-Antikörper nachweisen lassen, ist ein Hinweis auf die tatsächliche Relevanz der intestinalen Candidabesiedlung in der Pathogenese dieser Dermatose.

Der bei den erwachsenen Patienten gefundene Anteil von 64 % gegenüber 15 % bei den unter 20jährigen legt die Vermutung nahe, daß die Dauer des intestinalen Candidabefalls hier eine Rolle spielt. Hierbei werden Fragen der Permeabilitätsänderungen an der Darmwand des Neurodermitispatienten ebenso diskutiert werden müssen [8] wie auch allgemein Fragen der Persorption [10, 17, 19]. Denkbar wäre auch eine Änderung der Immunsituation der Darmwand.

Candida albicans im Darm von Neurodermitispatienten muß somit als einer der möglichen Provokationsfaktoren angesehen werden. Intestinaler Candidabefall kann zur Manifestation dieser genetisch determinierten Dermatose führen.

Diese Beobachtungen lassen sich therapeutisch nutzen.

Die Normalisierung der gestörten Darmökologie ist langwierig, aber sie ist erreichbar. Sie ist ein wesentlicher Faktor für die Stabilisierung des Hautzustands.

Zusammenfassung

Die Neurodermitis ist eine provozierbare Dermatose.

Der kulturelle Nachweis von Candida albicans in den Fäzes einerseits und der serologische Nachweis von candidaspezifischen IgE-Antikörpern andererseits läßt in Candida albicans einen Provokationsfaktor für Neurodermitis vermuten.

Der erhöhte Prozentsatz von 64 % Candida-IgE-positiven Patienten in der Gruppe der über 20jährigen gegenüber 15 % der unter 20 Jahre alten Patienten ist ein Hinweis dafür, daß die meist jahrelange Bestandsdauer der intestinalen Candidabesiedlung in der Entwicklung serologisch erfaßbarer candidaspezifischer IgE-Antikörper eine Rolle spielt.

Die Therapie mit oralen Antimykotika im Verein mit zuckerfreier- und kohlenhydratarmer Kost hat sich in der Behandlung von Neurodermitispatienten mit intestinalem Hefepilznachweis als effektvoll erwiesen.

Literatur

1. Berger M, Kirkpatrick CH, Goldsmith PK, Gallin JI (1980) IgE antibodies to staphylococcus aureus and Candida albicans in patients with the syndrome of hyperimmunglobulin E and recurrent infections. J Immunol 125:2437–2443
2. Crutcher Nancy et al. (1984) Oral Nystatin in the treatment of psoriasis. Arch Dermatol 120:435–436
3. Edge G, Pepys J (1980) Antibodies in different immunglobulin classes to Candida albicans in allergic respiratory disease. Clin Allergy 10:47–58
4. Fleisher MS, Wachowiak M (1987) Monilia as a possible etiologie factor in psoriasis. Arch Dermatol [Suppl] 11:217–221
5. Hantschke D, Olbricht I (1976) Häufigkeit des Sproßpilznachweises im Urin in Abhängigkeit von der Sproßpilzkeimzahl im Stuhl bei antibakteriell und nicht antibakteriell behandelten Kindern. Mycosen 19:193–212
6. Hänel H, Menzel I, Holzmann H (1988) Hohe Phospholipase A Aktivität von Candida albicans aus dem Darm von Psoriatikern. Mycoses 31:451–453
7. Hauss R (1988) Über die Pathogenität von Candida albicans für den Menschen und deren therapeutische Konsequenz. Biol Med 1:32–38
8. Jackson PG, Baker RWR, Lessof MH, Ferret J, Mac Donald DM (1985) Intestinal permeability in patients with eczema and foot allergy. Lancet 13:1285–1286
9. James J, Warin RP (1971) An assessment of the role of candida albicans and foot yeasts in chronic urticaria: Br J Dermatol 83:727
10. Male O (1986, 1988) Persorption. Pathomechanismus und medizinische Bedeutung. Teil 1 und Teil 2. J Am Acad Dermatol 14:242–248; Pilzdialog 1:3–4
11. Menzel I (1984) Zur Provokation der Dermatitis atopica durch intestinale Candidamykose. Hautkr 59:1463–1468. (Nach einem Vortrag auf der 113. Tagung der Vereinigung Südwestdeutscher Dermatologen vom 22.–23. 10. 1983 in Frankfurt am Main)
12. Menzel I, Holzmann H (1986) Überlegungen zum seborrhoischen Kopfekzem und der psoriasis capillitii im Zusammenhang mit intestinalen Mykosen. Hautkr 61:451–454
13. Menzel I, Holzmann H (1988) Seborrhoisches Ekzem, Psoriasis und intestinaler Hefepilzbefall. Ein neues pathogenetisches Konzept? Akt Dermatol 14:314–316
14. Meyer-Rohn J (1971) Chronische Urticaria mit Störung der physiologischen Darmflora; Therapiewoche 31:2203–2204

15. Müller J (1982) Pilze im Gastrointestinaltrakt. Fortschr Med 100:936–941
16. Müller J, Kappe R, Jaeger R, Kubitza D (1986) Die Erregerdiagnostik einheimischer tieflokalisierter Mykosen. Institut für Parasitologie und Mykologie, Zentrum für Hygiene der Universität Freiburg (Broschüre des Instituts)
17. Nikolowski W (1953) Magenresektion und Dysbakterie in ihren Beziehungen zu Hautkrankheiten. Dermatol Wochenschr 48 (128):1165–1173
18. Pabst R (1987) Anatomische Grundlagen für Verdauung und Immunfunktion im Gastrointestinaltrakt. Z Hautkr 62:39–44
19. Rieth H (1986) Myzelhefen im Darm – ein Risiko für Kranke! Pilzdialog 2:33–34
20. Szarnach H, Krysewski, Filiputt J (1972) Beurteilung der Ausscheidungsfähigkeit des Magens und der Dünndarmresorption bei Kranken mit Urticaria chronica, endogenem Ekzem und Acne rosacea. Allergie Immunol (Leipz) 18:287–290
21. Vedrova IN, Malinka AYA (1985) Detection of Candida Fungi in children suffering from diffuse neurodermitis. Vestn Dermatol Venerol 7:61–63
22. Wachowiak W et al. (1929) The occurence of monilia in relation to psoriasis. Arch Dermatol 19: 713–731
23. Zaerko VV, Parfenov AI (1979) On the role of intestinal diseases in the pathogenesis of some dermatoses. Vestn Dermatol Venerol 4:47–53

Diskussion

Prof. Dr. Ottenjann:

Wurde der Therapieversuch doppelblind durchgeführt?

Frau Dr. Menzel:

Nein, das war bisher noch nicht möglich.

Prof. Dr. Ottenjann:

Das wäre aber zur Absicherung Ihrer These entscheidend.

Dr. Böckeler:
Gab es häufiger Rezidive nach einer erfolgreichen Therapie?

Frau Dr. Menzel:

Es gab Rezidive.

Dr. Böckeler:

Sie deuteten auch an, daß die Candida-Besiedlung oftmals ein sekundäres Geschehen sein kann und dann nur symptomatisch behandelt wurde.

Frau Dr. Menzel:

Ja. Es muß auch gesagt werden, daß die Elimination der Hefen beim Atopiker nahezu unmöglich ist. Das ist das Problem. Eine eigene Patientin, mit einer chronischen Urtikaria seit etwa 20 Jahren, hatte massive Befunde von Candida im Stuhl. Ich habe sie fast zwei Jahre mit Nystatin therapiert. Sie war nach vier Wochen klinisch erscheinungsfrei, hatte aber noch im Stuhl ihre Hefen kulturell nachweisbar, auch unter Therapie. Erst nach etwa drei Jahren wurde sie kulturell Candida-frei und ist jetzt, etwa fünf Jahre später, zwei Jahre anhaltend kulturell frei und klinisch symptomfrei. Man weiß nicht, ob solche Patienten nun besonders prädestiniert sind, mit diesem Keim befallen zu werden. Die Elimination ist schwierig, problematisch auch die Compliance, was die Kost anbetrifft.

Dr. Böckeler:

Ich glaube schon, daß eine ganze Reihe von Patienten mit Candida befallen sind, ohne klinische Erscheinungen zu haben und daß das wirklich ein opportunistischer Erreger sein kann.

Frau Dr. Menzel:

Ja, wahrscheinlich. Aber wir sprechen von der Neurodermitis und da denke ich, daß die Candida-Besiedlung vielleicht ein wichtiger Faktor, zumindest ein Co-Faktor ist.

Redner:

Ich habe gelernt, daß der Darm immer Candida-Besiedlung hat?

Frau Dr. Menzel:

Nein, Candida ist kein physiologischer Keim. Er ist zwar häufig; aber ob er normal ist, weil häufig, bleibt zu diskutieren.

Prof. Dr. Müller:

Wir untersuchen seit vielen Jahren Stuhlproben quantitativ mit großen methodischen Aufwand. Candida kommt in der mitteleuropäischen Population auf 50 % positiver Befunde, wobei man aber noch eine untere Nachweisgrenze beachten muß, d. h. weniger als 100 Keime im Stuhl kann man gar nicht nachweisen. Wenn wir ferner serologische Grundtiter interpretieren und Langzeitbeobachtungen mit einschließen, schätzen wir daraus, daß etwa 75 % aller Mitteleuropäer eine kommensale Candida-Besiedlung haben müssen. Aber es gibt Probanden, von denen man keine Candida-Zelle isolieren kann, auch nicht aus der Mundhöhle.

Redner:

Kollegen in der DDR haben bei Kindern mit Durchfällen gezeigt, daß bei negativem Stuhlbefund im Biopsiematerial regelrecht im Epithel verhaftete Candidazellen zu finden waren, auch über längere Zeit.

Redner:

Das heißt also, bei negativen Stuhlbefunden, auch bei quantitativer Stuhluntersuchung, können durchaus im Dünndarm-Epithel epithelassoziiert, Candidazellen nachgewiesen werden?

Prof. Dr. Müller:

Ja, dem stimme ich zu. Wir kennen schwere, gesicherte Candidosefälle, bei denen alle Stuhlprobenuntersuchungen negativ waren und auch aus keinem anderen Material Candida gezüchtet werden konnte. Die Candidose wurde nur durch signifikante Antikörpertiterbewegungen mit hoher Spezifität diagnostiziert. Also muß es irgendwo ein Reservoir gegeben haben, sicher ein endogenes, aus dem invasives Wachstum erfolgte.

Frau Dr. Menzel:

Es gibt Fälle, bei denen die Stühle negativ waren. Wir untersuchen regelmäßig bei jedem Patienten drei Stuhlproben. Diese waren in einigen Fällen negativ, aber der klinische Befund sagte aus: da muß was sein. Ich habe sie also therapiert, die Stühle kontrolliert und sie wurden Candida positiv. Das würde also dafür sprechen, daß da sich in dieser Richtung irgendetwas abspielt.

Dr. Richter:

Wir haben vor Jahren in der Klinik von Prof. Ottenjann eine Studie durchgeführt bei Patienten, die chronische Kolitiden hatten und wir haben bei diesen Patienten sowohl den Stuhl als auch endoskopische Biopsieproben auf Candida untersucht. Der überraschende Befund war, daß fast alle Patienten im Stuhl zwar Candida-positiv waren, aber in den Läsionen, die wir biopsiert haben, speziell aus dem Randbereich von Ulzerationen bei chronischen Kolitiden, haben wir so gut wie niemals Candida nachweisen können, ich glaube, bei den über 50 Patienten nur in ein oder zwei Fällen geringgradige Candida. Uns hat sehr überrascht, daß selbst auf ulzerierter, also lädierter Schleimhaut sich dieser Pilz, der offensichtlich im Darmtrakt vorhanden war, nicht auf diesen Läsion ansiedelt und schon gar nicht invasiv wurde.

Redner:

Noch eine Ergänzung: Bei einer Untersuchung wurde Candida auch elektronenmikroskopisch nachgewiesen. Frau Gedek hatte schon darauf hingewiesen, daß es bei mikroskopischem Nachweis von Hefen in biologischem Material schwierig sein kann, kulturell den Keim anzuzüchten. Er ist da, er hat sicherlich auch seine Funktion als Allergen, kleine Mengen werden liberiert und deswegen kommt es zur IgE-Stimulation. Aber er ist nicht ohne weiteres kulturell aus dem Biopsiematerial anzüchtbar.

Interaktionen zwischen lebenden Hefezellen und darmpathogenen Escherichia-coli-Keimen

B. R. Gedek

Zur Entfaltung krankmachender Eigenschaften bedient sich die Escherichia coli im Darm verschiedener Pathogenitätsmechanismen [18].

Dabei kommt es beispielsweise einmal zur Anheftung an das Darmepithel mit Zerstörung der M-Zellen des dem Darm assoziierten Lymphgewebes oder zur Anheftung mit Enterotoxinbildung, zum anderen aber auch zur Invasion mit intraepithelialer Vermehrung und Exotoxinbildung. Je nachdem was zutrifft, werden die Keime mit Buchstaben EPEC, ETEC, EIEC oder neuerdings auch mit EHEC (enterohämorrhagisch) bezeichnet [18, 20]. Die Eigenschaften sind plasmidkodiert und werden von den E.-coli-Keimen in Abhängigkeit vom Zustand der Darmbesiedlung bzw. unter dem Einfluß auf das Darmmilieu einwirkender Noxen oftmals erst erworben [20]. Dadurch zeigt E.-coli einerseits Übereinstimmung mit Choleravibrionen, andererseits mit Salmonellen, Shigellen, Campylobacter jejuni und Yersinia enterocolitica sowie Clostridien [16, 18]. In gleicher Zahl wie die E.coli mit unterschiedlichen Pathogenitätsmechanismen ausgestattet sein kann, verfügt die lebende Hefezelle von Saccharomyces cerevisiae Hansen CBS 5926 über Eigenschaften zu deren Inaktivierung. Die Hefeart tritt in Konkurrenz zu diesen Vorgängen durch

1. Bindung von E.coli an die Hefezelloberfläche im Falle der Ausbildung fimbrialer Lektine;
2. Bindung der E.-coli-Enterotoxine an die Hefezelle;
3. Abtötung von E.coli durch Killertoxine der Hefezelle.

Die Vorgänge sind abhängig von Interaktionen zwischen mikrobiellen Proteinen mit spezifischen Sacchariden und setzen die Lebensfähigkeit der Hefezelle voraus.

Bindung an die Zelloberfläche der Hefezelle im Falle der Ausbildung von Fimbrien durch E.coli

Die Adhäsion ist die erste Voraussetzung für die Besiedlung eines Wirts durch Bakterien oder andere Kleinstlebewesen. Sie findet statt bei Vorliegen von Zelloberflächenhydrophobizität oder lektinähnlichen (mannosesensitiven) Interaktionen. In bezug auf E.coli besagt dies, daß es im Falle der Ausbildung mannosesensitiver Fimbrien zur Bindung an Hefezellen kommt, v. a. wenn es sich um Vertreter der Kulturhefen wie Saccharomyces cerevisiae handelt, die durch einen besonders hohen Anteil an Glukan-Mannan in der Zellwand gekennzeichnet sind [13]. Die Mannosespezifität fimbrinaler Lektine von E.coli charakterisiert die Typ I-Pili der Kolibakterien und wurde zuerst beobachtet im Zusammenhang mit dem Phänomen der Hämagglutination [6, 12]. Inzwischen ist bekannt, daß es auf der Basis der lektinähnlichen (mannosesensitiven) Interaktionen außer zur Agglutination mit Erythrozyten auch mit anderen Zelltypen wie Phagozyten, Epithelzellen oder auch Hefezellen kommen kann [5]. Die Aktivität der Bindungsaffinität von Hefezellen des Saccharomyces-cerevisiae-Stamms Hansen CBS 5926 zu Kolibakterien wurde deshalb auch im Agglutinationstest überprüft. Von 33 E.-coli-Stämmen beispielsweise, die von einer entsprechenden Zahl durchfallkranker Hunde isoliert worden waren, agglutinierten mit einer Ausnahme alle Stämme die Hefe. Von 20 Stämmen *gesunder* Hunde agglutinierten dagegen nur zwei Drittel die Hefezellen mehr oder weniger stark. Bei Wiederholung des Tests nach Vorbehandlung der E.-coli-Bakterien mit Mannose reagierten die zuvor stark positiven Stämme nurmehr schwach oder gar nicht mit den Hefezellen. Der gleiche Effekt wurde erzielt, wenn die Keime bei pilusrestriktiven Temperaturen angezüchtet worden waren. Diese Ergebnisse rechtfertigen den Schluß, daß die Agglutination der E.coli an die Hefezellen ein mannosesensitiver, pilusabhängiger Vorgang ist. Nachdem Untersuchungen am Tiermodell gezeigt haben, daß eine rasche Blutclearance von Enterobacteriaceae (E.coli, Salmonellen und Serratia marcescens) vornehmlich durch phagozytäre mannosesensitive Interaktionen erreicht wird [3, 19], dürfte auch kein Zweifel mehr daran bestehen, daß Hefezellen des Saccharomyces-cerevisiae-Stamms Hansen CBS 5926 entsprechend aktiv sein können in der Eliminierung von E.-coli-Keimen mit Pili vom mannosesensitiven Typ I aus dem Darm.

Bindung von E.-coli-Enterotoxin an die Hefezelle

Bei der Entfaltung krankmachender Wirkungen spielen neben Adhäsionsfaktoren Enterotoxine, die im Endeffekt für die Diarrhö verantwortlich gemacht werden, eine große Rolle. Aufgrund ihrer Hitzeempfindlichkeit werden die temperaturlabilen Enterotoxine (LT) mit hohem Molekulargewicht von den temperaturstabilen (ST) mit niedrigem Molekulargewicht unterschieden [14]. Auf molekularer Ebene haben das Choleratoxin und LT die gleiche Wirkung. Beide aktivieren in den Epithelien die Entstehung von cAMP, welches eine Enzymkaskade auslöst, mit dem Resultat, daß die NaCl-Resorption gehemmt, aber gleichzeitig die Cl^-- und HCO_3^--Sekretion stimuliert wird. Mit den Anionen werden auch Na^+ und H_2O ins Darmlumen abgegeben, was die eigentliche Diarrhö verursacht. Das ST-Enterotoxin wirkt über die Bildung von cGMP, wobei dieses als schwächerer Aktivator wirkt. Damit ist möglicherweise zu erklären, weshalb unter dem Einfluß dieses Toxins der Durchfall milder verläuft [14, 16]. Die Enterotoxine werden an die Targetzellen gebunden über Glykoprotein- oder Glykolipidrezeptoren, wobei jeweils der Oligosaccharidanteil verantwortlich ist für die Zuckerspezifität der Bindung [18]. Als Zuckerbaustein für die Bindung von thermolabilem Enterotoxin (LT) der E.-coli-Keime sowie von Salmonellenenterotoxin spielt wiederum Mannose die entscheidende Rolle [12]. Demzufolge verfügt die Hefezelle auch diesbezüglich über ein Bindungspotential. Dabei kommt es aber nicht wie bei der Bindung von Haftungsorganellen der E.-coli-Bakterien vom Pilus-Typ I zur Hefeagglutination. Durch die Bindung mannosespezifisch reagierender Toxine an die Hefezelle erfolgt eine Neutralisation dieser Kategorie von Enterotoxinen.

Abtötung von E.coli durch Killertoxine der Hefezelle

Besondere Beachtung neben der E.-coli-Bindungskapazität lebender Hefezellen verdient das von Hefen bekannte Killerphänomen [15, 17]. Die dafür verantwortlichen Killertoxine stellen Glykoproteine dar, die von den eukaryotischen Zellen ausgeschieden werden, aber auch in den Zellen angetroffen werden können [17]. Dabei übertrifft die Konzentration in der Zelle diejenige außerhalb der Zelle um den Faktor 1000. Die Killertoxine haben Ähnlichkeit mit Viruspartikeln. Zunächst kommt es zur Bindung an den Glukanrezeptor der Zellwand des anderen Mikroorganismus (energieunabhängig) mit nachfolgender Wirkung auf die Membranproteine, auslösend einen Efflux von K-Ionen, ATP und niederen Metaboliten. Erst hatte es den Anschein, als ob die Wirkung wie bei Bakteriozinen nur gegen Artgenossen gerichtet ist. Inzwischen stellte sich heraus, daß die Killertoxine von Saccharomyces cerevisiae auch gegenüber Enterobacteriaceae wirksam sind [15]. Untersuchungen, die von Brugier u. Patte [4] zum Antagonismus des Saccharomyces-cerevisiae-Stamms Hansen CBS 5926 gegenüber pathogenen Keimen in vitro durchgeführt worden sind, wiesen in die gleiche Richtung [4]. Bekanntlich verwerten Hefen Kohlenhydrate unter Bildung von CO_2 und Wasser respektive Alkohol; es entstehen also nicht wie bei der Vergärung durch Bakterien als Stoffwechselendprodukte kurzkettige Fettsäuren, denen gegenüber sich v. a. bakterielle Krankheitserreger als empfindlich erweisen sollen [11]. Infolgedessen muß die wachstumshemmende Wirkung der Kulturhefen gegenüber Enterobacteriaceae und anderen gramnegativen Stäbchenbakterien auf anderen Phänomenen beruhen. Die Befähigung zur Bildung eines Antibiotikums mit Namen Malucidin durch die Hefezelle ist damit wiederholt in ursächlichen Zusammenhang gebracht worden, welches sich durch ein im gramnegativen Wirkungsbereich liegendes antibakterielles Wirkungsspektrum auszeichnet [7]. Damit läßt sich aber nicht zugleich auch die Unterdrückung des Wachstums von Candida albicans erklären [4]. Dagegen stellt sich der Sachverhalt anders dar, sollte der Saccharomyces-cerevisiae-Stamms HansenCBS 5926 wie andere Stämme der gleichen Art zur Bildung von Killertoxinen befähigt sein. Da die Wirkung wiederum von der Zuckerspezifität eines als Killertoxin wirksamen Glykoproteins abhängig zu sein scheint, ist ein abtötender Effekt gegenüber Enterobacteriaceae sowie Candida albicans durchaus denkbar, da nach Untersuchungen im Zellwandaufbau eine Antigenverwandschaft zwischen Salmonellen und E. coli einerseits und Candida albicans und anderen Hefen andererseits besteht [1, 2, 9]. Diese dürfte im wesentlichen die Zuckerbausteine betreffen. Da die Merkmalsausprägung zwar chromosomal gesteuert ist, aber die Bildung des Killertoxins der Kulturhefen durch ein großes (K_1) und ein kleines (K_2) Plasmid kodiert ist, stellt sich die Frage nach der Beibehaltung der Eigenschaft unter Kulturbedingungen, die nicht zum Kampf ums Dasein auffordern. Sollte die Eigenschaft dennoch relativ stabil sein, bedeutet womöglich die Verwendung von Kulturhefe in der Prophylaxe und Therapie von Enteritiden durch die Anpassung an ein verändertes Milieu dazu eine Herausforderung. Die Prüfungen vergangener Jahre haben gezeigt, daß der Saccharomyces-cerevisiae-Stamm Hansen CBS 5926 im Magen unter dem Einfluß der Einwirkung von Pepsin und Salzsäure nicht seine Lebensfähigkeit verliert [8]. Auch im Dünndarm monogastrischer Tierarten unterliegt er nicht der Verdauung [7]. Er sproßt aber auch nicht, sondern vergrößert lediglich den Umfang seiner Zellen, wie Messungen des Zelldurchmessers der Hefe im Darminhalt getöteter Tiere ergeben haben. In diesem Zustand scheiden die Zellen der Kulturhefen bekanntlich Vitamine und Aminosäuren ab, so daß es unter dieser Voraussetzung auch zur Freisetzung von Killertoxin kommen kann. Im weiteren Verlauf der Darmpassage werden die Hefezellen schließlich durch Glucanasen der Bakteroideskeime aufgeschlossen oder fallen der Autolyse anheim. Damit wäre gewährleistet, daß in den Hefezellen vorhandes Killertoxin auch noch in den unteren Darmabschnitten eine Wirkung gegenüber E.coli und verwandten Bakterienarten entfaltet und regulativ in die Besiedlung eingreift. Von der Bildung von Killertoxin gegenüber E.coli kann erwartet werden, daß die Hefezelle nicht nur gegenüber EPEC-, EHEC- und ETEC-Stämmen, sondern auch gegenüber EIEC-Stämmen aktiv ist.

1. Aksoycan N (1977) Einteilung von Stämmen verschiedener Candida-Arten nach dem Antigen vo Salmonella cholerae-suis O 6,7 (5. Mitt.). Zentralbl Bakteriol (Orig A) 238:379–382
2. Aksoycan N, Sağanak I, Mercangöz F (1980) The O antigenic relationship amongst Dekkera, Hanseniaspora, Escherichia coli 0 : 75, Salmonella cholera-suis and Salmonella aberdeen. Zentralbl Baktericol (Orig A) 248:45–49
3. Blumenstock E, Jann K (1982) Adhesion of piliated Escherichia coli strains to phagocytes: Differences between bacteria with mannose-sensitive and mannose-resistant pili. Infect Immun 35:264–269
4. Brugier S, Patte F (1975) Antagonismus zwischen Saccharomyces cerevisiae und verschiedenen Bakterien – in vitro-Versuch. Médecin (Paris) 4:3–8

5. Duguid JP, Old DC (1980) Adhesive properties of Enterobacteriaceae. In: Beachey EH (ed) Bacterial adherence, receptors and regconition, series B 6. Chapman & Hall, London, pp 185–217
6. Duguid JP, Smith IW, Dempster G, Edmunds PN (1955) Non-flagellar filamenteous appendages (fimbriae) and haemagglutinating activity in Bacterium coli. J Path Bact 70:335–347
7. Gedek B (1968) Hefen als Krankheitserreger. Fischer, Jena
8. Gedek B, Hagenhoff G (1988) Orale Verabreichung von lebensfähigen Zellen des Hefestammes Saccharomyces cerevisiae HANSEN CBS 5926 und deren Schicksal während der Magen-Darm-Passage. Therapiewoche [Suppl] 38:33–39
9. Kampelmacher EH (1959) On antigenic O relationships between the groups Salmonella, Arizona, Escherichia and Shigella. Antonie van Leeuwenhoek 25:289–324
10. Korhonen TK, Leffler H, Svanborg-Eden C (1981) Binding specifity of piliated strains of Escherichia coli and Salmonella typhimurium to epithel cells, Saccharomyces cerevisiae cells, and erythrocytes. Infect Immun 32:796–804
11. Midsvedt T (1986) Intestinal microflora-accociated characteristics. Microoecol Ther 16:121–130
12. Mirelman D (1986) Microbial lectins and agglutinins. Wiley & Sons, New York
13. Müller E, Loeffler W (^{4}1982) Mykologie. Thieme, Stuttgart
14. Petzinger E (1984) Trends in der Arzneimitteltherapie: Elektrolyttransporte im Darm. Ein Beitrag zur Pathophysiologie und Therapie Enterotoxin-verursachter Durchfälle. Berl Münch Tierärztl Wochenschr 97:83–89
15. Pollonelli L, Morace G (1986) Reevaluation of the killer phenomen. J Clin Microbiol 24:866–869
16. Powell DW (1984) Enterotoxigenic diarrhea: mechanisms and prospects for therapy. Pharmacol Ther 23:407–416
17. Radler F, Pfeifer P (1986) Das Killerphänomen bei Hefen. Forum Mikrobiol 9:198–208
18. Robins-Browne RM (1985) Pathogenesis of bacterial diarrhoe. Microoecol Ther 15:21–30
19. Rumelt S, Metzger Z, Kariv N, Rosenberg M (1988) Clearance of Serratia marcescens from blood in mice: Role of hydrophobic versus mannose-sensitive interactions. Infect Immun 56:1167–1170
20. Tzipori S, Gibson R, Montanaro J (1989) Nature and distribution of mucosal lesions associated with enteropathenic and enterohemorrhagic Escherichia coli in piglets and the role of plasmid-mediated factors. Infect Immun 57:1142–1150

Diskussion

Prof. Dr. Müller:

Halten Sie das Killertoxin für erwiesen oder sehen Sie das nur als theoretische Möglichkeit?

Frau Prof. Gedek:

Als theoretische Möglichkeit für den Perenterol-Stamm. Wenn ich mir die Untersuchungen, z. B. von Brugier und Patte anschaue, dann kann ich mir das eigentlich nicht anders erklären. Nur mit einer pH-Absenkung allein können diese antagonistischen Effekte sicherlich nicht erklärt werden.

Prof. Dr. Müller:

Natürlich nicht. Das ist sicherlich komplexer. Das Killertoxin wäre die ideale Erklärung. Hat man andere Hefen eingesetzt, die nicht so wirksam waren wie Perenterol? Dies wäre als Hinweis zu deuten, daß hier ein besonderer Stamm vorläge.

Frau Prof. Gedek:

Mit diesem Phänomen sind schon sehr viele Untersuchungen gemacht worden, die zur therapeutischen Anwendung geführt haben. Man kann von Mikroorganismen, meist Pichia-Hansenula-Arten, diese Glykoproteine gewinnen, um sie therapeutisch einzusetzen. Besonders wichtig scheint der Antagonismus gegen Candida und andere Hefen zu sein, weil doch nur sehr begrenzt Therapeutika gegen Mykosen zur Verfügung stehen, und diese Stoffe nur fungistatisch und nicht fungizid wirksam sind.

Ein Hinweis ist wichtig: Bei dem Perenterol-Stamm Saccharomyces cerevisiae Hansen CBS 5926 handelt es sich zwar um eine Hefe, die der Kulturhefe Saccharomyces cerevisiae zugeordnet wird, es handelt sich aber eigentlich um einen Wildstamm. Er ist also kein Askosporenbildner, sondern ein imperfekter Stamm, der der perfekten Form Saccharomyces cerevisiae zugeordnet worden ist. So ist es möglich, daß dieser Stamm in der Lage ist, viel eher solche Produkte zu produzieren. In den unteren Darmabschnitten erfolgt ein Aufschluß der Hefezellen durch Bakterien, die über entsprechende Enzyme verfügen. So können alle in der Hefezelle vorhandenen Glykoproteine zur Entfaltung kommen.

Rednerin:

Eine Frage zu Killertoxin und die Wirkung auf Enterobakterien: Meiner Meinung nach beruht die Wirkung auf einem ATP- und Kaliumausstoß ins Medium seitens der Zielzelle, wenn es sich um eine Hefeart handelt. Ist bekannt, wie diese Killertoxine auf Enterobakterien wirken, die gramnegative Bakterien sind und eine vollkommen anders aufgebaute Zellwand haben als Hefezellen?

Frau Prof. Gedek:

Durch Permeabilitätsstörungen kommt es zum Reflex der K-Ionen und ATP-Ausschüttung. Die Folge ist quasi ein „Verhungern" der betroffenen Zelle. Andere Untersuchungen haben das gleiche auch für die Enterobakteriacaen ergeben.

In-vitro-Studien zur destabilisierenden Wirkung lyophilisierter Saccharomyces cerevisiae Hansen CBS 5926-Zellen auf Enterobakterien. Läßt sich diese Eigenschaft biochemisch erklären?

W. Böckeler, G. Thomas

Einleitung

Die Enterobacteriaceae sind von ihren Substratansprüchen her eine recht uneinheitliche Gruppe: man findet sie auf Pflanzen, im Boden, in Gewässern, Abwässern, Lebensmitteln u. ä. Ihr gehören aber auch die wichtigsten fakultativ anaeroben Mikroorganismen der Darmflora des Menschen und der Tiere an. Neben dem Darmtrakt besiedeln sie auch Harn- und Gallenwege, Bauchraum oder Respirationstrakt, wo sie u. U. zu eitrigen Entzündungen führen.

Ein Teil der Bakterien des Gastrointestinaltrakts des Menschen kann als hochinfektiös und pathogen angesehen werden (z. B. Salmonellen), während ein anderer Teil zu seiner physiologischen Fäkalflora gerechnet wird [4]. Hierzu gehören fakultativ pathogene Erreger (v. a. E.coli), die erst bei entsprechender Disposition (z. B. Ungleichgewicht der körpereigenen Flora) imstande sind, schwere bakterielle Erkrankungen hervorzurufen.

Im Zusammenhang mit geeigneten Mitteln zur Behandlung gastrointestinaler Störungen wird auch (und das schon seit Jahrhunderten) der therapeutische Effekt von Hefezellen erwähnt. Ihr Einsatz wird besonders bei Reisediarrhöen, antibiotikainduzierten Diarrhöen und bei Akne empfohlen.

Die Erklärung der Wirkmechanismen für die klinische Wirksamkeit ist allerdings noch unbefriedigend [3].

Ein Abdichten der enteroresorptiven Darmzellen gegen ein Anheften der Bakterien ist nach neueren Untersuchungen [1, 3, 30] nicht in Betracht zu ziehen.

Daher muß nach anderen Zusammenhängen gesucht werden, die zur Erklärung des therapeutischen Effekts von Saccharomyces cerevisiae auf Darmbakterien herangezogen werden können.

Denkbar wäre nunmehr neben einer systemischen Wirkung [1] eine Unterstüzung der apathogenen Darmflora [17] oder aber eine Schädigung oder Entwicklungshemmung der pathogenen Keime [5] etwa durch Hefemetabolite. Im folgenden wird experimentell der zweiten Frage nachgegangen. Zur Vermeidung physiologischer Nebeneffekte wurden In-vitro-Versuche sowohl mit opportunistisch- als auch ständig-pathogenen Enterobakterien [36] durchgeführt, Wachstumskurven über Lebendkeimzahlen (LK) erstellt und die Abläufe an der Zellwand und im Zytoplasma der Bakterien transmissionselektronenmikroskopisch (TEM) verfolgt.

Material und Methoden

Hefestamm und Bakterienstämme

Als Hefe verwendeten wir Saccharomyces cerevisiae Hansen CBS 5926 (ScH CBS 5926) als Lyophilisat.

Gegen ScH CBS 5926 getestet wurden Fäulnis- und Entzündungserreger, die auch Diarrhöen verursachen können.

1. Proteus vulgaris, ATCC e 13315/IFAM Nr. 1011[1],
2. Escherichia coli, Stamm JM 101[1],
3. Escherichia coli, Stamm K 12[1],
4. E.coli Dysp.poly V II[2].

Kulturmedium

Für die Mischkulturen wurde PYG (Pepton-Yeast-Extrakt-Glukose, o. Übersicht) aus 3 verschiedenen Nährmedien (PYG, Yeast-Malz-Extrakt, Nutrient Broth) sowohl für die Hefezellen als auch für die zu züchtenden aeroben Bakterien als am besten geeignetes Medium ausgesucht.

PYG	
Pepton	10 g
Yeast-Extrakt	5 g
Glukose	5 g
NaCl	2 g
Aqua bidest.	1000 ml
pH 7,2 mit NaOH	

Handhabung der Kulturen

Zunächst erfolgte eine Animpfung jeweils einer Vorkultur (5 ml) von jedem Stamm im oben angegebenen Medium und Wachstum bei 37 °C im Brutraum. Aus dieser Vorkultur wurden die Stämme 1 %ig auf 50 ml des jeweili-

---

[1] Herkunft der Bakterien: als Lyophilisat aus dem Institut für Allgemeine Mikrobiologie (IfAM) der Universität, D 2300 Kiel.

[2] Herkunft der Bakterien: als Lyophilisat aus dem Institut für Medizinische Mikrobiologie der Universität, D 2300 Kiel

gen Optimalmediums geimpft (Startkultur). Diese Startkultur diente nach 24 h Bebrütung bei 37 °C der Animpfung des eigentlichen Versuchs.

Die Animpfung der Mischkulturen (1 %ig) erfolgte mit Impfgut aus den Startkulturen jeweils auf Medium PYG. Die Bebrütungstemperatur betrug 37 °C im Brutraum auf einem Schütteltisch und die angeimpfte Menge wurde jeweils auf 400 ml in 1l Erlenmeyerkolben angesetzt.

Die Gesamtkeimzahl der jeweiligen Start- und Versuchskulturen wurde mit der Thoma-Zählkammer und die optische Dichte (OD) mit einem Gilford-Spektralphotometer bei 660 nm in Quarzküvetten (Schichtdicke 1 cm) bestimmt.

Die Lebendkeimzahlbestimmung (LK) erfolgte durch Ausplattierung von Verdünnungsstufen einer Flüssigkulturprobe auf PYG-Agar. Die Platten wurden 24 h bzw. 48 h bei 37 °C bebrütet und anschließend die gewachsenen Kolonien nach lichtmikroskopischer Kontrolle ausgezählt.

Präparation für die Elektronenmikroskopie

In 3 %iger Glutardialdehydnährlösung wurden die Präparate zur Vorfixierung für 2,5 h bei 4 °C aufbewahrt. Anschließend wurden die Lösungen filtriert (Maschenweite des Filters 0,2 µm), der Rückstand auf dem Filter mit 0,1 %igem Nobelagar überschichtet und bei 45 °C zum Erstarren gebracht. Nach der Aufteilung des Agars in Blöckchen (Stirnfläche ca. 1 mm^2) wurden diese mit dem daran anhaftenden Bakteriensediment in Kellenburger Puffer aufgenommen.

Die Fixierung erfolgte in 1 %igem Osmiumtetroxid, gelöst in Kellenburger Puffer, über 3 h bei 4 °C. Danach wurden die Präparate 3mal 10 min in Kellenburger Puffer gewaschen.

Die Entwässerung wurde über EtOH-Stufen (30, 50, 70, 90 %) je 15 min bei 4 °C und die Trocknung anschließend über einem Molekularsieb (2mal 96 % und 2mal 100 %) durchgeführt. Bei 70 % EtOH wurde mit 1 %igem Uranylacetat (1 h, 1 °C) eine Blockkontrastierung vorgenommen. Die Einbettung erfolgte in Erl.

Ergebnisse

Wertetabelle mit Lebendkeimzahl (LK) und Wachstumskurven der Bakterien

Alle Messungen erfolgten in 3 Parallelen. In der Tabelle sind jeweils die arithmetischen Mittelwerte aufgeführt. Tabelle 1 zeigt die antagonistische Wirkung von isolierten ScH CBS 5926-Zellen und von ScH CBS 5926 in Form des Arzneimittels Perenterol gegenüber den getesteten Enterobakterien anhand der Lebendkeimzahl (LK) nach 24 und 48 h. Einfache Werte beziehen sich auf 24 h. Bei unseren Versuchen stellte sich schon nach 24 h

Tabelle 1. Gegenüberstellung der Lebendkeimzahlen (LK) in Rein- und Mischkulturen

	Zeit	LK Reinkultur	+ ScH CBS 5926 (isoliert) (Mischkultur)	Abnahmefaktor gegenüber Reinkultur	+ ScH CBS 5926 (Perenterol) (Mischkultur)	Abnahmefaktor gegenüber Reinkultur
Proteus	24	9,01	7,51	32	7,36	45
vulgaris	48	8,43	7,03	25	6,95	30
E.coli JM 101	24	8,88	8,23	4,5	6,86	105
E.coli K 12	24	8,67	7,36	20	7,03	44
E.coli	24	8,93	7,34	40	7,94	10
dysp.	48	8,90	6,94	90	7,11	60

eine bis 45fache und nach 48 h eine bis zu 105fache Reduktion der LK ein (vgl. auch Abb. 1a–d).

Interessanterweise zeigt ScH CBS 5926 in Form des Arzneimittels Perenterol® tendenziell bessere Resultate als die isolierten ScH CBS 5926-Zellen. Dies läßt sich vermutlich mit der speziellen Lyophilisationstechnik unter Verwendung von Hilfsstoffen (Lactose) erklären.

TEM-Untersuchungen (Abb. 2a–d)

Abb. 2a zeigt E.coli K 12 aus einer Reinkultur im transmissionselektronenmikroskopischen Bild: Das Zytoplasma zeigt eine feine, homogene Granulierung und die Zytoplasmamembran liegt der Zellwand dicht an. Bei den weniger kontrastierten Bereichen, die ebenfalls dort auftreten, kann es sich um Nukleoide handeln.

Dem stehen verschiedene Stadien des Denaturierungsprozesses bis hin zur völligen Entleerung des Zytoplasmas aus dem Bakterienzellkörper in der Mischkultur in Anwesenheit von ScH CBS 5926 gegenüber (s. Abb. 2b–d). Alle Übergangsstadien lassen sich bei den 4 getesteten Bakterienstämmen nachweisen.

Bemerkenswert dabei ist, daß nicht nur juvenile, sondern auch ausgewachsene Bakterien angegriffen werden.

Die Denaturierung stellt sich je nach Bakterien-, aber auch Hefestamm, als ein mehr oder weniger schneller Prozeß dar, der immer nach etwa demselben Muster abläuft: erste Denaturierungserscheinungen werden gekennzeichnet durch lokales Zusammenfließen des Zytoplasmas, wodurch die homogene Granulierung verlorengeht. An deren Stelle treten besonders

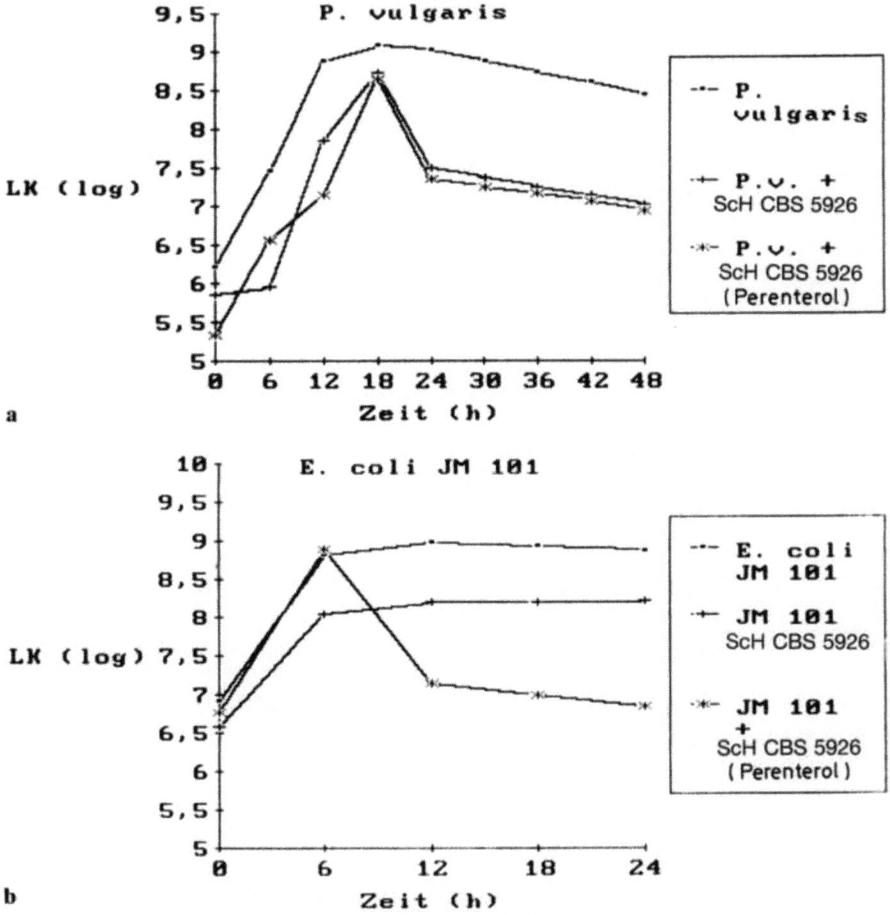

Abb. 1a–d. Wachstumskurven der Bakterienrein- und -mischkulturen mit ScH CBS 5926; *LK* Lebendkeimzahlen

entlang der Zytoplasmamembran vereinzelt dunkle, gröber gekörnte, elektronendichte Inseln. Das Plasmalemma zieht sich langsam von der Zellwand zurück, wodurch zwischen beiden ein elektronenlichter Raum entsteht (s. Abb. 2c).

Der Entmischungsprozeß von Zytoplasmagranula setzt sich fort, die Zellwand beginnt sich kräuselnd vom Zellkörper abzuheben, und sich vergrößernde elektronenlichte Bereiche im Bakterium deuten auf eine gänzliche Entmischung des Zytoplasmas hin. Dessen Membran kann bisweilen aufreißen, wodurch das Bakterium instabil wird, die typische Form verliert und auslaufen kann. Es bleiben dann oft nur noch leere Zellwandhüllen übrig (s. Abb. 2d).

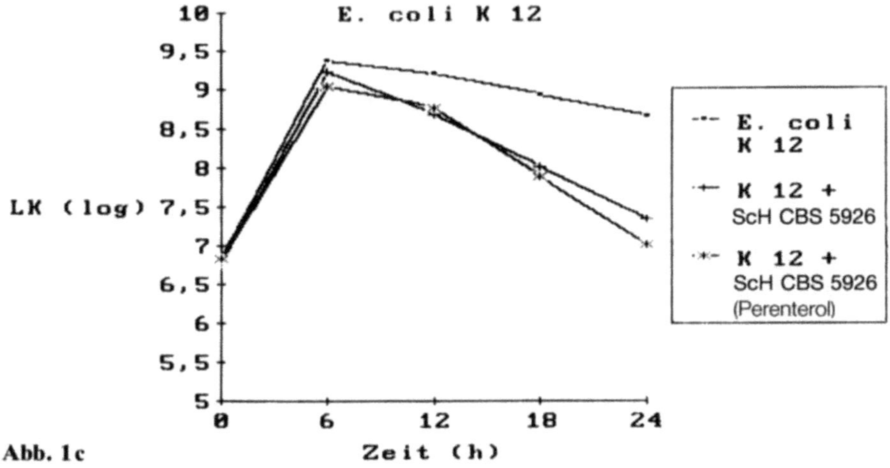

Abb. 1c

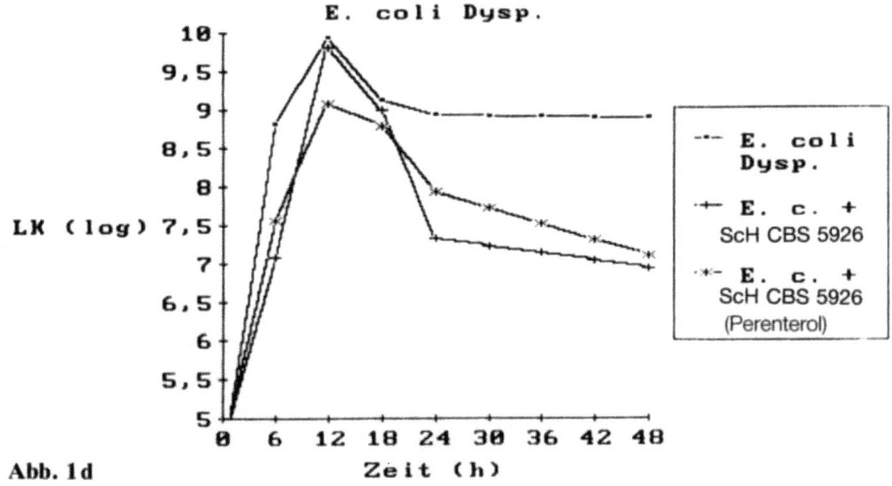

Abb. 1d

Auffallend ist, daß kein direkter Kontakt Hefezelle-Bakterium zu beobachten ist (wenn doch, so handelt es sich meist um bereits stark geschädigte Bakterien). Eher scheinen sich um die Hefezellen herum regelrechte bakterienfreie „Höfe" zu bilden (s. Abb. 2b).

Diskussion

Frühere eigene Untersuchungen belegen [3], daß der therapeutische Effekt der Hefezellen gegenüber Bakterien im wesentlichen nicht auf ihrer Anlagerung an die Darmzotten beruht, um diese vor Anheftung von Enterobakte-

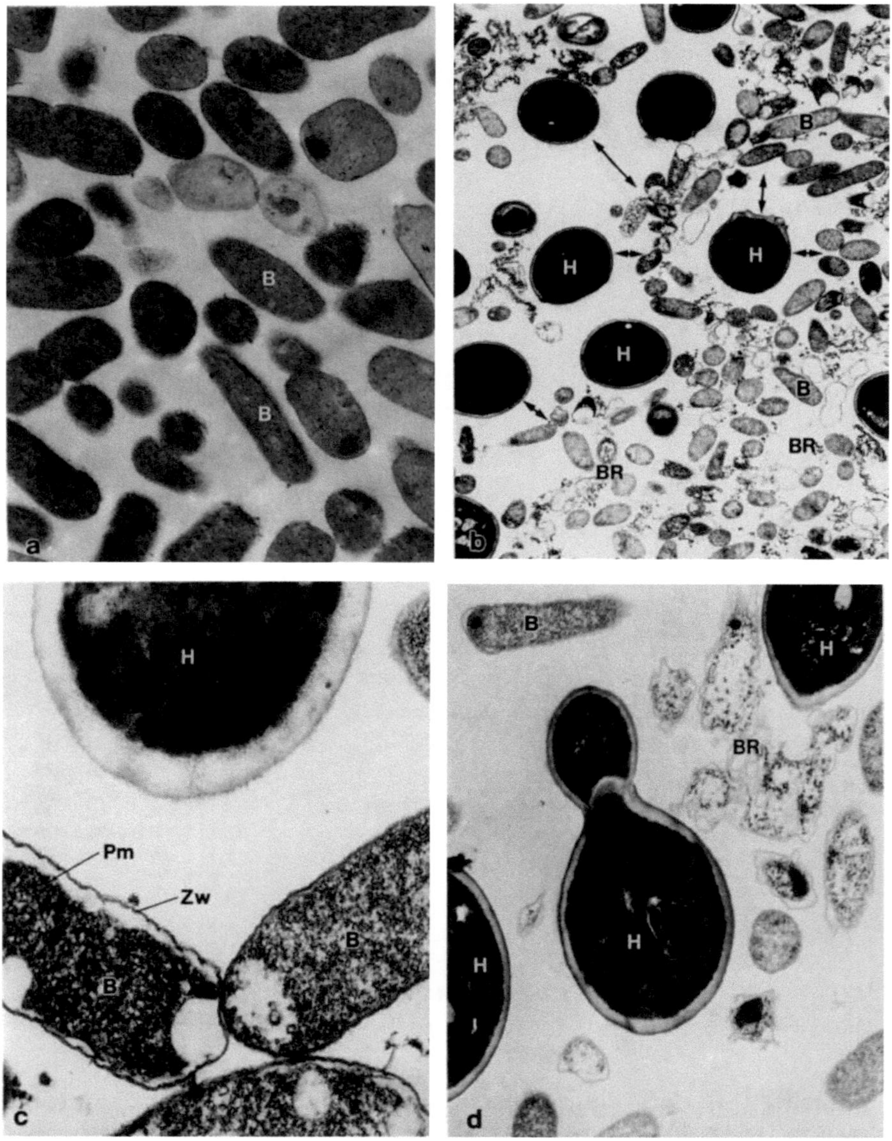

Abb. 2a–d. Phasen des Denaturierungsprozesses bei Enterobakterien in Anwesenheit von ScH CBS 5926 *H* Hefezelle, *B* Bakterienzelle, *BR* Bakterienreste, *Pm* Plasmamembran, *Zw* Zellwand. **a** E. coli K 12 Kontrollkultur nach 12 h (Vergr. 18000 : 1); **b** Übersicht einer Mischkultur von ScH CBS 5926 und E. coli K 12 nach 12 h (Vergr. 4000 : 1); **c** ScH CBS 5926 und E. coli K 12: Ablösung der Plasmamembran von der Zellwand nach 18 h (Vergr. 26000 : 1); **d** ScH CBS 5926 und Proteus vulgaris: Völlige Zerstörung der Bakterien nach 24 h · 10000

rien mechanisch zu schützen. Man findet die Hefezellen eher im Lumen verteilt, mitunter hier Agglomerate bildend.

Vielmehr lassen die vorliegenden Studien die Annahme zu, daß Stoffwechselprodukte der Hefezellen die Bakterien direkt schädigen, wodurch es zu einem Antagonismus kommt. Dabei ist der Wirkungsmechanismus offensichtlich ein anderer als er von den Penizillinen oder Cephalosporinen (sog. β-Lactam-Antibiotika) her bekannt ist: wird durch diese die Zellwandsynthese (Quervernetzung von Peptidoglykan-Strängen) juveniler Bakterien gestört, so erfolgt im vorliegenden Fall der Denaturierungsprozeß allem Anschein nach von „innen" heraus. Das bedeutet, daß die Hefemetabolite zunächst von der Bakterienzelle inkorpiert und dann wirksam werden. Diese Annahme wird durch 2 Beobachtungen gestützt: einmal aus der chronologischen Abfolge des Denaturierungsprozesses, wobei zunächst Zytoplasmaentmischungen und erst später eine Destabilisierung durch Nachlassen des Turgors erfolgt, und zwar bei noch – soweit im EM zu beurteilen – stabiler Zellwand.

Außerdem zeigten die TEM-Untersuchungen, daß auch voll ausgewachsene Bakterienzellen angegriffen werden.

Welche biochemischen Vorgänge hierfür verantwortlich sind, z. B. ob ein autolytisches Enzym freigesetzt wird (z. B. Mureinhydrolase), wodurch es zur Lysis und zum Tod der Zelle kommt, kann noch nicht gesagt werden.

Obwohl Saccharomyces cerevisiae auf genetischer und molekularbiologischer Ebene einen der bestuntersuchten Organismen darstellt, wurde der natürlicherweise auftretenden Sekretion seitens der Zellbiologen und Biochemiker weniger Aufmerksamkeit gewidmet. So blieb nach Aussonderung der Literatur über Untersuchungen an Mutanten oder anderweitig manipulierten S. cerevisiae nur relativ wenig Material zur Sekretion bei „Wildtyp"-Saccharomyces cerevisiae übrig. Den größten Anteil der sezernierten Stoffe stellen Glykoproteine mit einem hohen Mannosegehalt [31].

Bekannt und relativ gut untersucht sind 3 dieser Mannoproteine. Es handelt sich dabei um 1. saure Phosphate, 2. Invertase und 3. Glukanase.

1. Die Hauptaktivität der sauren Phosphatase findet sich im periplasmatischen Raum und auf der Zellwand, wo sie evtl. im Zellwandpolymernetzwerk festgehalten wird [9]. Bei der sauren Phosphatase spielen die Kohlehydratketten (aus 14–150 Mannoseeinheiten) wahrscheinlich eine wichtige Rolle bei der Zusammenlagerung der Proteinuntereinheiten [16].
   Anhand der sauren Phosphatase wurde auch der Sekretionsprozeß bei S. cerevisiae näher untersucht. So findet die Sekretion v. a. in der späten log-Phase statt [20]. Bei knospenden Zellen ist der Sekretionsvorgang fast gänzlich auf den Bereich der Knospe beschränkt [34], in Zellen der stationären Phase lassen sich keine sekretorischen Vesikel nachweisen [19]. Hieraus läßt sich ableiten, daß nur wachsende Hefezellen im vollen Umfang sezernieren. Am Beispiel der sauren Phosphatase wurde zusätzlich festgestellt, daß der Vorgang der Sekretion anscheinend über vom ER abgeschnürte Vesikel verläuft, die mit der Plasmamembran verschmelzen. In den Vesikeln erfolgt auch die Glykosylierung der Proteine

sowie die Modifikation der Oligosaccharidsequenzen, die erst kurz vor der Ausschleusung stattfinden [27]. Die hierbei am häufigsten auftretenden Oligosaccharidsequenzen wurden bereits aufgeklärt [6, 13].
2. Die Invertase liegt intrazellulär mit einer anderen AS-Sequenz vor als die extrazelluläre Form [11], die ein dimeres Mannoprotein von 270000 D darstellt, mit 18–20 N-glykosidisch gebundenen Polysaccharidketten, die etwa 50% des Gewichts ausmachen [2]. Die Glykosylierung hat dabei anscheinend keine signifikante Bedeutung für die Stabilität der Invertase [32]. Einmal sezernierte Invertase kann durch alkalische Proteaseaktivität wieder in die Zelle aufgenommen werden [33]. Für die Invertase wird auch ein Direkttransport durch die Membran diskutiert [31], doch liegen hierfür keine eindeutigen Beweise vor.
3. Im Unterschied zur Invertase lassen sich die Exo- als auch Endoglukanase auch im freien Medium nachweisen. Gegenüber der zytoplasmatischen Form ist sie in ihrem Kohlenhydratanteil modifiziert [29]. Ihre Rolle besteht evtl. in einer geregelten, lokal begrenzten Glukanhydrolyse zu Beginn des Zellzyklus, um auf diesem Wege die Sprossung der Zelle zu ermöglichen [9].

Darüber hinaus sind noch andere sezernierte Proteine bekannt, deren weitere Untersuchung allerdings noch aussteht. Es handelt sich hier v. a. um α-Galaktosidase [14], L-Asparaginase [7] und membrangebundene Chitinsynthetase [31].

Wenn auch die genaue Bedeutung der Mannoproteine für die Hefezelle nur in Teilen bekannt ist, so ist doch zu vermuten, daß sie in der Beziehung Hefezelle – Umwelt eine wichtige Rolle spielen. Einerseits bilden die Mannoproteine eine Art Deck- oder Schutzschicht um die Hefezelle, deren Wand nach Mannanverdauung rauh und erodiert erscheint [15], andererseits bilden die Mannane durch ihre vollständige Bedeckung der Zelloberfläche auch die Hauptimmunogene der Hefezellen [2]. Dies führte zu verschiedenen immunologischen Versuchen mit den extrazellulären Mannankomponenten von Saccharomyces cerevisiae. So zeigten einige protein- und phosphorfreie Mannane von S.cerevisiae pyrogene Effekte in Kaninchen [22], neutrale Mannane töteten ddY-Stamm-Mäuse, wogegen saures Mannan nicht toxisch wirkte [23]. Andere Mannane hemmten die Proliferation von Lymphozyten [24]. Demgegenüber erhöhte intraperitoneal verabreichtes D-Mannan die Aktivität von Mausmakrophagen gegen Staphylococcus aureus und wirkte wachstumshemmend auf allogene Tumoren [25].

Darüber hinaus wurden in vielen Fällen Agglutinationsphänomene zwischen Hefemannanen und bakteriellen Leztinen (besonders bei pilitragenden Bakterien) beobachtet [8, 10, 12, 21].

Eine Besonderheit unter den sezernierten Proteinen stellt das sog. „Killertoxin" dar. Es wird von „Killerstämmen" produziert und sezerniert und wirkt tödlich auf die meisten Nichtkillerstämme von Saccharomyces cerevisiae [18, 37]. Die Giftwirkung beruht auf einem toxininduzierten Ausstoß von zellulärem ATP und Kalium ins Medium seitens der Zielzelle [35].

Derartige Killermechanismen, die bei S.cerevisiae auf einem doppelsträngigen RNA-Plasmid kodiert sind, sind bei vielen Genera der Askomyzeten bekannt und auch unter Brauerei- und Laborhefen verbreitet [28]. Die Produktion und Sekretion des Killertoxins, das in mehreren Molekülstrukturen vorkommt, verläuft anscheinend analog zur Hormonproduktion tierischer Zellen [35]. Insgesamt macht das Killertoxin, dessen bestuntersuchter Vertreter, das K_1-Toxin, ein Proteinmonomer von 11470 D darstellt, etwa 5–10% der Gesamtmenge sezernierter Proteine aus [26]. Interessant ist in bezug auf mögliche Wechselwirkung mit anderen Organismen, daß Killertoxine nicht unbedingt speziesspezifisch wirken. So ergaben Untersuchungen, daß das Killertoxin der Hefe Hansenula mrakii auch sensitive S.cerevisiae-Zellen abtötete [38].

Vorarbeiten zur biochemischen Analyse der Sekretionsprodukte haben in unserem Institut begonnen mit dem Ziel, den tatsächlichen bakteriziden Wirkstoff zu isolieren.

Es fällt auf, daß 3 verschiedene Stämme einer Bakterienart (E.coli) im unterschiedlichen Maße durch ScH CBS 5926 denaturiert werden: der Stamm JM 101 wesentlich stärker als K 12. Dies mag daran liegen, daß JM 101 ein reiner Laborstamm ist und daher möglicherweise empfindlicher reagiert. Nach unseren bisherigen Erfahrungen wirken die Hefen nicht auf grampositive Bakterien.

Paralleluntersuchungen ergaben, daß die Wirksamkeit abhängig ist vom verwendeten S.cerevisiae-Stamm. Das bedeutet, daß sich die Sekrete verschiedener Stämme qualitativ und/oder quantitativ unterscheiden müssen.

Literatur

1. Arnoldi J, Böckeler W, Vögtle-Junkert U (im Druck) Die Kinetik peroral aufgenommener ZN^{65}-markierter Saccharomyces cerevisiae-Keime im Rattenorganismus. Mitt Österr Ges Trop Med Parasitol
2. Ballou CE (1982) Yeast cell wall and cell surface. In: Strathern JN, Jones EW, Broath JR (eds) The molecular biology of the yeast saccharomyces II, Cold Spring Harbour Laboratory. USA
3. Böckeler W, Dreyer HP, Sass W (1986) Elektronenmikroskopische Darstellungen von Saccharomyces cerevisiae in der Ratte. GIT [Suppl] 6:7376
4. Brandis H, Pulverer G (1988) Lehrbuch der Medizinischen Mikrobiologie, 6. Aufl. Fischer, Stuttgart New York
5. Brugier S, Patte F (1975) Antagonisme in vitro entre l'ultralevure et differents germes bacteriens. Med (Paris) 45:38
6. Byrd JC, Tarentino AL, Maley F, Atkinson PH, Trimble RB (1982) Glycoprotein synthesis in yeast. Identification of Man8GlcNAc2 as an essential intermediate in oligosaccharide processing. J Biol Chem 257/24:146
7. Dunlop PC, Meyer GM, Ban D, Roon RJ (1978) Characterization of two forms of asparaginase in saccharomyces cerevisiae. J Biol Chem 253:1297
8. Eshdat Y, Speth V, Jann K (1981) Participation of pili and cell wall adhesion in the yeast agglutination activity of Escherichia coli. Infect Immun 34/3:980–6
9. Field C, Schekman R (1980) Localized secretion of acid phosphatase reflects the pattern of cell surface growth in Saccharomyces cerevisiae. J Cell Biol 86/1:123–8

10. Firon N, Ofek I, Scharon N (1983) Carbohydrate specifity of the surface lectins of Escherichia coli, Klebsiella pneumoniae, and Salmonella typhimurium. Carbohydr Res 120:235–49
11. Gascon S, Lampen JO (1968) Comparative study of the properties of the purified internal and external invertases of yeast. J Biol Chem 243:1573
12. Jann K, Schmidt G, Blumenstock E, Vosbeck K (1981) Escherichia coli adhesion to Saccharomyces cerevisiae and mammalian cells: role of piliation and surface hydrophobicity. Infect Immun 32/2:484–9
13. Jelinek-Kelly S, Akiyama T, Saunier B, Tkacz JS, Herscovics A (1985) Characterization of a specific alpha-mannosidase involved in oligosaccharide processing. J Biol Chem 260/4:2253–7
14. Kew OM, Douglas HC (1976) Genetic co-regulation of galactose and melibiose utilization in Saccharomyces. J Bacteriol 125:33
15. Koch Y, Rademacher KH (1980) Chemical and enzymatic changes in the cell walls of Candida albicans and Saccharomyces cerevisiae by scanning electron microscopy. Can J Microbiol 26/8:965–70
16. Kozulic B, Barbaric S, Ries B, Mildner P (1984) Study of the carbohydrate part of yeast acid phosphatase. Biochem Biophys Res Commun 122/3:1083–90
17. Lewenstein A, Frigerio G, Moroni M (1979) Biological properties of streptococcus faecium SF 68, A new approach for the treatment of diarrheal diseases. Curr Ther Res 26:967–81
18. Makower M, Bevan EA (1963) The inheritance of a killer character in yeast (Saccharomyces cerevisiae). Proc Int Congr Genet XI 1:202
19. Matile P, Cortat M, Wiemken A, Frey-Wysling A (1971) Isolation of glucanase-containing particles from budding Saccharomyces cerevisiae. Proc Natl Acad Sci 68:636
20. Middelhoven WJ, Slingerland RJ, Notermans S (1988) The effect of growth conditions on production and excretion of extracellular antigens by three ascomycetous yeasts. Antonie Van Leeuwenhoek 54/3:235–44
21. Mirelman D, Altmann G, Eshdat Y (1980) Screening of bacterial isolates for mannose-specific lectin activity by agglutination of yeasts. J Clin Microbiol 11/4:328–31
22. Nagase T, Mikami T, Suzuki S, Suzuki M (1984) Pyrogenicity of yeast mannans in rabbits. Microbiol Immunol 28/6:651–7
23. Nagase T, Mikami T, Suzuki S, Schuerch C, Suzuki M (1984) Lethal effect of neutral mannan fraction of bakers' yeast in mice. Microbiol Immunol 28/9:997–1007
24. Nelson RD, Herron MJ, McCormack RT, Gehrz RC (1984) Two mechanisms of inhibition of human lymphocyte proliferation by soluble yeast mannan polysaccharide. Infect Immun 43/3:1041–6
25. Okawa Y, Okura Y, Hashimoto K, Matsumoto T, Suzuki S, Suzuki M (1982) Protective effect of D-mannan of bakers' yeast against Staphylococcus aureus infection in mice. Carbohydr Res 108/2:328–34
26. Palfree R, Bussey H (1979) Yeast killer toxin: Purification and characterization of the protein toxin from Saccharomyces cerevisiae. Eur J Biochem 93:487
27. Pastor FI, Herrero E, Sentandreu R (1982) Metabolism of Saccharomyces cerevisiae envelope mannoproteins. Arch Microbiol 132/2:144–8
28. Rogers DT, Bevan EA (1978) Group classification of killer yeasts based on cross-reactions between strains of different species and origin. J Gen Microbiol 105:199
29. Sanchez A, Nebreda AR, Villanueva JR, Villa TG (1983) Postsecretional modification of exo-1,3-β-D-glucanase from Saccharomyces cerevisiae. Biochem J 215/3:471–4
30. Sass W, Dreyer HP, Böckeler W, Hamelmann H, Seifert J (1987) Prinzipien der Partikelresorption im Magen-Darm-Trakt. Z Gastroenterol 25:306–15
31. Schekman R, Novick P (1982) The secretory process and yeast cell-surface assembly. In: Strathern JN, Jones EW, Broath JR (eds) The molecular biology of the yeast saccharomyces II. Cold Spring Harbour Laboratory. USA
32. Schuelke N, Schmid FX (1988) The stability of yeast invertase is not significantly influenced by glycosylation. J Biol Chem 263/18:8827–31

33. Scott JH, Schekman R (1980) Lyticase: Endoglucanase and protease activities that act together in yeast cell lysis. J Bacteriol 142:414
34. Tkacz JS, Lampen JO (1973) Surface distribution of invertase on growing Saccharomyces cells. J Bacteriol 113:1073
35. Wickner RB (1981) Killer system in saccharomyces cerevisiae. In: Strathern JN, Jones EW, Broath JR (eds) The molecular biology of the yeast saccharomyces I. Cold Spring Harbour Laboratory. USA
36. Wissmann E (1986) Medizinische Mikrobiologie, 6. Aufl. Thieme, Stuttgart New York
37. Woods DR; Bevan EA (1968) Studies on the nature of the killer factor produced by Saccharomyces cerevisiae. J Gen Microbiol 51:115
38. Yamamoto T, Hiratani T, Hirata H, Imai M, Yamaguchi H (1986) Killer toxin from Hansenula mrakii selectively inhibits cell wall synthesis in a sensitive yeast. FEBS Lett 197/1–2:50–4

Diskussion

Redner:

Spiegeln diese quasi antibiotischen Modellversuche, von der Konzentration her gesehen, die therapeutische Situation wider? Kann man bei der Dosierung der Perenterol-Hefe, jetzt verdünnt im Darm, diese Effekte auch erwarten? Der antibiotische Stoff muß dann enorm wirksam sein! Es müßte also eine Wirksamkeit in unvorstellbar geringer Dosierung gegeben sein. Es wäre hochinteressant für die Antibiotikaforschung, die Substanz zu isolieren.

Dr. Böckeler:

Diese Frage haben wir uns auch gestellt. Aber jetzt zu Ihrer ersten Frage, wieweit diese in-vitro-Versuche auf die tatsächliche Therapie anwendbar sind. Da gibt es natürlich Unterschiede. Ich habe gesagt, die Startkultur der Bakterien war 1 %ig mit Hefezellen angeimpft worden und man sah, daß auch die logarithmische Wachstumsphase zunächst mal verschoben und nicht so hoch ist bei den Bakterien. Bei eigenen Untersuchungen zur Wirksamkeit bei akuten Diarrhöen während Studienreisen in Südamerika sahen wir dosisabhängige Effekte. Anscheinend benötigen wir eine Mindestmenge von Hefezellen und offensichtlich von Sproßzellen, um die Diarrhö zu behandeln. Wenn wir jetzt die Bakterien in vitro zerstören, weiß man natürlich nicht, was nun mit den Enterotoxinen und dergleichen im Darm passiert. Offensichtlich werden sie zerstört, möglicherweise sogar neutralisiert. Das müßte man auch noch untersuchen.

Prof. Dr. Hatz:

Nach meinem Verständnis ist es so, daß man in vivo dieses Präparat gibt, der Keim im oberen Gastrointestinaltrakt zerstört wird, durch Pankreasenzym, Gallensalze usw. Ich kann jetzt verstehen, daß die Substanzen, die in den unteren Dickdarm-, Dünndarmetagen frei werden, dann ihre Wirkung ausüben. Würden Sie dem folgen? Denn zunächst mal sehe ich natürlich den Widerspruch, in vivo werden die Hefezellen zerstört, zumindest morphologisch. Können sie dann überhaupt noch in den unteren Darmabschnitten wirken?

Dr. Böckeler:

Herr Arnoldi hat Antworten auf diese Fragestellung. Wenn wir das Rattenmodell nehmen, werden die Hefezellen nicht dort zerstört, wo Sie annehmen, sondern sie werden auch bis zum hinteren Dünndarm lebensfähig weitertransportiert.

Prof. Dr. Seifert:

Wir haben hier ein wunderschönes Kulturmodell. Meine Frage ist, wie sieht es in vivo aus? Wenn tatsächlich eine Infektion in vivo vorliegt, funktioniert das auch alles? Und die zweite Frage: Wenn man davon ausgeht, daß irgendwelche Stoffe sezerniert werden, die wirksam sind auf die pathogenen Keime, werden diese nur sezerniert in Anwesenheit der Bakterien oder werden sie von den Hefen auch ohne diese Keime sezerniert?

Dr. Böckeler:

Ich würde das im Moment nicht zu beantworten wagen. Ich kann mir vorstellen, daß die Hefen bestimmte Stoffe ausscheiden auch ohne Anwesenheit von Bakterien. Der nächste Versuch wird sein, Hefezellen in Kultur zu nehmen und die hefefreie Kulturflüssigkeit den Bakterien anzubieten, um zu sehen, ob eine bakterizide Wirkung stattfindet.

Prof. Dr. Seifert:

Haben Sie schon die Übertragung Ihres Modells in vivo versucht, an der Ratte zum Beispiel?

Dr. Böckeler:

Bei Ratten ist es schwierig, sie mit bestimmten Bakterien zu infizieren.

Prof. Dr. Seifert:

Man kann bei der Ratte ohne weiteres Diarrhö erzeugen.

Dr. Böckeler:

Ja, mit Bakterien.

Frau Prof. Dr. Gedek:

In früheren Studien hat man die Agaroberfläche mit einer Kulturhefe beimpft, dann das Ganze umgestülpt in den Deckel und die andere Seite, also die untere Fläche mit Escherichia coli beimpft. Die Colibakterien wuchsen dann nicht mehr. Ich habe lange geglaubt, daß dann Hemmstoffe sezerniert werden, auch Vitamine und habe zunächst den Hemmeffekt dem Antibiotikum Malucidin zugeschrieben. Ich bin mir aber nicht mehr so sicher, weil die Hemmwirkung der Hefe gegenüber den Enterobacteriacaeen doch sehr stark ist. Insofern liefert für mich eben dieses Killerphänomen, das auf speziellen Glykoproteinen beruht, die besser Erklärung.

Dr. Böckeler:

Dieses Killerphänomen kann sicherlich eine Rolle spielen. Aber es ist nur ein ganz geringer Prozentsatz an Hefen, die dieses Killertoxin ausbilden.

Wie es mit der Wirkung gegen andere Hefen steht im Vergleich zu Bakterien, dazu kann ich im Moment nichts sagen, weil die Bakterienzellwand und die Hefezellwand ganz unterschiedlich aufgebaut sind. Aber der Wirkstoff, der eventuell isoliert wird, dürfte eine hochinteressante Substanz sein.

Prof. Dr. Müller:

Ich möchte noch eines anfügen: Man darf in der Argumentationskette etwas nicht tun, nämlich die klinische Wirksamkeit heranziehen für den Beweis eines ganz bestimmten biochemischen oder molekularbiologischen Mechanismus. Das sind zwei ganz unterschiedliche Dinge. Auf der einen Seite sehen wir Therapiestudien, bei denen sich eine Wirkung zeigt, und wir diskutieren auf der anderen Seite über mögliche Mechanismen, die ganz anders belegt werden müssen.

Mykologische Aspekte der Therapie mit Saccharomyces cerevisiae Hansen CBS 5926

J. Müller

Mindestens 75 % der Mitteleuropäer sind im Digestionstrakt mit Hefen besiedelt. In absteigender Reihenfolge der Häufigkeit handelt es sich um die Hefearten

Candida albicans
Torulopsis (candida) glabrata
Candida parapsilosis
Candida tropicalis
Candida krusei
Candida pseudotropicalis.

Andere kommensale Hefearten sind selten. Die kommensalen Hefen stehen in ihrer Vermehrung mit den Eliminationsmechanismen des menschlichen Wirtes im Gleichgewicht [5, 8, 9]. Kontrollfaktoren der kommensalen Sproßpilz-Gesamtkeimzahl im Digestionstrakt sind:

1. Die Vermehrungsgeschwindigkeit des Pilzes bei 37 °C
2. Das Substratangebot im Biotop nach Qualität und Quantität
3. Die Konkurrenz in der mikrobiellen Gesamtpopulation um das verfügbare Substrat
4. Antibiotische Faktoren innerhalb der mikrobiellen Gesamtpopulation
5. Prinzipien der unspezifischen und spezifischen Wirtsabwehr
6. Pilztoxische Milieufaktoren im Dickdarm
7. Die passive Elimination der Pilze im physiologischen Nahrungs- und Faecestransport des Wirtes.

Neben diesen Kommensalen findet sich ein buntes Spektrum passagerer Hefe- wie auch Schimmelpilze. Diese werden mit der Nahrung aufgenommen und in der Regel mit den Faeces wieder ausgeschieden, ohne daß sie eine Chance zur Ansiedlung im Digestionstrakt haben. Diese sind für unsere Betrachtungen ohne Belang.

Die kommensalen Hefen des menschlichen Darmtraktes sind fakultativ pathogen: Sie können bei Verminderung der Infektabwehrfähigkeit des Wirtes zu disseminierten, lebensbedrohlichen Mykosen führen [2, 4, 6, 7]. Der wichtigste pathogenetische Weg hierfür ist die sogenannte Persorption, der Durchtritt vermehrungsfähiger Hefen durch die intakte Darmschleimhaut in die Zirkulation. Daraus entsteht eine Fungämie, die allerdings in einem hohen Prozentsatz selbstlimitierend ist, d. h. den Eliminationsmechanismen des Wirtes erliegt, die über Leber und Milz die Sproßpilze beseitigen. Kommt es jedoch zu einer disseminierten, persistierenden Candidose, so handelt es sich hierbei um eine opportunistische Infektionskrankheit, die unbehandelt zu 80 % letal verläuft und zu den am schwierigsten zu diagnostizierenden und zu therapierenden Infektionskrankheiten gehört. Es ist mit ca. 30 000 solcher disseminierten Candidosen pro Jahr in der Bundesrepublik Deutschland zu rechnen [2]. Bei diesen Patienten handelt es sich ausnahmslos um Hochrisikopatienten mit schwierigen Grundkrankheiten, für die in der Regel ein immenser diagnostischer und therapeutischer Aufwand getrieben wurde und die schließlich nicht ihrer Grundkrankheit, sondern einer aufgepfropften Mykose erliegen.

Eine mykotische Enteritis oder Enterocolitis als Lokalinfektion ist dagegen offenbar selten, verglichen mit anderen ätiologischen Ursachen dieser Krankheit [8]; sie betrifft im wesentlichen Kleinkinder und gelegentlich Patienten im Senium, neuerdings auch AIDS-Patienten. Die Candida-Enterocolitis ist einer Therapie durch nicht resorbierbare Polyen-Antimykotika gut zugänglich.

Kommensale Hefen gelangen in offenbar sehr geringem Umfang auch beim Gesunden ständig durch Persorption in die Zirkulation. Die Elimination muß hierbei offenbar so effektiv sein, daß vom klinisch-mykologischen Bild der Fungämie nicht gesprochen werden kann. Ausdruck dieser unterschwelligen Hefepersorption beim Gesunden sind die niedrigen anamnestischen Candida-Antikörpertiter, die bei der Labordiagnose der Candidose berücksichtigt werden müssen [2].

Die fakultative Pathogenität der Candida-Arten beruht auf Virulenzfaktoren, die allerdings, verglichen mit anderen Krankheitserregern, nur ein geringes Gewicht haben und sich schwer charakterisieren lassen. Ein zweifellos wichtiger Virulenzfaktor ist die Fähigkeit der Candida-Zellen zur Adhärenz an Wirtszellmembranen. Diese Adhärenz wird offensichtlich durch Mannose-Rezeptoren bei bestimmten Wirtszellpopulationen gefördert, die gute Anheftungsmöglichkeiten für Candida-Zellwandmannane bieten. Diese Vorgänge können andererseits durch spezifisches sekretorisches Immunglobulin A behindert werden. Candida-Arten können auch proteolytische Enzyme sezernieren, deren Rolle als Virulenzfaktor allerdings nicht eindeutig geklärt ist.

Im Persorptionsgeschehen besteht ein wesentlicher Unterschied zwischen den fakultativ pathogenen Candida-Arten und apathogenen Hefen wie Saccharomyces cerevisiae (S.c.), obwohl die Zellwand der pathogenen und apathogenen Hefen beträchtliche Antigenverwandtschaft aufweist. Der Unterschied wird auch im elektronenmikroskopischen Bild augenfällig: Candida-Zellen in pathologischer Situation zeigen eine vermehrte Produktion ihrer Zellwandantigene, die zusammen mit Immunglobulinen des Wirtes beträchtliche Schichten auf der Zellwand zu bilden vermögen und die als Immunkomplexe in die Umgebung gestreut werden. Hefen im kommensalen Status und apathogene Hefen zeigen diese Phänomene, die sich im elektronenmikroskopischen Bild darstellen lassen, nicht [1]. Aus der Sicht des medizinischen Mykologen sollten beim Einsatz von Saccharomyces cerevisiae als Darmtherapeutikum einige Sicherheitsbedingungen erfüllt sein:

1. S.c. sollte nicht in Form von vermehrungsfähigen Zellen in die Zirkulation gelangen. Dies könnte zu einer Blockade der Phagozytose führen und damit anderen Infekten den Weg bahnen. Außerdem ist es theoretisch nicht ganz auszuschließen, daß auch eine apathogene Hefe bei einem Neutropeniker hohen Grades eine disseminierte Mykose verursachen könnte.
2. S.c. sollte auch nicht in Form von phagozytierten oder pinozytierten Partikeln mit Antigen- oder Allergencharakter in die Zirkulation gelangen [3]: Die Elimination dieser körperfremden Stoffe würde ebenfalls Phagozyten, Leber und Milz belasten. Wegen der Antigengemeinschaft von S.c. mit den fakultativ pathogenen Candida-Arten könnte es bei massiver Antigeneinschwemmung zu einer Immunstimulierung kommen, womit unter Umständen eine notwendige lebensrettende Candida-Serologie beeinträchtigt werden könnte. Ferner besteht die Möglichkeit, daß Hefe-Antigene zirkulierende, persistierende Immunkomplexe bilden könnten analog zu den bei Candidosen beobachteten; ob solche zirkulierenden Immunkomplexe ihrerseits eine pathogenetische Bedeutung haben, ist unbekannt, theoretisch jedoch nicht auszuschließen. Schließlich können allergene Hefebestandteile zu allergischen Reaktionen in Form von extraintestinalen Mykiden führen, wie dies für bestimmte Formen der Neurodermitis gilt.

Anzumerken ist, daß die unter 1. und 2. geforderten Sicherheitsbedingungen auf rein theoretischen Erwägungen beruhen. Eine durch S.c. bedingte Fungämie oder anderweitig tieflokalisierte „Saccharomykose“ ist trotz jahrelangen Einsatzes bis jetzt nicht beobachtet worden. Da es sich bei den zur Therapie eingesetzten Hefen um vermehrungsfähige Zellen handelt, sollte man aber auf die Erarbeitung von Daten zu den oben ausgeführten Sicherheitsaspekten nicht verzichten.

Zusammenfassung

Die Mehrzahl der Mitteleuropäer ist im Digestionstrakt durch Hefen der Gattungen Candida und Torulopsis kommensal besiedelt. Bei diesem Zustand steht die Vermehrung der Hefen mit den Eliminationsmechanismen des Wirtes im Gleichgewicht. In offenbar sehr geringem Umfang gelangen solche Hefen ständig durch Persorption in die Zirkulation, aus welcher sie mit hoher Geschwindigkeit über Leber und Milz eliminiert werden. Ausdruck dieser Hefepersorption sind die niedrigen anamnestischen Candida-Antikörpertiter beim Gesunden.

Bei geschädigten Infektabwehrmechanismen, insbesondere bei Neutropenie, kann die Elimination der Candida-Hefen aus der Zirkulation unterbleiben, es kommt zur Fungämie, woraus eine disseminierte Candidose entstehen kann. Diese weist unbehandelt eine Letalität von 80% auf und gehört zu den am schwierigsten zu diagnostizierenden und zu therapierenden Infektionskrankheiten.

Zwischen Hefen der Gattungen Candida und Saccharomyces cerevisiae (S.c.) bestehen Antigenverwandtschaften bei Zellwandantigenen, möglicherweise auch bei zytoplasmotischen Antigenen. Beim therapeutischen Einsatz von S.c. sind daher folgende Sicherheitsaspekte zu berücksichtigen:

1. S.c. sollte nicht in Form von vermehrungsfähigen Zellen in die Zirkulation gelangen:
   Dies könnte zu einer Blockade der Phagozytose führen und anderen Infekten den Weg bahnen.
2. S.c. sollte nicht in Form von phagozytierten oder pinozytierten Partikeln mit Antigencharakter in die Zirkulation gelangen:
   Deren Elimination als körperfremde Stoffe würde Leber und Milz belasten;
   Über Immunstimulierung könnte wegen der Antigengemeinschaft mit den fakultativ pathogenen Candida-Arten die u. U. lebensrettende Candida-Serologie beeinträchtigt werden;
   Antigene könnten als Allergene zu extraintestinalen Mykiden führen;
   Antigene könnten zirkulierende, persistierende Immunkomplexe mit pathologischer Bedeutung bilden.

Die unter 1. und 2. geforderten Sicherheitsbedingungen beruhen auf rein theoretischen Erwägungen. Eine durch S.c. bedingte Fungämie oder anderweitig tieflokalisierte „Saccharomykose" ist bis jetzt nicht bekannt geworden. Da es sich bei den zur Therapie eingesetzten Hefen um vermehrungsfähige Zellen handelt, sollte man aber auf die Erarbeitung von Daten zu den oben ausgeführten Sicherheitsaspekten nicht verzichten.

Literatur

1. Kappe R, Müller J (1987) Cultural and serological follow-up of two oral administrations of baker's yeast to a human volonteer. Mykosen 30:357–368
2. Kappe R, Müller J (1987) Tieflokalisierte Mykosen. Mykosen [Suppl] 30:87
3. Main J, McKenzie H, Yeaman GR, Kerr MA, Robson D, Pennington CR, Parratt D (1988) Antibody to saccharomyces cerevisiae (baker's yeast) in Crohn's disease. Br Med J 297:1105–1106
4. Müller J (1976a) Pilzinfektionen im Gefolge antibiotischer Therapie. MMW 118:669–672
5. Müller J (1976b) Die Erregerdiagnostik der systemischen Pilzerkrankungen mit besonderer Berücksichtigung quantitativer Methoden. Chemotherapy [Suppl] 22:53–86
6. Müller J (1978) Immunobiological aspects of Candida mycoses – a review of electronmicroscopic studies. Mykosen [Suppl] 1:289–297
7. Müller J (1981) Endogene Mykosen und neuere Vorstellungen zu deren Pathomechanismen. Mykosen [Suppl] 24 1:14–23
8. Müller J (1982) Pilze im Gastrointestinaltrakt. Fortschr Med 20:936–941
9. Müller J (1983) Mikrobiologische Diagnostik und Therapiekontrolle bei Sproßpilzmykosen (Candida- und Torulopsis-Mykosen). Hahnenklee-Symposium 1982 „Systemische Mykosen". Roche, Basel, S 83–99

Diskussion

Redner:

Könnten Sie sich vorstellen, daß die erhöhten Anti-Saccharomyces-Antikörperspiegel bei Crohn-Patienten, die in einer britischen Studie gefunden wurden, eigentlich Anti-Candida-Antikörper sind? Die Untersuchung erfolgte mittels der ELISA-Methodik.

Prof. Dr. Müller:

Beim ELISA würde mich das wundern. Daß man im Immuno-Blot vielleicht kreuzreagierende Antikörper nachweisen könnte, das hielte ich für möglich. Mit den bisher praktizierenden Techniken glaube ich nicht, daß Kreuzreaktionen erfaßt werden können. Ich könnte mir vorstellen, daß es hier tatsächlich, anders als bei gesunden Probanden, zu einer Immunstimulierung gekommen ist, daß es also spezifische Anti-Saccharomyces-Antikörper waren.

Redner:

Bei der britischen Studie ist es ein ELISA, und zwar ist Saccharomyces cerevisiae kultiviert, hitzeinaktiviert und an Platten gebunden worden, dann wurde das Serum der Patienten getestet.

Prof. Dr. Müller:

Wir haben unsere Untersuchungen mit dem Candida-Hämagglutinationstest durchgeführt, der mindestens ebenso empfindlich oder vielleicht noch empfindlicher ist als alle ELISAs, die ich kenne und von denen keiner kommerzialisiert ist. Ich glaube nicht, daß es kreuzreagierende Antikörper sind, ich halte sie schon für spezifische. Aber ich sagte schon, die Verhältnisse könnten bei einem nicht-darmgesunden Probanden anders sein, als bei gesunden Probanden. Das muß man sehr deutlich sehen. Was bedeutet das? Das bedeutet zunächst nur eine Aufnahme von Saccharomyces-Zellen in die Zirkulation mit einer Immunstimulation, die dann serologisch erfaßbar ist. Es ist offensichtlich noch keine tief lokalisierte Saccharomykose beobachtet worden, das hätten die klinischen Untersuchungen gezeigt. Eine Immunstimulierung ist prinzipiell möglich.

Prof. Dr. Seifert:

Sie haben so ein bißchen gewarnt vor der Anwendung der Hefe in pathologischen Zuständen, das heißt, wenn die Permeabilität der Darmwand vielleicht verändert ist.

Prof. Dr. Müller:

Ich wollte das nicht als Warnung verstanden wissen! Wenn man Therapiestudien durchführt, sollte man diese mykologischen Begleitstudien durchführen. Denn erstens bekommt man eine Reihe von Zusatzinformationen, die nützlich sein könnten für die Interpretation von Wirkungsmechanismen. Das zweite ist ein Sicherheitsaspekt. Ich habe dauernd mit Patienten zu tun, die tief-lokalisierte Mykosen haben. Wir kennen die Letalität, wir wissen, wie schwierig die Labordiagnose, wie schwierig die klinische Diagnose ist. Man sollte kein Risiko eingehen, man sollte wissen, ob etwas passieren kann oder nicht. Ich glaube nicht, daß gefährliche Interferenzen zu befürchten sind.

Prof. Dr. Seifert:

Ist es denkbar, daß diese apathogene Hefe sich unter pathologischen Umständen in eine pathogene Hefe umwandelt?

Prof. Dr. Müller:

Wenn man die nosokomialen Infektionen durchanalysiert, dann sieht man, daß eine ganze Reihe von Mikroorganismen, die wir vor 20, 30 Jahren niemals als pathogen deklariert hätten, heute eine Rolle spielen, etwa Serratia marcescens: Können Sie mir einen Pathogenitätsfaktor nennen? Oder Bacillus subtilis? Da hat man Mühe einer Maus eine bakterielle Septikämie zu setzen, das geht nur mit Konditionierung, das heißt, wenn die Wirtsabwehrfähigkeit drastisch reduziert wird. Nur darin liegt der Pathomechanismus. Es ist nicht ein Umschaltmechanismus beim Mikroorganismus. Man hat immer wieder nach Pathogenitätsfaktoren bei Opportunisten gesucht. Aber das ist ein falscher Ansatz. Bei opportunistischen Infektionskrankheiten liegen die Ursachen beim Wirt, im Gegensatz zu den Pathomechanismen primärer Krankheitserreger. Candida ist kein primärer Krankheitserreger.

Prof. Dr. Seifert:

Kann somit eine Pathogenität auch für die als apathogen bekannten Bäckerhefen nicht gänzlich ausgeschlossen werden?

Prof. Dr. Müller:

Sie kann theoretisch nicht ganz ausgeschlossen werden. Bei extremer Neutropenie, bei einem Leukämiepatienten in der Zytostatika-Behandlungsphase wäre ich mit einer Saccharomyces-Therapie zurückhaltend.

Redner:

Die Codierung der Virulenz-Eigenschaften der pathogenen Hefen ist auf verschiedenen Loci untergebracht. Das ist anders als bei Bakterien, wo wir ja solche Virulenzschaltungen oder Plasmid-Resistenzmerkmale kennen.

Prof. Dr. Müller:

Ich widerspreche auch immer der öfter gehörten These, daß die Candida-Filamentphase die pathogene sei und die Hefephase die apathogene. Wir sehen an elektronenmikroskopischen Untersuchungen von Candida-Abzessen in der Mehrzahl Rundzellen und keineswegs etwa Filamente. Wir beobachten eine deutliche Nekrose um solche Abzesse herum. Da ist ein falscher Denkansatz. Wir haben den Pilz, der sich unter bestimmten Wirtsbedingungen pathogen verhalten kann, dies normalerweise bei abwehrkompetenten Wirten aber eben nicht ist.

Frau Prof. Dr. Gedek:

Candida-Arten haben Chitin in der Zellwand und sind deshalb schwer verdaulich. Das fehlt den Kulturhefen. Insofern meine ich, daß sich die Kulturhefen nicht so leicht als Opportunisten durchsetzen können.

Prof. Dr. Müller:

Für diese These sprechen auch die epidemiologischen Beobachtungen. Ich kenne bis jetzt keinen einzigen Bericht über eine Saccharomykose, ich würde sie auch nicht erwarten. Es ist eine theoretische Möglichkeit, und wenn ich eine solche Studie diagnostisch begleite, dann will ich daran gedacht haben und mir nicht hernach sagen lassen, das hätte doch geprüft werden müssen. Es handelt sich also um eine theoretische Möglichkeit, um einen Punkt zum Abhaken, aber sicher nicht um eine hohe Gefahr. Das will ich ganz deutlich sagen.

Frau Dr. Menzel:

Es scheint eine wirtsbezogene Candida-Spezies zu geben. Wir hatten mit Dr. Hänel Studien an Hefestämmen aus den Stuhlproben von Psoriatikern durchführen und eine besonders hohe Exprimierung von Phospholiphase-Aktivitäten feststellen können verglichen mit anderen Kollektiven. Derzeit überprüfen wir dies bei Neurodermitikern, bei denen es anscheinend ganz anders zugeht.

Prof. Dr. Müller:

Sie sprechen von einem stammspezifischen Virulenzfaktor auf seiten der Hefe?

Frau Dr. Menzel:

Vielleicht. Es ist noch zu klären, ob das eine Frage der Virulenz ist oder eine Aktivierung.

Prof. Dr. Müller:

Es gibt eine Reihe von Ansätzen zur Frage, ob es nicht stammspezifische Virulenzunterschiede gibt. Die gibt es wohl, auch nach anderen Kriterien. Aber sie scheinen nicht sehr bedeutsam zu sein. Es ist also nicht so, daß wir ein Kollektiv hochpathogener Hefen hätten, die uns die Candidosen erklären, und anderen, die auch Candida albicans sind, aber keine Candidosen verursachen können. So groß sind die Unterschiede nicht. Aber es gibt zweifellos stammspezifische Virulenzunterschiede.

Frau Dr. Menzel:

Auch wirtsspezifische?

Prof. Dr. Müller:

Wirtsspezifische – das würde in meine These passen, daß der Wirt ein ganz wesentlicher Faktor ist.

Intestinales bakterielles Überwuchern bei Kindern: Versagen eines Ökosystems

P. Chapoy

Eine einfache Mukosagrenzfläche mit einer Dicke von 400 μ und 200 m^2 Oberfläche trennt den keimfreien zellulären und extrazellulären Raum von der intestinalen Mikroflora, der bedeutendsten Keimkonzentration des Körpers.

Das intestinale Ökosystem (IES) wird definiert als Gesamtheit der Wechselbeziehungen innerhalb der Mikroflora des Darms und umfaßt eine Masse von hundert Milliarden (10^{14}) Bakterien, die sich in mehr als 450 Arten gliedern. Es spielt in der Physiologie des Darms eine wichtige Rolle, nicht nur weil seine Stoffwechselaktivität mit der Leber vergleichbar ist oder aufgrund seiner immunstimulierenden Wirkung, sondern v. a. wegen seiner Hemmwirkung gegenüber enteropathogenen Keimen.

Die starke Labilität dieses Gleichgewichts ist noch ausgeprägter beim Neugeborenen, dessen Mukosa noch nicht durch eine Antikörperschicht geschützt ist und das noch keine Darmflora besitzt. Bei der Geburt ist der Darm ein keimfreies Organ, und Neugeborene übernehmen die Darmflora von ihrer Mutter. Ab dem 2. Tag sind Koli- und Milchsäurebakterien sowie Enterokokken nachweisbar. Auch das Redoxpotential (eH) spielt möglicherweise eine wichtige Rolle im Besiedlungsmechanismus. Wachstum und Fermentation von Escherichia coli und Enterokokken bewirken ein Absinken des Redoxpotentials auf negative Werte und ermöglichen hierdurch die Entwicklung anaerober Bakterien ab dem 3. Tag [17]. Selbstverständlich ist die Ernährung v. a. in den ersten Tagen von zentraler Bedeutung: bei Säuglingen, die mit Fertignahrung gefüttert werden, entwickeln sich v. a. Bacteroides, während bei gestillten Säuglingen in erster Linie Bifidobakterien auftreten.

Insofern trägt die ursprüngliche Mikroflora dazu bei, das Überhandnehmen von Darmbakterien (IBOG = Intestinal Bacterial Overgrowth) zu verhindern (Kolibakterien teilen sich in vitro alle 20 min, im Darm jedoch nur alle 6–24 h) und diese Mikroorganismen auf das Darmlumen beschränkt zu halten. Eine Störung des Ökosystems durch Immunsuppressoren und Antibiotika unterstützt die Translokation von Bakterien zu den mesenterialen Lymphknoten [4]. Die Obergrenze für die bakterielle Besiedlung der oberen Darmabschnitte liegt bei ca. 10^3 bis 10^4 CFU (Colony Forming Units) pro ml, wobei grampositive Bakterien und Hefen am stärksten vertreten sind. Distal steigt die Mikrobenbesiedlung insgesamt an (10^8 bis 10^9 CFU/ml); Anaerobier überwiegen hier. Die vom Träger entwickelten Abwehrmechanismen gegen zu starkes bakterielles Wachstum umfassen u. a. Magensäuresekretion und Mukosaperistaltik [17]. Allerdings ist der vom Ökosystem des Darms ausgeübte antagonistische Effekt auf die Mikrobenbesiedlung der wichtigste Schutz und beruht auf der Kooperation von 2 oder mehr vorwiegend anaeroben Bakterienarten.

Die antagonistischen Effekte, auch „Barriereeffekte" genannt, laufen über 3 verschiedene Mechanismen ab: bakteriostatischer oder „permissiver" Effekt, basierend auf der Konkurrenz um Nährstoffe bzw. der Ablenkung von Wachstumsfaktoren (Salmonella-Carrier); bakteriozider oder „drastischer" Effekt, beruhend auf der Produktion von antibiotikaähnlichen Substanzen, wie z. B. Bakteriozinen [6] oder Nebenprodukten wie Leichtkettenfettsäuren; sowie der seltenere Antitoxineffekt. Die häufigsten Ursachen für bakterielles Überwuchern im Darm sind Stase des Darminhalts und Defekte der intestinalen Barriere aufgrund einer alters- oder krankheitsbedingten Anfälligkeit des Trägers (Abb. 1) [16]. Translokation oder Passage der Keime durch die Darmmukosa sowie Sepsis können die Folge sein, je nach Grad der Störung des Ökosystems, der Durchlässigkeit der Darmmukosa und der Pathogenität der Keime [34].

Diagnose des bakteriellen Überwucherns im Darm (Tabelle 1)

Das klinische Bild kann sehr unterschiedlich sein, je nach Charakter des Dünndarmdefekts, der die Störung des Ökosystems auslöst. Patienten mit Stenosen oder chirurgisch angelegtem Dünndarmblindsack klagen möglicherweise über Völlegefühl und krampfartige Schmerzen im Nabelbereich mit nachfolgender Diarrhö. Bei Morbus-Crohn-Patienten mit Stenosen oder Fisteln oder an Hypomotilität leidenden Patienten kann die Symptomatik der Primärerkrankung völlig überlagert sein. Motilitätsstörungen manifestieren sich gewöhnlich in Form von Ileus, Enterokolitis oder – nach Translokation – endogener Sepsis. Unabhängig von der Ursache der Störung des

Tabelle 1. Laborhilfe zur Diagnose intestinaler Bakterienüberwucherung im Darm

A: Wasserstoffatemtest	– Laktulose- und Glukosegabe (2 g/kg)
B: Duodenalintubation	– Quantitative Differentialuntersuchung der Mikroflora (> 10^8 CFU/mm^3)
	– Dekonjugierte Gallensäurespiegel
C: Stuhlanalyse	– Steatorrhö, Trypsinaktivität
	– Stuhlkulturen: Bildung proteolytischer anaerober Stämme
D: Vitaminserumspiegel	– B_{12}
	– Folsäure
E: Urinindikan	– Karotin (< 40 μg/dl)

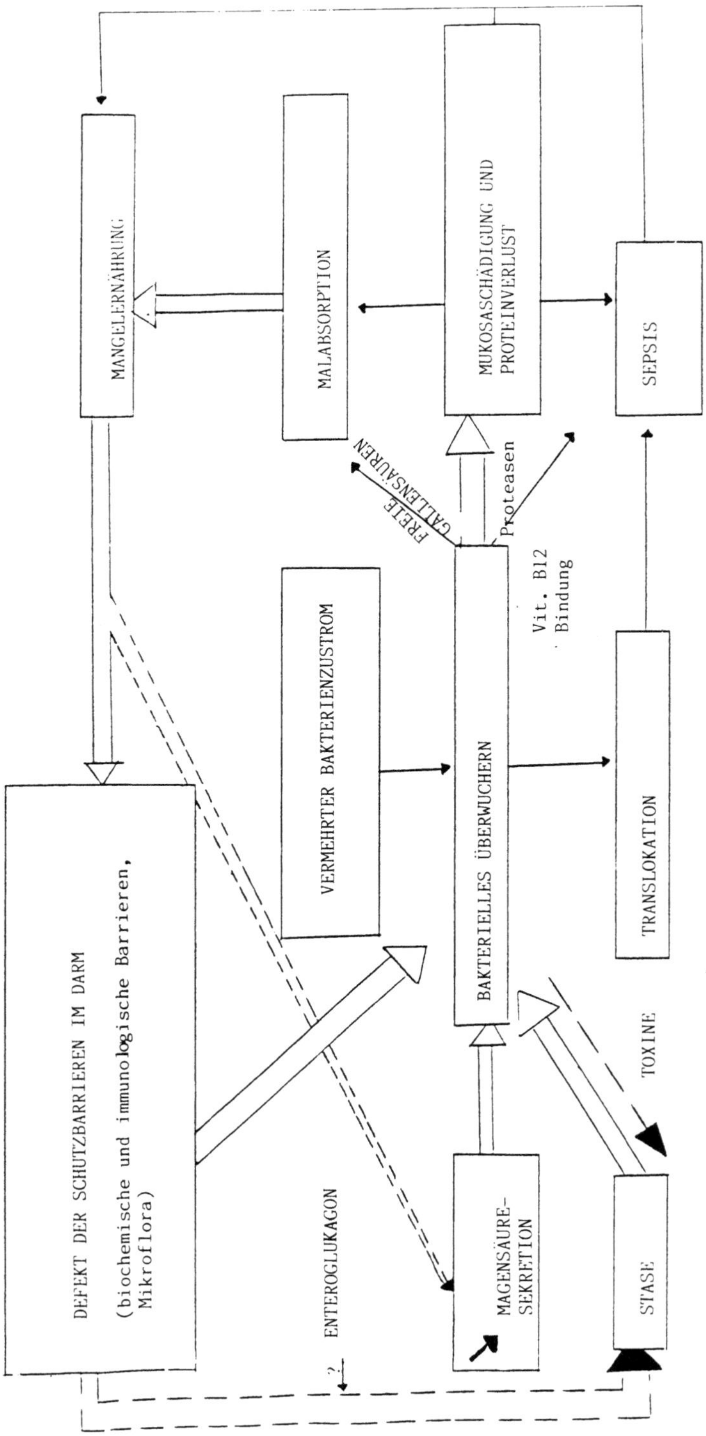

Abb. 1. Schematische Darstellung des Teufelskreises bei bakterieller Überwucherung im Darm

Ökosystems wird bei einem Drittel der Patienten eine Gewichtsabnahme in Verbindung mit klinisch nachweisbarer Steatorrhö festgestellt. Anämie, Knochenerweichung, Hypoproteinämie sowie Vitamin-K-Mangel wurden ebenfalls beobachtet. Später kann sich hieraus eine Milcheiweißunverträglichkeit entwickeln, die die Diarrhö verlängert.

Diagnose des bakteriellen Überwucherns

Von verschiedenen Laborbefunden, die auf eine Störung des intestinalen Ökosystems hindeuten, sind nur 3 von klinischer Relevanz.

1. H_2-Atemtest: Menschliche Zellen produzieren keinen Wasserstoff, und die extrem kleinen Mengen, die vom gesunden Menschen über die Lungen abgegeben werden, stammen aus der Fermentation von Kohlenhydraten durch Bakterien im Dickdarm. Auf dieser Tatsache beruht der Wasserstoffatemtest, mit dem entweder das Vorhandensein von zuckerverarbeitenden Bakterien im Dünndarm ermittelt oder eine unzureichende Disaccharidhydrolyse durch eine Disaccharidase festgestellt werden kann. Nach Verabreichung von Glukose (2 g/kg) oder Laktulose (2 ml/kg) wird der Wasserstoffgehalt der ausströmenden Atemluft mittels Gaschromatographie gemessen und in Partikeln pro Million (PPM) ausgedrückt [12]. Bei Patienten mit einer Störung des Ökosystems weist der frühzeitige Anstieg des Wasserstoffgehalts der Atemluft auf die Vergärung von Laktulose im Dünndarm, weniger im Kolon, hin [29].

2. Dem Kliniker dürfte die quantitative Differentialanalyse der fäkalen Flora nach Romond [30] hilfreicher erscheinen. Am 5. Tag wird die Anzahl der Kolonien bestimmt; die Anaerobier werden morphologisch und biochemisch analysiert. Bei Kleinkindern, die nach Operationen eine Stase des Darminhalts aufwiesen, wurden Pseudomonas und Enterobacter weit häufiger isoliert als in den Kontrollgruppen; hiermit geht ein höheres Sepsisrisiko einher [19]. Eine Störung des intestinalen Ökosystems muß vermutet werden, wenn sowohl anaerobe als auch aerobe koloniebildende Einheiten pro ml Sekret mehr als 10^6 im Duodenum bzw. mehr als 10^9 in den Fäzes betragen.

3. Morphologischer Diversitätsindex: kann mit Hilfe von Baqueros computerunterstützter Bildverarbeitungsanalyse ermittelt werden: Identifizierung von 40 verschiedenen morphologischen Bakterientypen anhand von Farbdrucken, die mittels Mikrofotografie von gramgefärbten Stuhlausstrichen hergestellt werden. Im Durchschnitt sind bei jedem Individuum 15,5 morphologische Typen vertreten, mit einem morphologischen Diversitätsindex (MDI) von 15,5/40 = 0,38. Der Diversitätsindex beruht u. a. auf der Gramreaktion, der Regelmäßigkeit der Färbung, der Form, Länge und Breite von Bakterien und koloniebildenden Einheiten. Unter Breitbandantibiotika und kontinuierlicher Sondenernährung sinkt der Diversitätsindex stark ab. Er korreliert mit der Resistenz gegen Koloniebildungen. Die Gefahr enteraler Infektionen nimmt in dem Maße zu, wie der morphologische Diversitätsindex sinkt.

Diagnose von Malabsorptionen

Malabsorptionen beruhen gewöhnlich auf verschiedenen Faktoren, daher sollten mehrere Tests durchgeführt werden. Die Stuhlanalyse sollte u. a. untersuchen: Steatorrhö bei fehlender Löslichkeit der Mizellen sowie durch Bakterien-Enzyme und Nebenprodukte ausgelöste funktionale und morphologische Epitheldefekte. Die intestinale Clearance von α_1-Antitrypsin läßt Rückschlüsse auf Proteinverluste aufgrund einer Enteropathie zu. Eine endoskopisch kontrollierte Dünndarmbiopsie gibt Aufschluß über eine Zottenatrophie des Darms. Durch die Untersuchung der Vitaminserumspiegel können erhöhte Folsäure- und erniedrigte Vitamin B_{12}- und Karotinspiegel nachgewiesen werden.

Auf Bakterienüberwucherung beruhende Krankheitsbilder (Tabelle 2)

Eine bakterielle Kontamination der Sekrete in den oberen Darmabschnitten kann in den verschiedensten klinischen Situationen auftreten, die je nach dem Zustandsbild des Trägers wie folgt eingeteilt werden können: angeborene oder erworbene strukturelle Defekte des Gastrointestinaltrakts; funktionale Defekte, wie z. B. Motilitätsstörungen, hämodynamische Insuffi-

Tabelle 2. Bakterielles Überwuchern auslösende Störungen

1. *Zustand nach abdominaler Operation* (Komplikationen)
   - Zustand nach Gastrektomie: Anazidität, Syndrom der zuführenden Schlinge (Billroth II)
   - Zustand nach Enterostomie: gastrojejunale (oder Kolon-)Fisteln, Teilverschluß (Adhäsionen); Blindsacksyndrom; Kurzdarmsyndrom (mit Entfernung der ileozäkalen Klappe)
2. *Strukturelle Defekte*
   - Angeborene Defekte:
     teilweiser oder völliger Verschluß; Darmatresie; Zwerchfellbänder, Volvulus und Malrotation;
     andere: Duplikation, Zyste, Divertikel
   - Erworbene Defekte:
     Morbus Crohn, Tuberkulose, Stahlungsenteritis, Stenose, Fisteln, Ileozäkalklappenschwäche
3. *Motilitätsstörungen*
   - Angeborene Motilitätsstörungen: Agangliose, Pseudoobstruktionssyndrom
   - Erworbene Motilitätsstörungen: Sklerodermie, antrale Motilitätsstörung; diabetische Enteropathie, Degeneration des Plexus myentericus
4. *Immunschwäche*
   - Angeborene Immunschwäche: schwere kombinierte Immunschwäche, Hypogammaglobulinämie
   - erworbene Immunschwäche: Fehlernährung – Aids
5. *Kreislaufversagen*
   Pfortaderhochdruck, Enterocolitis necroticans
6. *Infektionen*
   Antibiotikainduzierte Diarrhö

zienz, Immunschwäche; ebenso der Grad der Enteropathogenität der Keime, unabhängig von der Selektivität einer Antibiotikabehandlung.

Diese Unterteilung ist willkürlich und enthält u. U. wesentliche Überschneidungen zwischen Ursachen und pathogenen Mechanismen. In diesem Zusammenhang sollen einige klinische Zustandsbilder dargestellt werden.

Postoperatives abdominelles Syndrom und intestinale Motilitätsstörung

1. Patienten mit postoperativer Stase weisen in duodenal entnommenen Punktionsproben einen besonders starken Befall mit Pseudomonas und Enterobacter auf [17]. Die chirurgische Resektion des Ileums und der ileozäkalen Klappe führt häufig zu Komplikationen im Zusammenhang mit Stase und Bakterienüberwucherung. Auch die operative Entfernung des terminalen Ileums kann eine Diarrhö auf Basis einer gallensäureinduzierten chemischen Kolitis sowie eine Steatorrhö aufgrund des verminderten Gallensäurereservoirs auslösen. Chirurgisch durch End-zu-Seit-Enteroanastomose gebildete Dünndarmblindsäcke lösen ebenfalls häufig bakterielle Überwucherungen im Darm aus [18].
2. Die Prognose des angeborenen oder erworbenen pseudoobstruktiven Syndroms mit oder ohne Defekt des Plexus myentericus und Agangliose (Hirschsprung-Krankheit) hängt mit dem Risiko einer Enterokolitis und einer endogenen Sepsis auf Basis eines vermehrten Bakterienwachstums, insbesondere proteolytischer und anaerober Stämme, zusammen.

Fehlernährung und Immuninsuffizienzsyndrome

1. Untersuchungen von Jejunumpunktionsproben an australischen Aborigines und guatemaltektischen Kindern belegen das Vorliegen eines starken bakteriellen Überwucherns [23]. Auch die Mund-Schlund-Sekrete unterernährter Kinder unter unhygienischen Lebensbedingungen weisen große Mengen an fäkalen Organismen und enteropathogenen Keimen auf. Darüber hinaus wurden auch Störungen der Magensäuresekretion in Zusammenhang mit chronisch-atrophischer Gastritis beobachtet [20]. Die Fehlernährung an sich bedingt histologische Anomalien der Mukosa in den oberen Darmabschnitten, die für tropische Sprue und AIDS-ähnliche Veränderungen der Immunabwehr verantwortlich sind [22].
2. Bei Aids-kranken Kindern können gastrointestinale Erkrankungen die gleiche Form annehmen wie bei Morbus Whipple. Sie können ausgelöst werden durch idiopathische Zottenatrophie sowie durch bakterielle oder opportunistische Infektionen (Zytomegalievirus, Kryptosporidium, Candida). Ein Fall von pseudomembranöser nekrotisierender Jejunitis verbunden mit Klebsiellaüberwucherung wurde von Mc Loughlin beschrieben [25].

Enterokolitis necroticans bei Frühgeburten und Diarrhö unter kontinuierlicher Sondenernährung

Bei frühgeborenen Säuglingen ist Klebsiella der häufigste Keim, während Lactobacilli nicht gut vertreten sind. Hierdurch ist die Resistenz gegenüber bakterieller Besiedlung gering. Auch Enterocolitis necroticans ist eine in frühem Kindesalter auftretende Krankheit, die mit wesentlichen Veränderungen der gastrointestinalen Mikroflora einhergeht: Bacteroides und Lactobacilli finden sich im Vergleich zu Clostridium perfringens nur vereinzelt. Die Besiedlung mit C. perfringens bei fehlender schützender Mikroflora kann eine zentrale Rolle in der Pathogenese der Enterocolitis necroticans spielen [5]; diese wird beschleunigt durch eine Stase des Darminhalts, ischämische und hypoxische Enteropathien sowie durch inadäquate hypertonische künstliche Ernährung [21] (Abb. 2).

Diarrhö ist noch immer die häufigste Komplikation bei kontinuierlicher enteraler Ernährung [9]. Sie ist zurückzuführen auf ein bakterielles Überwuchern unterschiedlicher Genese: Ausschluß von Magensäure durch duodenale Intubation [10]; herabgesetzte Peristaltik [35]; Kontamination der Nährlösung mit enteroinvasiven Bakterien bei Herstellung oder Lagerung. Hieraus erklärt sich die Notwendigkeit der sorgfältigen keimfreien Herstellung und ständigen Kühlung während der Infusion. Auch die Art der Lösung kann entscheidend sein: Kohlenhydratkonzentration, Osmolarität, Begleittherapie (H_2-Antagonisten, Antibiotika, Entzündungshemmer). Die Nahrung selbst scheint jedoch keine Auswirkungen zu haben [2]: Basisnahrung beeinträchtigt nicht die Besiedlung des Darms mit Mikroorganismen, allerdings kann Proteinhydrolysat bakterielles Überwuchern begünstigen [28]. Vor diesem Hintergrund ist die Ernährung mit Muttermilch im Hinblick auf ihre entzündungshemmenden und prokinetischen Eigenschaften zu überlegen.

Dysbiose infolge von Gastroenteritiden

1. Virusgastroenteritis: Veränderungen in der Zusammensetzung der gastrointestinalen Mikroflora finden sich oft begleitend bei akuten viralen oder bakteriellen Durchfallerkrankungen: eine erhöhte Zahl von Fusobakterien und Clostridium [31] und eine Zunahme der gesamten Bakterienkonzentration im Duodenum bis zum 100fachen der Normalwerte [33]; Rückgang der Bacteroides in den Fäzes. Derartige Veränderungen können die Widerstandskraft gegenüber bakterieller Besiedlung herabsetzen und für hartnäckige Diarrhöen verantwortlich sein.
2. Bakterielle Gastroenteritis: Eine Hauptursache von Durchfallerkrankungen bei Kindern in Entwicklungsländern und bei Reisenden sind eher enterotoxigene als nicht enterotoxigene Escherichia-coli-Stämme [24]. Oft werden sie mit einer erhöhten Konzentration von Klebsiella, Proteus und Pseudomonas im Jejunumsekret in Verbindung gebracht. Die Zahl

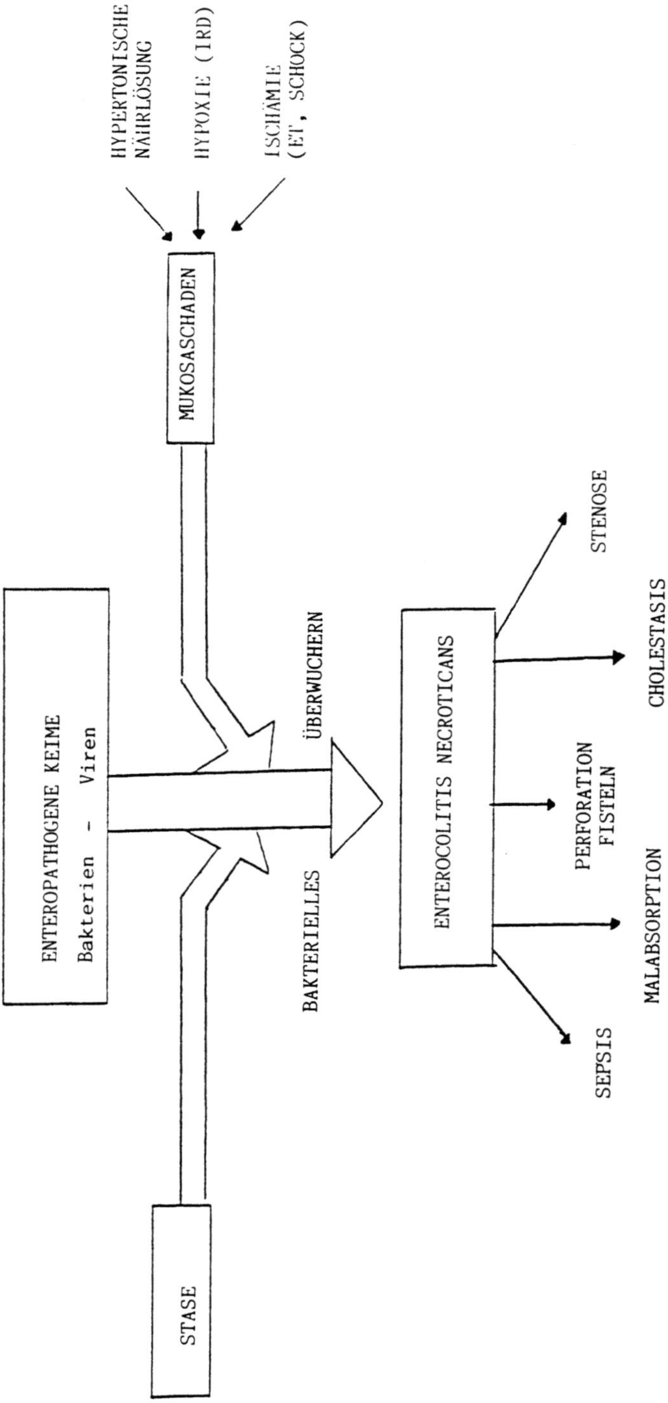

Abb. 2. Pathogenese der Enterocolitis necroticans

der toxinproduzierenden Bakterien ist weit größer als früher angenommen und sicher nicht auf E.coli beschränkt; Aeromonas hydrophila ist hierzu ein deutliches Beispiel [22].

3. Hartnäckige Diarrhö: Nach Rossi [32] handelt es sich bei hartnäckiger Diarrhö nicht um eine spezifische Durchfallerkrankung, sondern um einen Komplex von Erkrankungen, wobei die Diarrhö nicht leicht zu klären, meist jedoch infektiös ist. Biopsien von Darmgewebe zeigten unterschiedliche Grade von histologischen Schäden mit Zottenverkürzungen. Abgesehen von spezifischen enteropathogenen Bakterien besitzen Kinder mit unstillbarer Diarrhö eine abnorm wuchernde, gemischte Darmflora in den oberen Darmanteilen [11]. Dies könnte damit zusammenhängen, daß die Enterozyten bei diesen Patienten eine deutlich erleichterte Adhäsionsfähigkeit für bestimmte Stämme (E.coli 01 K1 H7) aufweisen. Der mikrobielle Abbau von Gallensalzen ist ein wesentlicher Faktor in der Malabsorptionssymptomatik dieses Syndroms.

Antibiotikainduzierte Diarrhö

Die länger andauernde perorale oder intravenöse (enterohepatischer Kreislauf) Verabreichung von Breitbandantibiotika kann eine Diarrhö auslösen. Sie ist darüber hinaus verantwortlich für die Unterdrückung empfindlicher Stämme, die eine mikrobielle Barriere bilden könnten, und für ihre Ersetzung durch subdominante, generell resistente Stämme (Tabelle 3) [1, 8]. Hierdurch wird bakterielles Überwuchern und möglicherweise eine endogene Sepsis hervorgerufen. Eine Antibiotikabehandlung der Mutter hat entscheidende Auswirkungen auf die Darmflora des Neugeborenen, wenn die Behandlung vor der Geburt erfolgt [7]. Koloskopisch sichtbare pseudomembranöse Kolitis stellt die Hauptkomplikation bei der Behandlung mit

Tabelle 3. Antibiotikainduzierte bakterielle Überwucherung im Darm [1]

Antibiotika (Darreichungsform)	Bakterielles Überwuchern im Darm
(intravenös und peroral)	
Penicillin G	E. coli, Klebsiella
Ampicillin	Klebsiella
Amoxicillin/Clavulansäure	Klebsiella, Enterobacter
(intravenös)	
Cefotaxim	Pseudomonas
Cefoperazon, Mezlocillin	Candida
Fosfomycin	Enterobacteriaceae
(peroral)	
Pristinamycin	Klebsiella, Enterobacter
Colistin	Staphylokokkus, Proteus
Erythromycin	O

Antibiotika sowie wahrscheinlich auch mit Lincomycin und Ampicillin dar; sie wird ausgelöst durch das von Clostridium difficile produzierte Cytotoxin. Der gleiche toxigene Clostridiumstamm findet sich in starken Konzentrationen in der Dickdarmmikroflora gesunder Säuglinge [27]; ab dem 2. Lebensjahr läßt die Besiedlung deutlich nach [34]. Die Schutzwirkung bei Säuglingen bleibt eine schwierige Frage: ein Ernährungseffekt, wie er in Mäusen nachgewiesen wurde (Mahe [26]) könnte eine Erklärung geben.

Behandlung des bakteriellen Überwucherns im Darm

Die 3 wesentlichen Ansätze zur Therapie des bakteriellen Überwucherns im Darm sind: Bakterielle Dekontamination, unterstützende Ernährung und Operation.

Bakterielle Dekontamination

Bei Einleitung einer Chemotherapie dürfen die ökologischen Auswirkungen von Antibiotika nicht vergessen werden. Die Auswahl des Antibiotikums sollte nach Spektrum oder möglicher Plasmaresistenz, Darreichungsform und Wirkdauer erfolgen.

1. Antibiotika: Zwar erscheint es wünschenswert, die Wahl eines passenden Antibiotikums von den Ergebnissen von Kulturen aus Dünndarmsekret abhängig zu machen, jedoch ist dieser Ansatz in der Praxis kaum zu verwirklichen. In naher Zukunft werden mittels Computer berechnete morphologische Diversitätsindizes [3] vermutlich in der Lage sein, stark gefährdete Patienten zu ermitteln. Die Bekämpfung von Anaerobiern und die Gabe von Antimykotika ist stets erforderlich, wenn eine pathogene Hefeinfektion manifest wird. Um Zahnkomplikationen zu verhindern, sollten Tetrazykline nicht bei Kindern unter 6 Jahren angewendet werden; Ampicillin und Lincomycin sollten wegen der Möglichkeit einer pseudomembranösen Kolitis nicht verwendet werden. Grundsätzlich scheint die graduelle Dekontamination des Darms mit abwechselnd Metronidazol (30 mg/kg), Aminoglycosid (6 mg/kg) und gelegentlich Vancomycin (25 mg/kg), Erythromycin (50 mg/kg) oder Trimethoprim Sulfamethoxazol (30 mg/kg) das wirksamste Vorgehen zu sein.
2. Antitoxine: Cholestyramin (50 mg/kg) ist ein Ionenaustauscherharz und Gallensequesterbildner; es ist in der Lage, eine Stimulation der Kolonsekretion sowie Hyperoxalurie zu unterbinden.
3. Probiotika: sind lebende Mikroorganismen, nicht ihre Fermentationsprodukte, die als Bioregulatoren durch ihre antagonistisch wirkenden Abbauprodukte auf die Darmflora einwirken. Sie sind in der Lage, sich in Form eines Biofilms an die Darmwand anzulagern und diese so gegen pathogene Keime zu schützen. Bei Saccharomyces boulardii (50 mg/kg) handelt es sich um eine mesophile, nichtpathogene Hefe, wel-

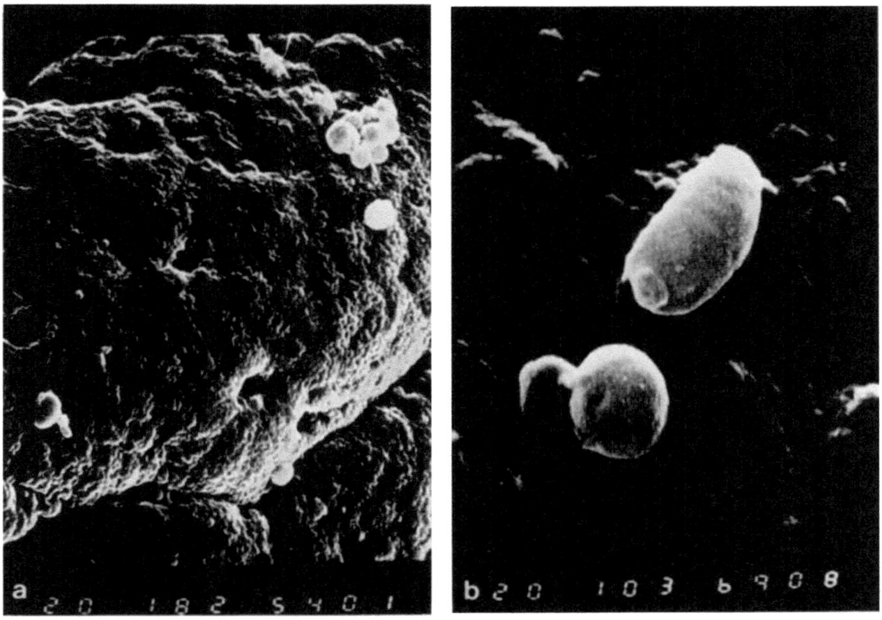

Abb. 3a, b. Elektronenrastermikroskopische Aufnahme der Adhärenz von Saccharomyces boulardii an die Darmwand, 6 h nach Verabreichung; **a** geringe Vergrößerung, **b** starke Vergrößerung

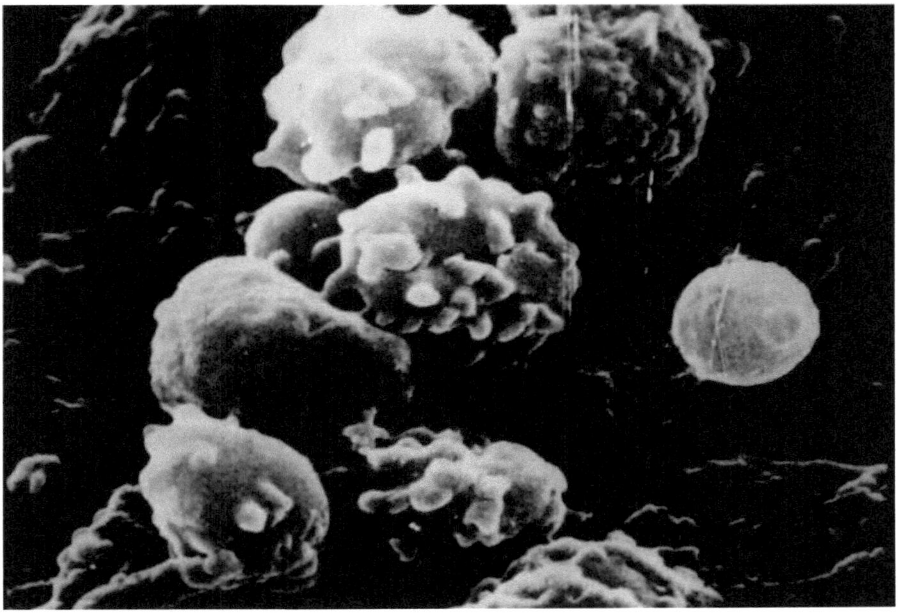

Abb. 4. Elektronenrastermikroskopische Aufnahme der Saccharomyces boulardii umgebenden intraepithelialen Lymphozyten, 16 h nach oraler Verabreichung

che die Aktivität von sekretorischem IgA und Disaccharidasen anregt und deren antidiarrhöische und antitoxische Wirkung gegenüber Vibrio cholerae [30] und Clostridium difficile [14] bekannt ist. Diese Hefe ist vermutlich in dieser Gruppe am wirksamsten (Abb. 3 und 4). Aufgrund ihres Mikrobenantagonismus kann sie prophylaktisch, aber auch kurativ eingesetzt werden [13], v. a. gegen Candida und Pseudomonas.

Unterstützende Ernährung

Ein exzessives Bakterienwachstum im Darm kann erwiesenermaßen eine ganze Reihe von Absorptionsstörungen hervorrufen, die für verschiedene Ernährungsmängel verantwortlich sind. Die Normalisierung der Ernährung sollte sorgfältig geplant werden. Dazu gehört die Zufuhr von Vitaminen und Spurenelementen: monatliche Injektion von Vitamin B_{12}, nötigenfalls Verabreichung von Vitamin D und K.

Zur Wiederherstellung des Stickstoffgleichgewichts ist möglicherweise die kontinuierliche Zuführung von mittelkettigen Triglyzeriden und ggf. Proteinhydrolysat sowie Glukosepolymeren erforderlich.

Operation

Ein operativer Eingriff sollte bei den Patienten ins Auge gefaßt werden, die bereits durch unterstützende Ernährung und intestinale Dekontamination vorbereitet sind. Vor dem Hintergrund der individuellen Situation jedes Patienten müssen Nutzen und Langzeitschäden der geplanten Operation sorgfältig abgewogen werden. Bei Morbus Crohn ist z. B. eine konservative Behandlung im Hinblick auf den Rezidivcharakter der Krankheit angebracht.

Literatur

1. Aujard Y, Bourillon A, Lambert-Zechovsky N, Bingen E, Mathieu H (1988) Effets des antibiotiques sur l'ecosystème mikrobien intestinal du nouveau né et de l'enfant. Med Chir Dig 17:259–61
2. Axelsson C, Justsesen T (1977) Studies of the duodenal and fecal flora in gastrointestinal disorders during treatment with an elemental diet. Gastroenterology 72:397–401
3. Baquero F, Fernandez-Jorge A, Vicente MF, Alos JL, Reig M (1988) Diversity analysis of the human intestinal flora: a simple method based on bacterial morphotypes. Microbiol ecology in health and disease; vol 1:1–8
4. Berg RD (1980) Mechanisms confining indigenous bacteria to the gastrointestinal tract. Am J Clin Nutr 33:472–84
5. Blakey JL, Lubitz L, Campbelln T, Gillam GL, Bishop RF, Barnes GL (1988) Enteric colonization in sporadic neonatal necrotizing enterocolitis. J Pediatr Gastroenterol Nutr 7:559–67

6. Booth SJ, Johnson JL, Wilkins TD (1977) Bacteriocin production by strains of bacteroides isolated from human feces and the role of these strains in the bacterial ecology of the colon. Antimicrob agents chemother 11:718–24
7. Borderon JC, Bernard JC, Vergnand R, Gold F (1980) Effet de l'antibiotherapie de la mere sur la Colonisation du Nouveau – né par les Enterobacteries. Arch Fr Pédiatr 37:371–6
8. Bourrillon A, Lambert-Zechovsky N, Beaufils F, Lejeune C, Bingen E, Blum C, Mathieu H (1978) Antibiotherapie et Pullulation Microbienne intestinale et risque Infectieux chez l'enfant. Arch Fr Pédiat 35:23–37
9. Cano N, Di Costanzo J, Chapoy P, Martin J, Richieri JP (1987) Nutrition enterale de l'adulte. Encycl Med Chir Paris – Estomac-Intestion, 9110 A 10, 2; 12p
10. Chalacombe DN (1974) Bacterial microflora in infants receiving naso jejunal tube feeding. J Pediatr 85:113 (lettre)
11. Chalacombe DN, Richardson JM, Rowed B, Anderson CM (1974) Bacterial microflora of the upper gastrointestinal tract in infants with protracted diarrhea. Arch Dis Child 49:270–7
12. Chapoy P (1988) Ecosystème intestinal de l'enfant – I–II. Concours Médical 120:1606–1610 et 1699–1707
13. Chapoy P (1986) A propos du mode d'action intestinal du Saccharomyces boulardii (lettre). Gastroenterol Clin Biol 10:860–1
14. Corthier G, Dubos F, Ducluzeau R (1986) Prevention of clostridium difficile induced mortality in gnotobiotic mice by saccharomyces boulardii. Can J Microbiol 32:894–6
15. Donaldson R (1978) The blind loop syndrome. II; 63:1094–1103. Gastrointestinal Diseases – Sleisinger-Fordtran Saunders. Philadelphia
16. Drude R, Chesley Hines JR (1980) The pathophysiology of intestinal bacterial overgrowth syndrome. Arch Intern Med 140:1349–52
17. Freter R (1974) Interactions between mechanisms controlling the intestinal microflora. Am J Clin Nutr 27:1409–16
18. Ghnassia JC, Ricour C, Duhamel JF, Nihoul-Fekete C, Veron M (1978) Flore bacterienne duodenale de l'enfant au cours des stases Post-Chirurgicales. Arch Franç Pédiat 35:854–62
19. Gianella R, Toskes P (1976) Gastrointestinal bleeding and iron absorption in the experimental blind loop syndrome. Am J Clin Nutr 29:754–7
20. Gracey M, Stone DE (1972) Small intestinal microflora in australian aboriginal children with chronic diarrhea. Austr NZ J Med 3:215–219
21. Gracey M (1982) Intestinal microflora and bacterial overgrowth in early life. J Pediatr Gastroenterol Nutr 1:13–22
22. Gracey M, Burke V, Robinson J (1982) Aeromonas-associated gastroenteritis. Lancet 2:1304–06
23. Gracey M (1984) The intestinal microflora in malnutrition an protracted diarrhea in infancy in chronic diarrhea in children – Lebenthal E. Raven Press New York 6:223–37
24. Levine MM (1987) Escherichia coli that cause diarrhea: enterotoxigenic, entero pathogenic, enteroinvasive, enterohemorrhagic, and enteroadherent. J Infect Dis 155:377–89
25. Mc Loughlin LC, Nor KS, Joshi VV, Oleske JM, Connor EM (1987) Severe gastrointestinal involument in children with the acquired immunodeficiency syndrome. J Pediatr Gastroenterol Nutr 6:517–24
26. Mahe S, Corthier G, Dubos F (1987) Effect of various diets on toxin production by two strains of clostridium difficile in gnotobiotic mice. Infection and immunity 55:1801–05
27. Merida V, Moerman J, Colaert J, Lemmens P, Vandepitte J (1986) Significance of clostridium difficile and its cytotoxin in children. Eur J Pediatr 144:494–6
28. Navarro J, Lambert-Zechovsky N, Cezard JP (1983) Alimentation et ecosystème bacterien intestinal en pathologie digestive pediatrique. Arch Fr Pediatr 40:677–9

29. Rhodes JM, Middleton P, Well D (1974) The lactulose hydrogen breath test as a diagnostic test for small bowel bacteria overgrowth. Scand J Gastroenterol 14:336
30. Riepe S, Goldstein J, Alpers DH (1980) Effect of secreted bacteroides proteases on human intestinal brush border hydrolases. J Clin Invest 66:314–22
31. Romond C, Neut C, Beerens H, Turck D, Fontaine G (1981) Dysmicrobisme anaerobie et Diarrhee chez le Nourrisson. Rev Inst Pasteur-Lyon, 14:289–301
32. Rossi TM, Lebenthal E (1981) Intractable diarrhea of infancy. in: Lebenthal E, (ed) – Textbook of Gastroenterology and Nutrition in Infancy. Raven Press New York 987–1001
33. Simon G, Gorbach S (1986) The human intestinal microflora. Digest Dis Sci 31, 9, 147–62
34. Stark PL, Lee A, Parsonage BD (1982) Colonization of the large bowel by clostridium difficile in healthy infants; quantitative study. Infect Immun 35:895–9
35. Tancrede C (1986) La Translocation des Bacteries du tube digestif dans l'organisme. Gastroenterol Clin Biol 10:709–11
36. Vidon N, Huchet B, Rambaud JC (1986) Influence de Saccharomyces boulardii sur la Sécrétion Jejunale induite chez le rat par la Toxine cholérique. Gastroenterol Clin Biol 10:13–16

Antagonismus von Saccharomyces cerevisiae Hansen CBS 5926 gegen Candida in vitro/in vivo (Review)

G. Hagenhoff

Eine Besiedlung des Magen-Darm-Trakts mit Pilzen der Gattung Candida oder der nahe verwandten Art Torulopsis findet sich, je nach Literaturangabe bei 20–50 % der Bevölkerung, ohne daß Krankheitserscheinungen zu beobachten sind. Diese symptomlose Kolonisation kann aber z. B. bei Immunsupprimierten durch Eindringen der Candidapilze in die Darmwand zu Entzündungen, echten Candidosen führen.

Vorbestehende Darmerkrankungen können durch Entwicklung von Candidosen kompliziert werden.

Durch Resorption/Persorption von Candidapilzen kann es zu Fungämien und Sepsis kommen.

Durch Ausscheidung über den Darmausgang können perianale Candidosen und Candidavaginitiden entstehen, unterhalten werden bzw. rezidivieren.

Es erscheint daher sinnvoll, bei diesen Erkrankungen neben der topischen Therapie auch eine Eliminierung bzw. Reduzierung der Candidapopulation im Darm durchzuführen.

Bietet der mikrobielle Antagonismus zwischen Saccharomyces cerevisiae Hansen CBS 5926 (ScH CBS 5926) einen therapeutischen Ansatz zur Eliminierung bzw. Reduktion der Candidapopulation?

In vitro [2] wurde die Lebensfähigkeit von Candida albicans (S18) – Institut Pasteur bei Anwesenheit von ScH CBS 5926 im Überschuß in einem für beide Kulturen geeigneten Nährmedium (Kartoffeldextroseagar) im Vergleich zu einer Reinkultur von Candida albicans (S18) – Institut Pasteur untersucht.

Zu Zeitpunkten zwischen 0 und 56 h erfolgte die Bestimmung der Lebendkeimzahlen.

Während ausgehend von 10^3 Candida-albicans-Keimen in der Reinkultur eine Vermehrung auf 10^7–10^8 festzustellen war, wurde in der Mischkultur zwischen Candida albicans und ScH CBS 5926 nur eine Population von ca. 10^4 Candida-albicans-Keimen beobachtet (Abb. 1). Durch Anwesenheit von ScH CBS 5926 konnte das Anwachsen der Candida-albicans-Population um den Faktor 10^3–10^4 erniedrigt werden.

In vivo wurde an männlichen Wistar-SPF-Ratten der Einfluß einer Vor- und Nachbehandlung auf die Implantation von Candida albicans in den Magen-Darm-Trakt untersucht [7].

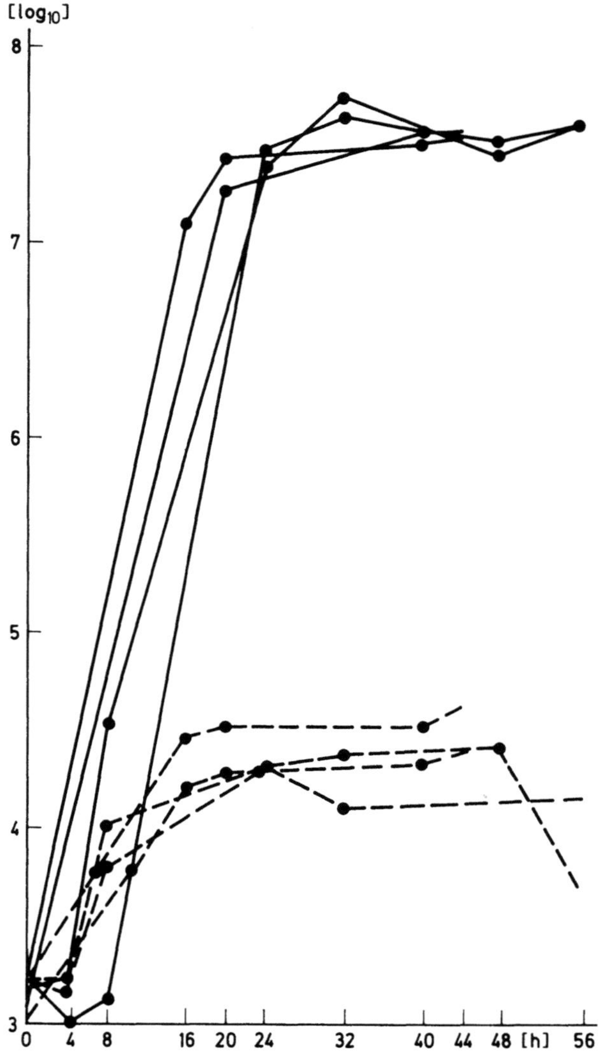

Abb. 1. Mikrobieller Antagonismus von ScH CBS 5926 gegenüber Candida albicans [2]; — Anzahl von Candida albicans in Reinkultur, --- Anzahl von Candida albicans in Mischkultur

Gemäß randomisierter Zuordnung wurden jeweils 6 Ratten der
Gruppe I: keine Behandlung,
Gruppe II: ScH CBS 5926, 50 mg/kg/Tag,
Gruppe III: Ampicillin 240 mg/kg/Tag,
Gruppe IV: Ampicillin 240 mg/kg/Tag + ScH CBS 5926, 50 mg/kg/Tag
zugeordnet. Die Behandlung der Tiere der Gruppen III und IV mit Ampicillin erfolgte, um eine Ansiedlung von Candida albicans durch Störung der normalen Darmflora und der Immunitätslage zu erleichtern.

Nach 8tägiger hefefreier Diät wurden die Tiere gemäß Gruppenzugehörigkeit über einen Zeitraum von 15 Tagen behandelt.

Am Tag 10 wurden allen Tieren per Magenkatheter $4 \cdot 10^6$ lebende Candida-albicans-1677 G-Zellen (Institut Pasteur) verabreicht; 5 Tage später wurden die Tiere getötet und Magen, Duodenum, Jejunum, Ileum, Zäkum und Colon ascendens isoliert und der Inhalt auf Candida-albicans untersucht.

Im Vergleich der Tiere der Gruppen I und II zeigte sich bei den nichtbehandelten Ratten eine signifikant höhere Candida-albicans-Anzahl ($p < 0{,}01$). Ähnliches, wenn auch weniger deutlich ausgeprägt, zeigte sich beim Vergleich der Gruppen III und IV ($p < 0{,}03$) (Tabelle 1).

Tabelle 1. Mittelwerte der Candida-albicans-Anzahl im GIT ($\cdot 10^3$), Gruppe II + IV = ScH CBS 5926-Gruppen

	Candida-albicans-Anzahl	Signifikanz
„Normale" Ratten		
Gruppe I	304,7	
Gruppe II	8,1	$p < 0{,}01$
Antibiotikaratten		
Gruppe III	278,9	
Gruppe IV	26,9	$p < 0{,}03$

Gnotobiotischen Mäusen wurde im Gastrointestinaltrakt ScH CBS 5926 und Candida albicans 1677 G (Institut Pasteur) angesiedelt [3]. Aus den Fäzes waren jeweils ca. $10^{7,5}$ Zellen isolierbar. Die Tiere wurden mit keimfreien Futter ernährt, zusätzlich erhielten sie ab Tag 10 $5 \cdot 10^9$ ScH CBS 5926-Keime/ml Trinkwasser. Durch die orale Gabe von ScH CBS 5926 stieg die Anzahl der isolierbaren ScH CBS 5926-Zellen/g Fäzes auf 10^9. Parallel war eine Verringerung der Candida-albicans-Keime auf $10^5 - 10^6$ nachweisbar (Abb. 2). Ähnliche Resultate zeigten sich auch, wenn vor Gabe von Candida ScH CBS 5926 mittels Trinkwasser instilliert worden war. Die so bestehende hohe ScH CBS 5926-Population führte zu einer deutlich geringeren Populationsdichte von Candida (in diesem Versuch wurde ein Gemisch aus 7 verschiedenen Candidaarten verwendet).

Das Absetzen der ScH CBS 5926-Zufuhr führte zu einer Verhundertfachung der Candidapopulation, bei Wiedereinsetzen der ScH CBS 5926-Gabe fiel die Candidapopulation wieder auf den vorherigen Wert ab (Abb. 3). Der antagonistische Effekt von ScH CBS 5926 auf die Ansiedlungs- und Entwicklungsmöglichkeit von Candida war nur mit lebensfähigen Zellen zu beobachten, bei Verwendung von hitzeabgetöteten ScH CBS 5926 war dieser Effekt nicht nachweisbar.

Anzumerken ist, daß es sich bei diesen Modellen um Bedingungen handelt, die mit der Komplexizität z. B. der menschlichen Darmflora nicht vergleichbar sind. Dies erklärt die Möglichkeit der dauerhaften Ansiedlung

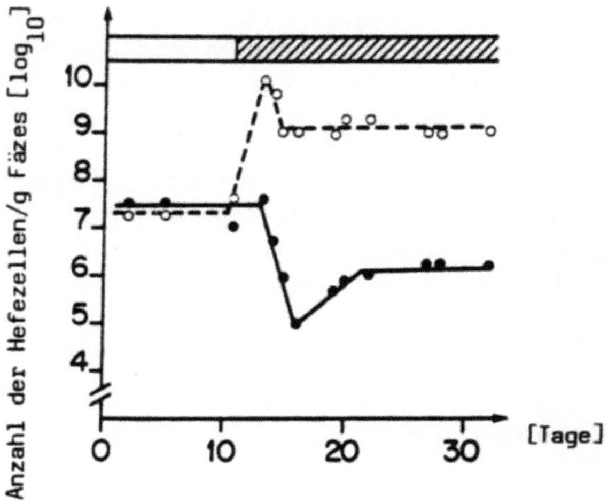

Abb. 2. Einfluß der kontinuierlichen Gabe von ScH CBS 5926 auf die Anzahl von Candida albicans in den Fäzes dixenischer Mäuse [3], o Saccharomyces cerevisiae HANSEN CBS 5926, • Candida albicans, ▭ Gabe von sterilem Wasser, ▨ Gabe einer Lösung, die $5 \cdot 10^9$ ScH CBS 5926-Zellen enthält.

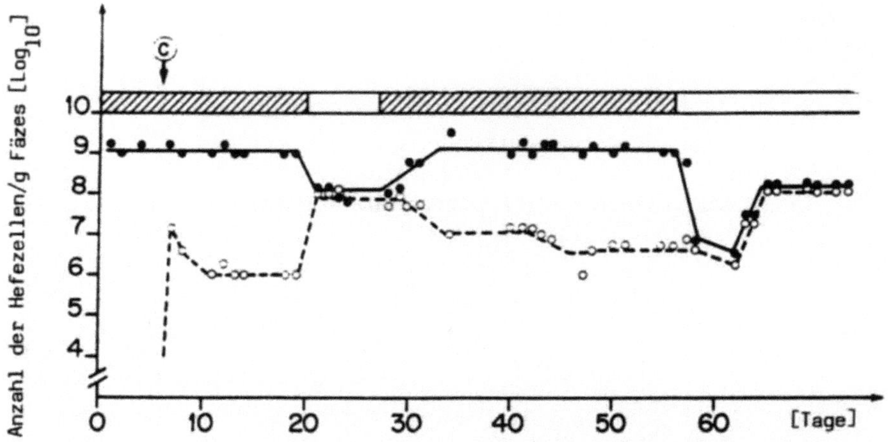

Abb. 3. Einfluß der kontinuierlichen Gabe von ScH CBS 5926 auf Ansiedlung bzw. Entwicklung eines Gemischs aus 7 verschiedenen Candidaarten in den Fäzes gnotobiotischer Mäuse [3]; o Gesamtzahl der Candidazellen, • Gesamtzahl der Hefezellen, ▭ Gabe von sterilem Wasser, ▨ Gabe einer Lösung, die $5 \cdot 10^9$ ScH CBS 5926-Zellen enthält, © Tag der Instillierung von 7 verschiedenen Candidaarten.

von ScH CBS 5926 im Intestium. Wurde gleichen Tieren eine aus menschlichen Fäzes gewonnene Darmflora instilliert, waren spätestens 1 Woche nach Absetzen der ScH CBS 5926-Gabe keine Zellen mehr im Fäzes nachweisbar. Auch beim Menschen läßt sich ScH CBS 5926 nicht dauerhaft im Darm ansiedeln. Spätestens 14 Tage nach Absetzen lassen sich weder lebensfähige noch tote Zellen im Fäzes nachweisen. Die oral zugeführten lebensfähigen Zellen überstehen nahezu unbeschadet den Magensafteinfluß, unterliegen speziell im Kolon der Konkurrenz mit der normalen Darmflora, ca. 3–7 % der eingesetzten Menge lassen sich lebensfähig aus den menschlichen Fäzes isolieren [1, 4].

Der therapeutische Nutzen von ScH CBS 5926 wurde bei 16 intestinalen Candidosefällen beobachtet [5]. Die Patienten wiesen die Candidosis meistens im Anschluß an eine Antibiotikabehandlung auf und wurden über einen Zeitraum von mindestens 1 Monat mit minimal 300 mg ScH CBS 5926/Tag behandelt. Die Behandlung zeigte in allen Fällen sehr gute bzw. gute klinische Ergebnisse; die begleitenden Stuhluntersuchungen zeigten zu Abschluß der Therapie einen negativen Befund. Kritisch anzumerken bleibt allerdings bei dieser Studie, daß es sich um eine retrospektive Betrachtung handelt.

In einer prospektiven randomisierten Doppelblindstudie wurde der Einfluß von 200 mg ScH CBS 5927/Tag vs. Plazebo in der Prävention von gastrointestinalen Beschwerden und Candidosen im Zusammenhang mit Antibiotikatherapie untersucht [6]. Die 388 eingeschlossenen Patienten (älter 15 Jahre) erhielten wegen Atemwegserkrankungen eine orale Antibiotikatherapie über einen Zeitraum von mehr als 5 Tagen. Die Patienten durften keine weitere Therapie mit Einfluß auf den Gastrointestinaltrakt erhalten; vor Therapiebeginn durften keine intestinalen Transitstörungen oder das klinische Bild von Candidosen vorliegen.

Während Antibiotikatherapie traten in der Verumgruppe (n = 199) in 6,5 % der Fälle eine Diarrhö und/oder Candidosis auf; das Auftreten einer Candidosis wurde bei 2 % der Patienten beobachtet. In der Plazebogruppe (n = 189) wurde dagegen in 24,9 % der Fälle eine Komplikation beobachtet; bei 12,2 % der Patienten wurden zum Abschluß der Antibiotikatherapie eine Candidosis beobachtet ($p < 0{,}001$; Tabelle 2 und 3).

Obwohl sicherlich weitere prospektive, kontrollierte Studien notwendig sind, sprechen die vorliegenden In-vitro-/In-vivo-Studien und die bisher vorliegenden klinischen Ergebnisse für den antagonistischen Effekt von ScH CBS 5926 gegen Candida. Aufgrund der bisherigen Erfahrungen, der unproblematischen Anwendungsmöglichkeit in allen Altersgruppen und der guten Verträglichkeit könnte sich mit ScH CBS 5926 in der Prävention und Therapie von gastrointestinalen Candidosen eine therapeutische Alternative abzeichnen.

Tabelle 2. Komplikationen während der Antibiotikatherapie

	n	Diarrhö und/oder Candidosis[a]	Nur Diarrhö	Nur Candidosis	Diarrhö und Candidosis
ScH CBS 5926	199 100 %	13 6,5 %	9 4,5 %	4 2,0 %	/
Plazebo	189 100 %	47 24,9 %	24 12,7 %	14 7,4 %	9 4,8 %

[a] $p < 0{,}001$

Tabelle 3. Lokalisation der Candidosis

	Candidosis-patienten[b]	Davon bukkal	intestinal	anal	vulvo-vaginal	Gesamt
ScH CBS 5926 (n = 199)	4 (2,0 %)	2	1	/	1	4
Plazebo (n = 189)	23 (12,2 %)	13	5	5	3	26[a]

[a] Ein Plazebopatient zeigte 2, ein weiterer 3 Lokalisationen.
[b] $p < 0{,}001$.

Literatur

1. Blehaut H, Massot J, Elmer GW, Levy RH (in press) Disposition kinetics of Saccharomyces boulardii in man and rat. Biopharmaceutics and Drug Dispositions
2. Brugier S, Patte F (1975) Antagonismus zwischen Saccharomyces cerevisiae und verschiedenen Bakterien – in-vitro-Versuch. Le Méd Paris 4:3–8
3. Ducluzeau R, Bensaada M (1982) Effet comparé de l'administration unique ou en continu de Saccharomyces boulardii sur l'etablissement de diverses souches de candida dans le tractus digestif de souris gnotoxéniques. Ann Microbiol 133 B:491–501
4. Gedek B, Hagenhoff G (1988) Orale Verabreichung von lebensfähigen Zellen des Hefestammes Saccharomyces cerevisiae Hansen CBS 5926 und deren Schicksal während der Magen-Darm-Passage. Therapiewoche 38 (Sonderheft):33–39
5. Guilbaud JF (1975) Traitement des candidoses digestives et cutanéo-muqueuses par l'Ultra-Levure a haute dose. Extrait de La Vie Médicale n° 8 Février 4
6. N.N. (1977) Essais cliniques controlés en double insu du Pèrentérol – Etude multicentriques par 25 médicins de 388 cas. Ars medici 32:281–291
7. Seguela JP, Massot J, Nesson J, Patte F (1978) Action d'un Saccharomyces lors d'une infestation experimentale a Candida albicans chez le rat normal et chez le rat traite par antibiotiques. Bulletin de la Societe de Mycologie Medicale 7:199–202

Messung der Phospholipaseaktivität von Candida albicans im Darm

H. Hänel, I. Menzel, M. Buslau, H. Holzmann

Einleitung

Candida albicans ist die einzige Spezies aus der Gattung Candida, die auf einem eigelbhaltigen Agar [6] einen deutlichen Trübungshof produziert. Diese Trübung wird der Produktion von Phospholipase zugeschrieben. Mehrjährige Stuhluntersuchungen an Patienten des Zentrums der Dermatologie und Venerologie am Universitätsklinikum in Frankfurt/Main haben häufig hohe Keimzahlen von C. albicans erbracht [5]. Prüfung der C.-albicans-Stämme, die vorzugsweise von Psoriatikern mit Psoriasis capillitii oder seborrhoider Gesichtspsoriasis isoliert wurden, erwiesen sich als starke Phospholipaseproduzenten [4]. So konnten mit den Stämmen von 11 Psoriasispatienten im Mittel knapp doppelt so starke Phospholipaseaktivitäten erzielt werden als mit 35 Stämmen aus Patienten mit der Verdachtdiagnose intestinaler Soorbefall. Es ergab sich die Frage, welche der möglichen Phospholipasen von den Blastosporen liberiert werden. Die Literaturangaben hierzu sind widersprüchlich.

Material und Methoden

Für den Versuch werden Candida albicans Blastoconidien (Stamm 200-175, Sero Typ A) verwendet. Die Keimdichte wird photometrisch bei 500 nm auf 0,5 eingestellt. Das Medium besteht aus Sabouraudagar mit Zusatz von Lezithin bzw. Lysolezithin, 1 mol Natriumchlorid, 5 mmol Kalziumchlorid pro Liter. Die Agarplatten werden mit je 5 µl der Blastoconidiensuspensionen inokuliert. Die inokulierten Agarplatten werden bei 36 °C 2–3 Tage bebrütet.

Versuch 1: Prüfung auf Phospholipase A

Zusatz von Lezithin: 1 %; 0,5 %; 0,25 %; 0,05 %; 0,025 % von L-α-Phosphatidylcholin Typ VII E (Sigma, aus Eigelb) werden zum Agar zugesetzt.

Versuch 2: Prüfung auf Lysophospholipase

Zusatz von Lysophosphatidylcholin:
Ein Reaktionsgemisch aus L-α-Phosphatidylcholin und Phospholipase A 2 (Sigma, aus Bienengift) wird in den Konzentrationen: 0,5 %; 0,4 %; 0,2 %; 0,1 %; 0,05 % und 0,01 % zu den Sabouraudagarplatten zugesetzt.

Ergebnisse

Versuch 1: Lezithin wird von C. albicans unter den geschilderten Bedingungen nicht gespalten. Bei keiner der Konzentrationen von 1 %–0,025 % konnte eine Reaktion (Trübungsreaktion durch Ausfällung) um die Hefekolonie beobachtet werden.

Versuch 2: Bei allen Konzentrationen des Reaktionsgemischs konnte ein Trübungshof beobachtet werden. Der Hofdurchmesser war umgekehrt proportional der Lysolezithinkonzentration. Die Dichte des Trübungshofs war proportional zur Lysolezithinkonzentration. C. albicans produziert auf Sabouraudagar Lysophospholipase (Enzym Code [E.C.] 3.1.1.5).

Diskussion

Psoriasis wird schon lange im Zusammenhang mit intestinalem Hefebefall beschrieben. Seit 1929 [8] wird vereinzelt auf entsprechende Stuhlbefunde aufmerksam gemacht. Da gleichzeitig auch die nichtbetroffene Haut von Psoriatikern erhöhte Phospholipase-A2-Spiegel aufweist [3, 7], interessierten wir uns für die Spezifität des Enzyms von Blastosporen, die vorzugsweise bei der Darmbesiedelung durch C. albicans vorgefunden werden.

Von Blastosporen wurde beschrieben [1], daß ihre Lysophospholipaseproduktion diejenige der „Phospholipase B" übersteigt. In diesem Zusammenhang bleibt unklar, warum die Autoren unter Phospholipase B die Aktion von Phospholipase A1 und Phospholipase A2 verstehen. Nach der gültigen Enzymbezeichnung [2] sollte Phospholipase B identisch mit Lysophospholipase sein. Der Agarplattenversuch hat nachgewiesen, daß meßbare Mengen von Lysophospholipase durch die Blastosporen von C. albicans produziert und freigesetzt werden. Die Penetrationsgeschwindigkeit des Enzyms im Agar wird offenbar durch die Anwesenheit von Lysolezithin stark beeinträchtigt, weshalb die Trübungshöfe bei geringen Lysolezithinkonzentrationen den größten Durchmesser aufweisen. Es bleibt zu klären, in welchem Zusammenhang die vermehrte Produktion von Lysophospholipase durch C. albicans im Darm von Psoriatikern zu den beschriebenen Effloreszenzen steht.

Literatur

1. Banno Y, Yamada T, Nozawa Y (1985) Secreted phospholipases of the dimorphic fungus, Candida albicans; separation of three enzymes and some biological properties. Sabouraudia 23:47–54
2. Dennis EA (1983) Phospholipases. In: Boyer PD (ed) The enzymes, vol XVI. Academic Press, New York London, p 307
3. Forster S, Ilderton E, Summerly R, Yardley HJ (1983) Epidermal phospholipase A_2 activity is raised in the uninvolved skin of psoriasis. Br J Dermatol [Suppl] 109 25:30–35
4. Hänel H, Menzel I, Holzmann H (1988) Hohe Phospholipase A-Aktivität von *Candida albicans* aus dem Darm von Psoriatikern. mycoses 31:451–453
5. Menzel I, Holzmann H (1986) Überlegungen zum seborrhoischen Kopfekzem und der Psoriasis capillitii im Zusammenhang mit intestinalen Mykosen. Z Hautkr 61:451–454
6. Price MF, Wilkinson ID, Gentry LO (1982) Plate method for detection of phospholipase activity in Candida albicans. Sabouraudia 20:7–14
7. Verhagen A, Bergers M, Erp PEJ van (1984) Confirmation of raised phospholipase A_2 activity in the uninvolved skin of psoriasis. Br J Dermatol 110:731–732
8. Wachowiak M, Stryker GV, Marr J, Bock H, Fleisher MS (1929) The occurence of Monilia in relation to psoriasis. Arch Derm Syphil 19:713–731

III. „Immunorgan“ Darm

(Moderator: J. Seifert)

Initiierung und Regulation der Immunantwort im darmassoziierten Immunsystem

M. Zeitz

Einleitung

In der Auseinandersetzung mit der Umwelt spielt das Immunsystem der Mukosa („gut associated lymphoid tissue" – GALT) eine zentrale Rolle, da sich im Darmlumen zahlreiche Substanzen befinden, die potentiell immunstimulatorische oder immunmodulatorische Eigenschaften haben. Das intestinale Immunsystem muß dazu in der Lage sein, relevante (potentiell pathogene) von irrelevanten Antigenen zu unterscheiden und den Organismus vor einer überschießenden Immunantwort gegenüber irrelevanten Antigenen im Darmlumen zu schützen. Dies setzt eine hohe Effektivität und Selektivität der Immunantwort gegen die zahlreichen Antigene wie Bakterien, Viren und Nahrungsmittelantigene im Darmlumen voraus. Durch die Fähigkeit, auf potentiell pathogene Keime, die den Organismus auf oralem (oder auch respiratorischem) Weg erreichen, mit einer spezifischen – protektiven – Immunreaktion zu antworten, steht das intestinale Immunsystem an vorderer Stelle in der Immunabwehr des Organismus [Übersichten: 9, 21, 28]. Daneben existiert eine zweite Form der Immunantwort an mukosalen Oberflächen, die charakteristischerweise in einem Zustand der Reaktionslosigkeit oder Toleranz gegenüber der überwiegenden Mehrzahl der Nahrungsmittelallergene und der physiologischen Darmflora resultiert [18, 26]. Die Gründe für diese differenten Reaktionen auf Antigene im Darmlumen sind nur sehr unvollständig bekannt. In der Pathogenese verschiedener Krankheitsbilder des Gastrointestinaltrakts, wie z. B. der chronisch-entzündlichen Darmerkrankungen und der Manifestationen der HIV-Infektion im Bereich des Intestinums spielen Veränderungen im darmassoziierten Immunsystem eine zentrale Rolle. Die Voraussetzung für das Verständnis dieser Erkrankungen ist die Kenntnis um die immunregulatorischen Mechanismen der Mukosa unter physiologischen Bedingungen.

Organisation des intestinalen Immunsystems

Das intestinale Immunsystem setzt sich aus verschiedenen lymphatischen und nichtlymphatischen Zellen zusammen, die in unterschiedlichen Strukturen wie den Peyer-Plaques, der Appendix, den mesenterialen Lymphknoten oder diffus in der Lamina propria oder zwischen den Epithelzellen verteilt sind. Anatomisch und funktionell kann das intestinale Immunsystem in einen induktiven oder afferenten Anteil, in dem die lymphoiden Zellen den initialen Kontakt mit den Antigenen bekommen, und in einen efferenten Schenkel, in dem die antigenstimulierten Zellen nach erneutem Antigenkontakt ihre Effektorfunktionen ausüben, aufgeteilt werden [1, 9, 21, 28]. Unter dem induktiven Schenkel werden die organisierten lymphatischen Strukturen der Mukosa, die Peyer-Plaques und die Lymphfollikel der Mukosa, zusammengefaßt. Der efferente oder Effektoranteil wird durch die unterhalb des Epithels liegenden, diffus verteilten Lymphozyten der Lamina propria und die zwischen den Epithelzellen liegenden intraepithelialen Lymphozyten repräsentiert.

Luminale Antigene kommen in Kontakt mit immunkompetenten Zellen in den Peyer-Plaques nach Absorption durch spezielle antigentransportierende Zellen, die den Dom der Follikel bekleiden und sich strukturell von den übrigen Darmepithelien unterscheiden (sog. M-Zellen) [27]. Nach Eintritt in die Peyer-Plaques werden Antigene von ortsständigen Makrophagen und/oder dendritischen Zellen aufgenommen und können dann, analog zu den Verhältnissen in anderen lymphatischen Organen vermittelt über den antigenspezifischen T-Zellrezeptor in Verbindung mit MHC („major histocompatibility complex") Klasse II Molekülen auf den antigenpräsentierenden Zellen, die mukosale Immunantwort initiieren.

Von den intestinalen Lymphfollikeln gelangen die antigenstimulierten T- und B-Zellen über die afferenten Lymphbahnen in die mesenterialen Lymphknoten und dann weiter über den Ductus thoracicus in die Blutbahn. Von hier aus findet eine erneute Einwanderung in die Mukosa statt. Lymphozyten des darmassoziierten Immunsystems wandern nicht nur in die intestinale Mukosa ein, sondern werden auch in der Bronchialschleimhaut sowie in Sekreten exokriner Drüsen wie Brustdrüse und Speicheldrüsen gefunden. Es wird daher die Existenz eines gemeinsamen mukosalen Immunsystems angenommen [15]. Dieser am besten für IgA-B-Lymphoblasten untersuchte Vorgang wird unter dem Begriff „Homing" zusammengefaßt und besitzt im Abwehrsystem des Organismus eine wesentliche Bedeutung [15, 23].

Besonderheiten der T-Zellimmunantwort im afferenten Schenkel des darmassoziierten Immunsystems (Peyer-Plaques)

Die Immunantwort im intestinalen Immunsystem ist in zwei verschiedenen Richtungen ausgeprägt: Neben der protektiven Immunantwort, die den Organismus vor dem Eindringen pathogener Keime schützt, muß eine Reaktion auf irrelevante Antigene unterdrückt werden. Diese „immunologische Reaktionslosigkeit" der Mukosa auf die immense Zahl der Antigene im Darmlumen wird auch unter dem Begriff „orale Toleranz" zusammengefaßt

[18, 26]. Verantwortlich hierfür sind antigenspezifische Suppressorzellen, die in den Peyer-Plaques entstehen, dann in die Zirkulation gelangen und die bei erneuter parenteraler Stimulation mit Antigen eine spezifische IgG-Immunglobulinantwort sowie eine antigenspezifische T-Zellproliferation unterdrücken [20, 22]. Gleichzeitig wird jedoch die IgA-Antwort, die charakteristisch für das intestinale Immunsystem ist, unterstützt. Die physiologische Bedeutung dieser immunglobulinklassenspezifischen Regulation der mukosalen Immunantwort liegt darin, daß die zunächst konträr erscheinende Beeinflussung der IgA- und IgM-/IgG-Antworten synergistisch wirken kann, um eine systemische Immunantwort auf verschiedene Antigene zu verhindern. Mukosale Helferzellen können die spezifische IgA-Synthese unterstützen und somit ein Eindringen von Antigenen durch die Mukosaoberfläche verhindern. In der Mukosa entstandene Suppressorzellen können die systemische IgM-/IgG-Antwort für solche Antigene unterdrücken, die die Mukosabarriere durchbrochen haben.

Die antigenspezifische Immunantwort in den Peyer-Plaques ist verknüpft mit einer Differenzierung von B-Lymphozyten, die IgM auf der Oberfläche tragen (sIgM-B-Zellen) zu IgA-tragenden B-Zellen (sIgA), den charakteristischen Zellen in der Mukosa. Die Mechanismen, die zu einer IgA-spezifischen Differenzierung von B-Lymphozyten führen und somit für das Überwiegen dieser Subpopulation von B-Zellen in den mukosalen Lymphfollikeln verantwortlich sein könnten, sind nur unvollständig bekannt. Es konnten T-Zellen aus Peyer-Plaques isoliert werden, die einen Wechsel von sIgM-B-Zellen zu sIgA-B-Zellen induzieren können (sog. „switch“ T-Zellen) [11, 12]. Zusätzlich finden sich in den Peyer-Plaques IgA-spezifische Helferzellen, die auf dem post-switch-Level wirksam sind [10]. Der differenzierungsabhängige Immunglobulinklassenwechsel zu IgA-B-Zellen wäre also nach diesen Untersuchungen T-zellabhängig. Neue Untersuchungen zeigen, daß die beiden Lymphokine IL-4 und IL-5 eine zentrale Rolle in dem Prozeß der Differenzierung zu IgA-B-Zellen spielen könnten. Es konnte gezeigt werden, daß IL-5 zu einer Verstärkung der IgA-Antwort von präaktivierten B-Zellen führt und daß dieser Effekt durch gleichzeitig anwesendes IL-4 potenziert wird, jedoch nicht von IL-4 allein ausgelöst werden kann [3, 5, 19]. Beide Lymphokine könnten also in der Regulation der mukosalen Immunantwort von wesentlicher Bedeutung sein.

Intestinale Epithelzellen als antigenpräsentierende Zellen

Neben dem klassischen Weg der Initiierung einer Immunantwort im darmassoziierten Immunsystem in den Peyer-Plaques scheinen nach neuesten Befunden auch intestinale Epithelzellen eine wichtige Funktion in der Antigenaufnahme und Antigenpräsentation zu besitzen. Intestinale Epithelzellen, insbesondere im oberen Dünndarm, exprimieren MHC-Klasse II-Moleküle [24]. Isolierte intestinale Epithelzellen können lösliche Antigene aufnehmen, präsentieren und eine T-Zellimmunantwort induzieren [2, 14].

Bemerkenswert bei dieser Form der Antigenpräsentation ist, daß bevorzugt CD8-positive T-Lymphozyten (Suppressor-/zytotoxische T-Zellen) stimuliert werden [2, 14]. Neueste Ergebnisse weisen darauf hin, daß intestinale Epithelzellen von Patienten mit chronisch-entzündlichen Darmerkrankungen im Gegensatz hierzu CD4-positive T-Lymphozyten (Helfer-/Induktor-T-Zellen) induzieren [13]. Diese immunregulatorische Störung in der Mukosa könnte in der Pathogenese dieser Erkrankungen von wesentlicher Bedeutung sein und die persistierende Entzündung in der Schleimhaut mit unterhalten.

Besonderheiten von Lymphozyten im efferenten Schenkel des intestinalen Immunsystems – Lamina propria Lymphozyten

Das efferente oder Effektorkompartiment des intestinalen Immunsystems besteht aus den diffus in der intestinalen Lamina propria verteilten Lymphozyten sowie Lymphozyten, die oberhalb der Basalmembran zwischen den Epithelzellen liegen (intraepitheliale Lymphozyten).

Die intestinale Lamina propria enthält unterschiedliche Zelltypen und es mehren sich die Hinweise, daß es sich bei den hier vorhandenen lymphatischen Zellen um differenzierte Effektorzellen handelt. Zu nennen sind einerseits die IgA-B-Lymphoblasten bzw. Plasmazellen, die – wie oben beschrieben – in den organisierten Lymphfollikeln der Mukosa entstehen und nach ihrer systemischen Zirkulation selektiv wieder in die Mukosa einwandern [15, 16, 23]. Diese Klasse von differenzierten Effektorzellen macht den weitaus größten Anteil der immunglobulinproduzierenden Zellen der Mukosa aus und spielt die zentrale Rolle bei der Bildung des für die mukosale Immunantwort typischen sekretorischen IgA.

Die Funktion der T-Lymphozyten in der intestinalen Lamina propria ist sehr viel weniger klar. Phänotypische Untersuchungen mit Hilfe monoklonaler Antikörper sowohl am Gewebeschnitt als auch an isolierten Lymphozyten haben gezeigt, daß in der Lamina propria sowohl T-Zellen vom Helfer-/Induktortyp (CD4) als auch vom Suppressor-/zytotoxischen Typ (CD8) vorhanden sind. Das Verhältnis dieser beiden T-Zellsubpopulationen in der intestinalen Lamina propria und im peripheren Blut unterscheidet sich nicht wesentlich [15, 25]. Eine verfeinerte Analyse unter Verwendung der Zweifarbenimmunfluoreszenz konnte jedoch zeigen, daß CD4-positive Lamina-propria-T-Zellen sich von peripheren T-Zellen dadurch unterscheiden, daß ihnen das Leu8-Antigen bzw. das CD45R-Antigen auf der Zelloberfläche fehlt [7, 8]. Funktionell entsprechen die CD4/CD45R-negativen T-Zellen Helferzellen für die Immunglobulinsynthese, während die CD45R-positiven Zellen Induktorzellen für Suppressorzellen darstellen [4, 17]. Die Untersuchungen zur Funktion intestinaler T-Zellen korrelieren mit den phänotypischen Befunden: T-Zellen der Lamina propria haben in pokeweed-mitogen-(PWM-)stimulierten Kulturen eine überwiegende Helferfunktion für die Immunglobulinsynthese autologer B-Zellen [6].

Es mehren sich die Hinweise, daß Lamina-propria-T-Zellen vermehrt aktiviert sind im Vergleich zu T-Zellen im Blut oder im organisierten lymphatischen Gewebe: Lamina-propria-T-Zellen exprimieren ohne *In-vitro*-Stimulation Interleukinrezeptoren und HLA-Klasse-II-Moleküle auf ihrer Oberfläche und können nach Stimulation große Mengen Interleukin-2 synthetisieren [29]. Nach Stimulation mit Antigen reagieren Lamina-propria-T-Zellen nicht mit einer Proliferationsantwort sondern mit einer Helferfunktion für die Immunglobulinsynthese [30]. Lamina-propria-T-Zellen können daher als differenzierte Effektorzellen charakterisiert werden.

Schlußfolgerungen

Während die Lymphfollikel der Mukosa der Ursprungsort für effektive Suppressorzellen sind, die eine systemische Immunantwort auf Antigene im Darmlumen unterdrücken, überwiegen in der Lamina propria Helferzellmechanismen. Die Aufgabe der T-Lymphozyten in der Lamina propria scheint somit in einer Unterstützung und Modulation der lokalen Immunantwort zu liegen. Diese unterschiedlichen immunregulatorischen Besonderheiten im afferenten und efferenten Schenkel des darmassoziierten Immunsystems sind in der Abb. 1 schematisch zusammengefaßt.

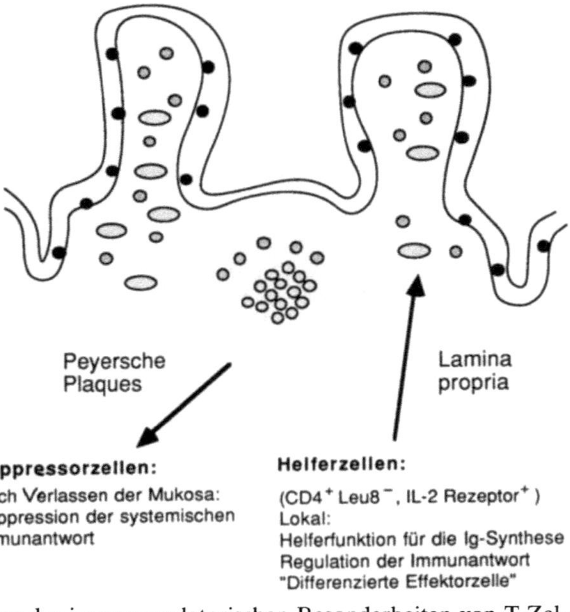

Abb. 1. Vereinfachte Darstellung der immunregulatorischen Besonderheiten von T-Zellen in den organisierten lymphatischen Geweben der Mukosa (Peyer-Plaques) und im Effektorkompartiment der Mukosa (Lamina propria): Die Peyer-Plaques sind Ursprungsort von Suppressorzellen, die die systemische Immunantwort inhibieren können. In der Lamina propria überwiegen aktivierte Helferzellen, die die lokale Immunantwort unterstützen

Literatur

1. Bienenstock J, Befus AD (1985) The gastrointestinal tract as an immune organ. In: Shorter RG, Kirsner JB (eds) Gastrointestinal immunity for the clinician. Grune & Stratton, Orlande, pp 1–22
2. Bland PW, Warren LG (1986) Antigen presentation by epithelial cells of the rat small intestine. II. Selective induction of suppressor T cells. Immunology 58:9–14
3. Coffmann RL, Shrader B, Carty J, Mosmann TR, Bond MW (1987) A mouse T cell product that preferentially enhances IgA production. I. Biologic characterization. J Immunol 139:3685–90
4. Gatenby PA, Kansas GS, Chen Yu Xian, Evans RL, Engleman EG (1982) Dissection of immunoregulatory subpopulations of T lymphocytes within the helper and suppressor sublineages in man. J Immunol 129:1997–2000
5. Harriman GR, Kunimoto DY, Strober W (1988) The role of IL-5 in IgA B cell differentiation. J Immunol 140:3033–9
6. James SP, Fiocchi C, Graeff AS, Strober W (1985) Immunoregulatory function of lamina propria T cells in Crohn's disease. Gastroenterology 88:1143–50
7. James SP, Fiocchi C, Graeff AS, Strober W (1986) Phenotypic analysis of lamina propria lymphocytes. Predominance of helperinducer and cytolytic T-cell phenotypes and deficiency of suppressor-inducer phenotypes in Crohn's disease and control patients. Gastroenterology 91:1483–9
8. James SP, Graeff AS, Zeitz M (1987) Predominance of helperinducer T cells in mesenteric lymph nodes and intestinal lamina propria of normal nonhuman primates. Cell Immunol 107:372–83
9. Kagnoff MF (1981) Immunology of the digestive system. In: Johnson LR (ed) Physiology of the Gastrointestinal tract. Raven, New York, pp 1337–1359
10. Kawanishi H, Saltzman LE, Strober W (1982) Characteristics and regulatory function of murine con A-induced, cloned T cells obstained from Peyer's patches and spleen: mechanisms regulating isotype-specific immunoglobulin production by Peyer's patch B cells. J Immunol 129:475–483
11. Kawanishi H, Saltzman L, Strober W (1983) Mechanisms regulating IgA class-specific immunoglobulin production in murine gut-associated lymphoid tissues. II. Terminal differentiation of postswitch sIgA-bearing Peyer's patch B cells. J Exp Med 158:649–669
12. Kawanishi H, Saltzmann LE, Strober W (1983) Mechanisms regulating IgA class-specific immunoglobulin production in murine gut-associated lymphoid tissues. I. T cells derived from Peyer's patches that switch sIgM B cells to sIgA B cells *in vitro*. J Exp Med 157:437–450
13. Mayer L, Eisenhardt D (1988) Defect in immunoregulatory intestinal epithelial cells in inflammatory bowel disease. In: MacDermott RP (ed) Inflammatory bowel disease: current status and future approach. Elsevier, Amsterdam, pp 9–16
14. Mayer L, Shlien R (1987) Evidence for function of Ia molecules on gut epithelial cells in man. J Exp Med 166:1471–1483
15. McDermott MR, Bienenstock J (1979) Evidence for a common mucosal immunological system. I. Migration of B lymphoblasts into intestinal, respiratory and genital tissues. J Immunol 122:1892–1898
16. McWilliams M, Phillips-Quagliata JA, Lamm ME (1977) Mesenteric lymph node B lymphoblasts which home to the small intestine are precommited to IgA synthesis. J Exp Med 145:866–875
17. Morimoto C, Letvin NL, Boyd AW, Hagan M, Brown (1985) The isolation and characterization of the human helper inducer T cell subset. J Immunol 134:3762–3769
18. Mowat AMI (1987) The regulation of immune responses to dietary protein antigens. Immunol Today 8:93–98
19. Murray PD, McKenzie DT, Swain SL, Kagnoff MF (1987) Interleukin 5 and interleukin 4 produced by Peyer's patch T cells selectively enhance immunoglobulin A expression. J Immunol 139:2669–2674

20. Ngan J, Kind LS (1978) Suppressor T cells for IgE and IgG in Peyer's patches of mice tolerant by the oral administration of ovalbumin. J Immunol 120:861–865
21. Pabst R (1987) The anatomical basis for the immune function of the gut. Anat Embryol 176:135–144
22. Richman LK, Chiller JM, Brown WR, Hanson DG, Vaz NM (1978) Enterically induced immunologic tolerance. I. Induction of suppressor T lymphocytes by intragastric administration of soluble proteins. J. Immunol 121:2429–2434
23. Rudzig O, Clancy RL, Perey DYE, Day RP, Bienenstock J (1975) Repopulation with IgA-containing cells of bronchial and intestinal lamina propria after transfer of homologous Peyer's patch and bronchial lymphocytes. J Immunol 114:1599–1604
24. Selby WS, Janossy G, Goldstein G, Jewell DP (1981) T lymphocyte subset in human intestinal mucosa: The distribution and relationship to MHC-derived antigens. Clin Exp Immunol 44:453–458
25. Selby WS, Janossy G, Bofill M, Jewell DP (1984) Intestinal lymphocyte subpopulations in inflammatory bowel disease: An analysis by immunhistological and cell isolation techniques. Gut 25:32–40
26. Strober W, Richman LK, Elson CO (1981) The regulation of gastrointestinal immune responses. Immunol Today 2:156–162
27. Wolf JL, Bye WA (1984) The membranous epithelial (M) cell and the mucosal immune system. Ann Rev Med 35:95–112
28. Zeitz M, James SP, Strober W (1986) Die Funktion des gastrointestinalen Immunsystems in der Abwehr enteropathogener Bakterien. Z Gastroenterol [Suppl 3] 24:43–52
29. Zeitz M, Greene WC, Peffer NJ, James SP (1988) Lymphocytes isolated from the intestinal lamina propria of normal nonhuman primates have increased expression of genes associated with T-cell activation. Gastroenterology 94:647–655
30. Zeitz M, Quinn TC, Graeff AS, James SP (1988) Mucosal T cells provide helper function but do not proliferate when stimulated by specific antigen in lymphogranuloma venereum proctitis in nonhuman primates. Gastroenterology 94:353–366

*Der Einfluß des Immunsystems bei der Resorption von Bakterien und Partikeln**

*W. Saß, S. Reißnecker, D. Stehle, H.-P. Dreyer, J. Seifert***

Eine Grundidee dieses Treffens ist es gewesen, aktuelle Forschungsergebnisse zu präsentieren und zur Diskussion zu stellen; dabei wohlwissend, daß Ergänzungsuntersuchungen z. T. noch ausstehen. So ist auch dieser Beitrag zu verstehen.

Kaum ein Organ im menschlichen Organismus beherbergt von Natur aus so viele Kommensalen und Erreger wie der Gastrointestinaltrakt. Unter idealen Lebensbedingungen gedeiht hier eine mannigfaltige Bakterienwelt. Bei schweren Verbrennungserkrankungen, aber auch nach größeren abdominellen Eingriffen kann es zu einer massiven Ausschwemmung gastrointestinaler Bakterien in die Blutbahn kommen, so daß sich schwere und oftmals auch tödlich endende Bakteriämien entwickeln [3, 7].

Nun hat der menschliche Organismus zahlreiche Sicherungssysteme entwickelt, um invasive Mikroorganismen frühzeitig abzuwehren. Dennoch kommt es immer wieder zum Eindringen unterschiedlichster Erreger in die Blutbahn, und hier bildet der Gastrointestinaltrakt als Bakterienquelle und Ursprungsort für schwere septische Erkrankungsbilder ein gewaltiges Erregerreservoir [7]. Auf der anderen Seite besitzt der Darm die physiologische Fähigkeit, über die M-Zellen in den Peyer-Plaques intestinal applizierte Partikel äußerst rasch intakt aufzunehmen und in den Organismus einzuschleusen [2, 4, 5, 6]. Nun sind bei sehr verallgemeinernder Betrachtung Mikroorganismen jedoch letztendlich auch nur Partikel.

Daher ist die intestinale Resorption von Mikroorganismen näher untersucht worden. Um nun zu beobachten, ob der Gastrointestinaltrakt zwischen pathogenen und apathogenen Partikeln unterscheiden kann, wurden einerseits keimfähige, nicht pathogene Hefezellen von Saccharomyces cerevisiae und andererseits pathogene, lebende Pseudomonas-aeruginosa-Bakterien des Serotyps VI verwandt. Speziell sollten die Fragen geklärt werden, ob beide Partikel via Dünndarm überhaupt resorbiert werden können und wenn ja, in welchen Mengen. Des weiteren sollte darüber hinaus der Einfluß des Immunsystems auf die Resorption untersucht werden, wobei die Frage interessant schien, ob globale Veränderungen im

---

* Herrn Professor Dr. H. Hamelmann zum 65. Geburtstag gewidmet.

** Zoologisches Institut der Universität Kiel, Ohlhausenstr. 40–60, 2300 Kiel 1

Immunsystem die Resorption zu beeinflussen vermögen. Verfolgt wurde der Abtransport der resorbierten Partikel über die Abdominallymphe und über das Pfortadersystem.

Zuerst zu den Versuchen mit den Hefezellen, die an 20 männlichen Wistarratten mit einem Körpergewicht von 330 ± 10 g unterteilt in 2 Gruppen à 10 Tieren durchgeführt wurden. Die Tiere wurden unter standardisierten Bedingungen gehalten und waren 24 h vor Versuchsbeginn nüchtern. Zur Vermeidung von unbeabsichtigten Verunreinigungen mit Hefezellen wurden am Versuchstag 4 h vor Versuchsbeginn in einem separat liegenden Labor $3 \cdot 10^9$ lebende Saccharomyces-cerevisiae-Zellen in 2 ml physiologischer Kochsalzlösung steril zubereitet. In Chloralhydratnarkose wurde sodann bei den Ratten über eine mediane Laparotomie eine Drainage des Ductus thoracicus nach der von Bollmann angegebenen Methode etabliert [1]. Der Operationssitus wurde dann steril abgedeckt und die zuvor bereiteten Hefezellen über eine oral eingeführte Duodenalsonde appliziert. Über einen Zeitraum von 3 h wurde die Lymphe fraktioniert aufgefangen. Während dieser gesamten Versuchszeit erfolgten regelmäßige Kontrollen der Körpertemperatur, die zudem mittels einer Wärmeplatte konstant gehalten wurde. Die Versuche erfolgten außerdem stets innerhalb derselben Tageszeit von 15.00–20.00 Uhr. Die systematische Analyse der Lymphe wurde mit einem normalen Lichtmikroskop durchgeführt, mit dem eine Identifizierung der resorbierten Hefezellen leicht möglich war. Zwei Untersucher überprüften zusätzlich unabhängig voneinander die Ergebnisse.

Bei 10 Tieren erfolgte vor dem eben geschilderten Versuchsablauf eine generelle Immunsuppression mit Cyclosporin-A, das in einer Dosierung von 15 mg/kg KG intraperitoneal über 5 Tage verabreicht wurde. Bei Versuchsbeginn betrug der Cyclosporin-A-Serumtiter in der polyklonalen, unspezifischen Radioimmunoassayanalyse 1290 ± 60 ng/ml. Bei allen Tieren konnte während dieser immunsuppressiven Behandlung – also während der 5 Tage – ein Gewichtsverlust von 40 ± 5 g beobachtet werden. Nach 5 Tagen immunsuppressiver Behandlung erfolgte in identischer Weise der zuvor geschilderte Versuchsablauf.

Nachdem aus den Vorversuchen ersichtlich wurde, daß Hefezellen nach der intestinalen Applikation regelmäßig in der Ductus-thoracicus-Lymphe aufzufinden waren, haben wir begonnen, den Resorptionsmechanismus zu untersuchen. Dabei zeigte es sich, daß Hefezellen sehr rasch über die Peyer-Plaques aufgenommen werden können. Es gelang bisher jedoch nicht im Elektronenmikroskop als Eintrittspforte für diesen Vorgang eindeutig die M-Zelle der Peyer-Plaques zu identifizieren. Hefezellen waren aber schon mit dem Lichtmikroskop häufig in den Peyer-Plaques auszumachen; viel eher als in gewöhnlichen Darmzotten. In den Peyer-Plaques fanden sich die Zellen sowohl in kleineren Lymphgefäßen als auch in Blutkapillaren (Abb. 1). Die mikroskopische Analyse der Lymphe ergab, daß offenbar nur sehr wenige resorbierte Hefezellen in dem untersuchten Zeitraum von 3 h über die Lymphe abtransportiert wurden; zeigte aber zugleich, daß die Immunsuppression die Resorption quantitativ zu beeinflussen scheint. Bei den

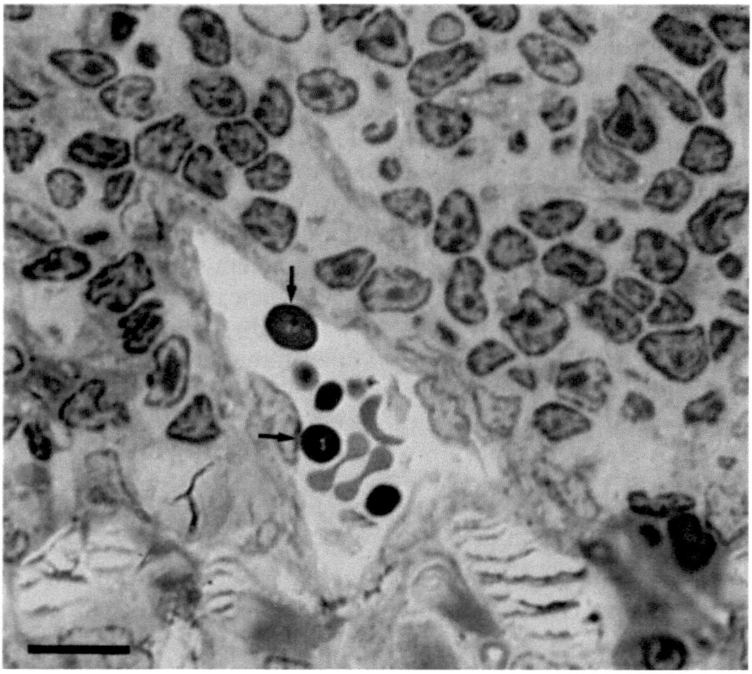

Abb. 1. Mehrere Hefezellen (Pfeile) in einer Blutkapillare an der serosaseitigen Basis eines Peyer-Plaques (Jejunum, Ratte), 22 min nach der intestinalen Applikation von lebenden Saccharomyces-cerevisiae-Zellen. Lichtmikroskop, Semidünnschnitt 0,5 μ, Richardson's Blau, Maßstab 10μ

immunsupprimierten Tieren wurde im untersuchten Zeitraum eine 3mal größere Menge an Hefezellen über die Lymphe in den Organismus eingeschleust. Das genaue Verhältnis betrug 7 : 24 (Abb. 2).

Nachdem nun feststand, daß Hefezellen, die ja für den Organismus eher harmlos sind, nach intestinaler Applikation persorbiert werden und dann über die Lymphe in den Organismus eindringen können, wollten wir dies auch für pathogene Keime überprüfen. An einem weitgehend identischen Versuchsmodell wurde die Persorption von pathogenen, lebenden Pseudomonas-aeruginosa-Serotyp VI-Bakterien untersucht. Die einzige Differenz zu den bereits geschilderten Untersuchungen mit den Hefezellen bestand darin, daß jetzt der Abtransport der persorbierten Bakterien über das Pfortadersystem analysiert wurde.

Zu den Versuchen wurden insgesamt 70 männliche Wistarratten mit einem Körpergewicht von durchschnittlich 305 ± 10 g verwandt. 3,57 ± 0,47 · 10^9 lebende Keime/ml wurden 2 h vor Versuchsbeginn wiederum in einem separaten Laborraum hergestellt und eine Keimsuspension von jeweils 2 ml in physiologischer Kochsalzlösung bereitet, die dann mittels einer oral eingeführten Duodenalsonde appliziert wurden. Über eine mediane Laparotomie in Chloralhydratnarkose erfolgte mit einer kurzen 27er

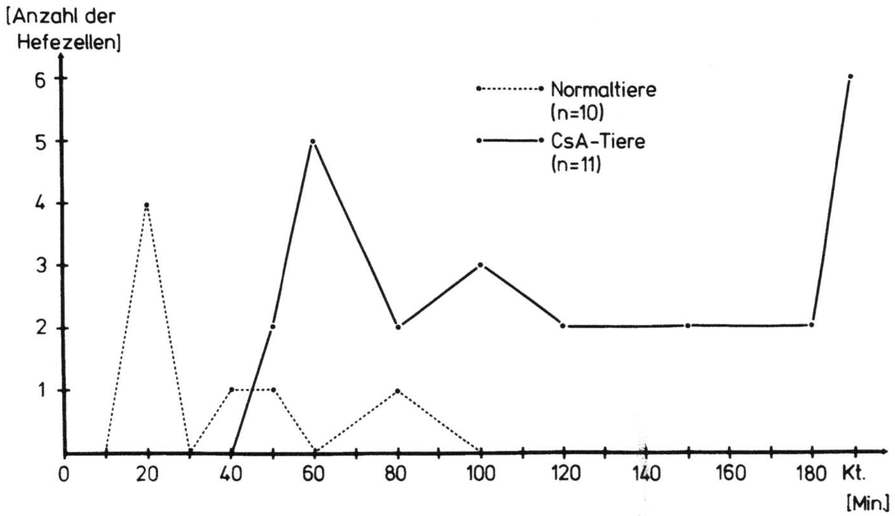

Abb. 2. Anzahl von Hefezellen in der Ductus-lymphaticus-Lymphe nach intestinaler Applikation bei unbehandelten und bei – mit Cyclosporin-A – immunsupprimierten Ratten. Die Senkrechte gibt die absolute Anzahl der Hefezellen in der Lymphe wieder, die Waagerechte markiert die Zeiteinheit in min. *CsA* Cyclosporin-A, *Kt* Inhalt des Ductuskatheters nach Beendigung der Versuche

Gauge-Nadel in regelmäßigen Abständen eine schonende Punktion der V. portae, wobei jeweils 200 μl Blut entnommen wurden. Dieses Pfortaderblut wurde direkt auf Agarplatten ausgestrichen, für 48 h bei 37 °C im Brutschrank belassen und dann ausgewertet. Die jetzt auf den Agarplatten befindlichen Kolonien wurden weiter auf den für Pseudomonaden elektiven Kingagar gebracht, erneut 24 h bebrütet und sodann zusätzlich mit Cytochromoxidase untersucht. Des weiteren wurde der Serotyp dieser oxidasepositiven Kolonien immunologisch bestimmt. Nur Kolonien, die alle diese Tests jeweils positiv überstanden und zudem den Serotyp VI erkennen ließen, wurden einwandfrei als oral verabreichte Pseudomonaden angesehen.

Genauso wurde auch bei insgesamt 11 mit Cyclosporin-A immunsupprimierten Tieren verfahren, wobei – wie oben bereits beschrieben – in identischer Weise vorgegangen wurde. Die restlichen Tiere dienten unterschiedlichen Kontrollexperimenten.

In Voruntersuchungen gelang es, bereits 5 min nach der intestinalen Applikation eindeutig lebende Pseudomonaden aus dem Pfortaderblut zu isolieren. Deswegen wurde mit einem Rasterelektronenmikroskop der primäre Resorptionsmechanismus untersucht. Dabei fanden sich 10 min nach der intestinalen Applikation zahlreiche Pseudomonaden auf den M-Zellen der Peyer-Plaques. Greifvorgänge der M-Zellmikrofalten nach den Bakterien konnten mehrfach beobachtet werden (Abb. 3). Ein derartiges aktives Persorptionsverhalten zeigten ausschließlich die M-Zellen der Peyer-Plaques. Lagen Bakterien auf enteroresorptiven Zellen des Darmepithels, so ließen sich keinerlei Anzeichen für einen resorptiven Vorgang dieser Bakterien erkennen (Abb. 4).

Die Analyse des Pfortaderblutes ließ erkennen, daß – ganz im Gegensatz zu den Untersuchungen mit den Hefezellen – die Immunsuppression hier

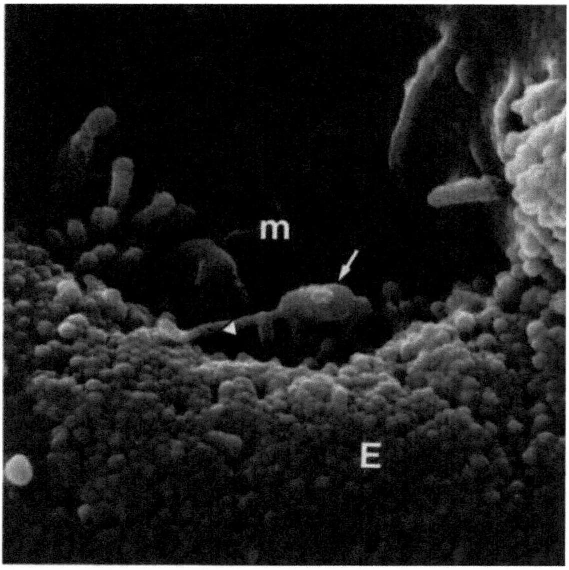

Abb. 3. Rasterelektronenmikroskopische Aufnahme von der Oberfläche eines Peyer-Plaque (Jejunum, Ratte) 10 min nach intestinaler Applikation lebender Pseudomonaskeime. Ein einzelnes Bakterium (Pfeil) wird von den Mikrofalten einer M-Zelle (m) ergriffen. Die linkspolare Geißel des Bakteriums ist gerade abgestreckt (▲). *E* enteroresorptive Zelle, Maßstab 3 μ

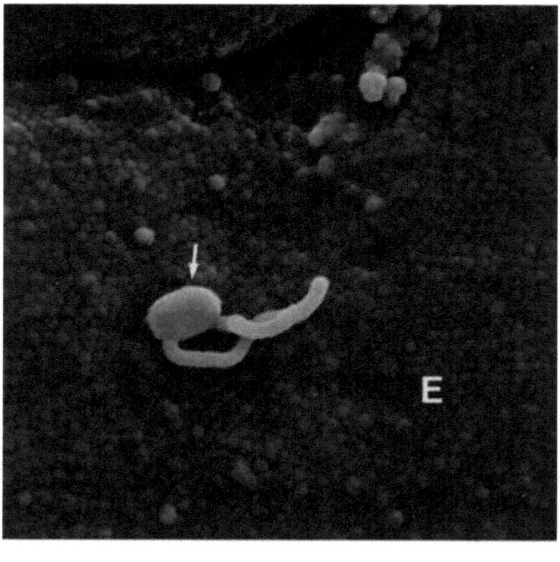

Abb. 4. Wie Abb. 3. Einzelnes Bakterium (Pfeil) auf einer enteroresorptiven Zelle *(E)*. Es sind keinerlei Resorptionsvorgänge zu erkennen. Maßstab 3 μ

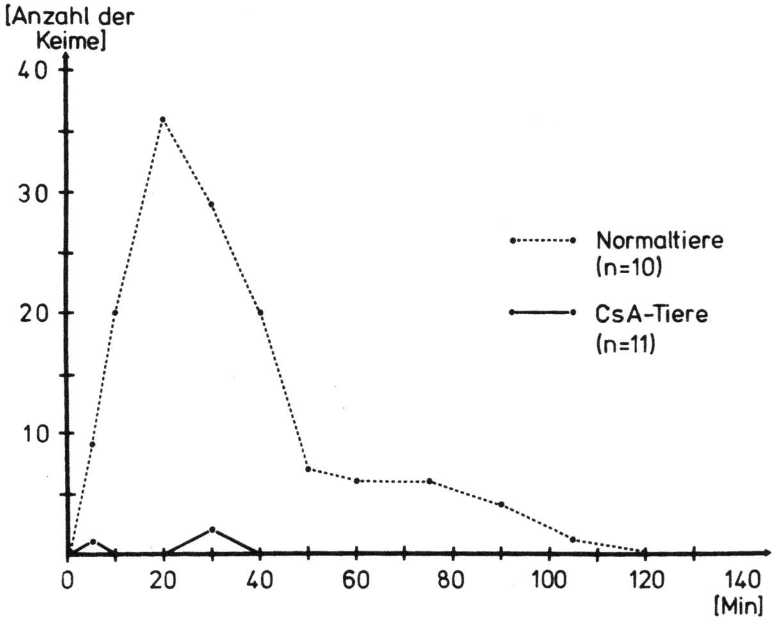

Abb. 5. Anzahl von lebenden Pseudomonas-Serotyp VI-Keimen im Pfortaderblut nach intestinaler Resorption bei unbehandelten und bei – mit Cyclosporin-A – immunsupprimierten Ratten. Die Senkrechte zeigt die absolute Anzahl von lebenden Pseudomonaden im Pfortaderblut, die Waagerechte markiert die Zeiteinheit in min. *CsA* Cyclosporin-A

offensichtlich mindernd auf den Abtransport der resorbierten Bakterien einwirkte. Gleichzeitig wird aber auch erkennbar, daß – verglichen mit der hohen Anzahl der applizierten Bakterien – nur sehr wenige Keime resorbiert werden und daß nach verhältnismäßig kurzer Zeit von nur etwa 1 h der Bakterientransport über die Pfortader beendet wurde (Abb. 5).

Die hier skizzierten Untersuchungen deuten darauf hin, daß offensichtlich die Art der Partikel für die Persorption keine Rolle spielt. Apathogene Zellen von Bierhefe werden über die Peyer-Plaques ebenso resorbiert wie hoch pathogene, lebende Pseudomonas-aeruginosa-Keime. Die persorbierten Mikroorganismen werden über Blut- und Lymphbahnen in den Organismus eingeschleust, wobei die Mengen allerdings verschwindend klein sind.

Der Vorgang der Persorption selbst scheint zudem ganz offensichtlich eine aktive Zelleistung darzustellen. Darauf deutet einerseits das Ergreifen der Partikel durch die Mikrofalten der M-Zellen und andererseits die Resorptionskurven, die alles andere zeigen als eine passive Partikeldiffusion durch die Darmwand. Inwieweit dieser Vorgang tatsächlich abhängig ist von Leistungen der T-Lymphozyten, deren Aktivitäten durch das Cyclosporin-A beeinträchtigt werden, muß vorerst dahingestellt bleiben und wird Gegenstand weiterer Untersuchungen sein müssen.

Literatur

1. Bollmann JL, Cani JC, Grundlay JH (1948) Techniques for the collection of lymph from the liver, small intestine, or thoracic duct of the rat. J Lab Clin Med 33:1349–1352
2. Fujimura Y (1986) Functional morphology of microfold cells (M-cells) in Peyer's patches-phagocytosis and transport of BCG by M-cells into rabbit Peyer's patches. Gastroenterol Jpn 21:325–335
3. Olafsson P, Olafsson C, Nylander G, Olsson P (1986) Endotoxin inactivation in plasma from septic patients and in vitro study. World J Surg 10:318
4. Owen RC, Pierce NF, Apple RT, Cray WC (1986) M-cell transport of Vibrio cholerae from the intestinal lumen into Peyer's patches: A mechanism for antigen sampling and for microbial transepithelial migration. J Infect Dis 153:1108
5. Saß W, Dreyer H-P, Böckeler W, Hamelmann H, Seifert J (1987) Prinzipien der Partikelresorption im Magen-Darm-Trakt. Z Gastroenterol 25:306–315
6. Volkheimer G, Hermann H, Hermanns E, John H, Al Abesie F, Wachtel S (1964) Über die Resorption und Ausscheidung von intakten Hefezellen. Zentralbl Bakteriol [Orig A] 192:121–125
7. Zühlke HV, Lorenz EPM, Harnoss B-M, Häring R, Rodloff A (1988) Endotoxinämie und Bakteriämie unter manueller oraler Dekompression im Ileus. Chirurg 59:349–356

Diskussion

Prof. Dr. Miller:

Sie hatten ja unterschiedliche Persorptionskinetiken gezeigt, je nachdem, ob in der Lymphe oder im Pfortaderblut des Untersuchten gemessen wurde. Haben Sie versucht, daraufhin Hefezellen im Pfortaderblut und Bakterien in der Lymphe zu untersuchen? Sind das nicht einfach unterschiedliche Kinetiken bei verschiedenen Wegen?

Dr. Saß:

Das ist das nächste, was wir untersuchen werden. Nach einer Immunsuppression hatten wir eine Steigerung der Resorption über die Lymphe erwartet. Über diese Ereignisse waren wir sehr überrascht. Ich habe aber leider keine Erklärung dafür.

Prof. Dr. Petzoldt:

Wenn ich jetzt etwas kritisch frage, dann deswegen, weil wir solche Verbleibstudien, allerdings im Magentrakt, auch gemacht haben. Wieviel von den Tieren, die Sie ja summarisch in den Kurven zusammengefaßt haben, hatten keine nachweisbaren Pseudomonaden-Kolonien bzw. zählbaren Hefezellen?

Dr. Saß:

Von zehn Tieren sind drei Tiere dabei gewesen, bei denen keine Pseudomonaden im Pfortaderblut festgestellt werden konnten.

Prof. Dr. Petzoldt:

Nur ganz kurz zu unseren Erfahrungen: Ganz sicherlich haben Sie recht, daß man Bakterien durchaus als Partikel ansehen kann. Aber wie unsere Untersuchungen im Atemtrakt zeigen, werden Bakterien, auch avirulente, viel schneller eliminiert. Man kann unterstellen, daß dabei auch sowas wie Komplementsystem usw. eine Rolle spielt. Ich meine, daß der Großteil Ihrer Bakterien bzw. Hefezellen viel weiter „vorne“ schon abgefangen wird und das, was Sie später im Pfortaderblut usw. finden, das sind die „Kimbles“ nach dem Motto: „einer kam durch!“

Dr. Arnoldi:

Sie haben dargestellt, daß die M-Zellen als primäre Eintrittspforte der Persorption gelten können. Wie können Sie ausschließen, daß die Bakterien bzw. Hefen nicht über Enterozyten-Lücken und ähnliches nach dem Volkheimerschen Prinzip persorbiert worden sind?

Dr. Saß:

Das können wir für diese Hefezellen nicht. Uns fehlt letztendlich der klare Beweis, daß die Hefezellen wirklich über die M-Zelle resorbiert werden. Bei den Untersuchungen mit Bakterien ist es so, daß wir die Bakterien wirklich nur auf den M-Zellen, und bereits zehn Minuten nach der intestinalen Applikation, wiederfinden. Ich meine deswegen, daß M-Zellen die primären Eintrittsorte sind. Daß die Hefezellen auch intestinal aufgenommen werden können, das ist ein Mechanismus, der durchaus denkbar ist. Ich meine aber, und das ist auch eigentlich das, was wir mit diesen Untersuchungen sagen wollen, daß der primäre Aufnahmeort mit Sicherheit die M-Zelle ist.

Dr. Enders:

Da der Dünndarm der Ratte ja in den meisten Fällen nicht steril ist, wundert es mich eigentlich, daß man nicht häufiger auf den M-Zellen Bakterien sieht. Gibt es denn eine Selektion?

Dr. Saß:

Das ist eine Frage, die wir uns auch gestellt haben. Ich kann sie nicht beantworten.

Dr. Enders:

Frau Prof. Gedek hat gestern in der Diskussion eine sehr interessante Bemerkung gemacht. In der Evolution seien Mechanismen vorhanden, die offensichtlich die Antigenerkennung von diesen Keimen, die zur Dünndarmbesiedelung gehören, verhindert.

Prof. Dr. Müller:

Haben Sie die Hefezellen phagozytiert gesehen oder immer nur frei liegend?

Dr. Saß:

Wir haben sie auch in den Makrophagen gesehen.

Prof. Dr. Müller:

Hatten Sie diese Zellen auch kultiviert oder war das nur ein morphologischer Nachweis?

Dr. Saß:

Das war ein rein morphologischer Nachweis.

Prof. Dr. Stickl:

Man kann aber auch eine Persorption steigern, beispielsweise durch Zusatz von Harnstoff. Das geht aber nicht mit allen Materialien: Bei Immunglobulinen führt das zu einer Steigerung um das Doppelte. Bei Blutgruppen-aktiven Substanzen wie Isoagglutininen geht das nicht in dem gleichen Umfang. Da ist die Steigerung mit Harnstoff nur etwa 40–50 %, also deutlich weniger.

Dr. Saß:

Es gibt mehrere Möglichkeiten, um die Resorption von Makromolekülen zu steigern. Das ist nicht nur der Harnstoff, das sind zum Beispiel auch der Alkohol, das Aprotinin und Saponine oder EDTA, also Hemmer von enzymatischen Vorgängen. Nur ist immer abzuwägen, was man dabei noch alles macht, wenn man die Resorption von Makromolekülen durch solche Zusätze verstärken möchte.

Prof. Dr. Seifert:

Das ist in meinen Augen ein zweischneidiges Schwert. Ich habe selber damit gearbeitet. Aber wenn Sie zum Beispiel mit Alkohol die Resorption steigern wollen, dann ist ein erheblicher Epitheldefekt mit einzukalkulieren, ebenso auch Permeabilitätsstörungen. Für Harnstoff gilt das gleiche.

Dr. Zeitz:

Haben Sie Cyclosporin-A enteral appliziert und wenn ja, haben die Kontrolltiere eine gleiche Menge Olivenöl erhalten? Das könnte ja auch die Resorption beeinflussen.

Dr. Saß:

Wir haben das Cyclosporin-A intraperitoneal verabreicht.

Dr. Zeitz:

Und vielleicht noch eine kurze Bemerkung: Wir haben in Untersuchungen gezeigt, daß das Cyclosporin auf das intestinale Immunsystem anders wirkt als auf das systemische. Im lokalen Immunsystem der Mukosa wird offenbar eine Immunantwort erlaubt, wenn die systemische Immunantwort unterdrückt wird. Das könnte also auch damit zusammenhängen, daß man hier eine Suppression sieht, obwohl man eigentlich was anderes erwarten würde.

Dr. Andress:

Was passiert eigentlich, wenn diese Partikel, Bakterien oder Hefen, ein zweites Mal appliziert werden?

Dr. Saß:

Das haben wir nicht gemacht.

*Persorption – Schlüssel für die physiologische Auseinandersetzung Organismus – Umwelt?**

W. Saß, C. Trittel, J. Seifert

Persorption – so bezeichnet der Berliner Gastroenterologe Volkheimer das Hindurchtreten fester Nahrungsbestandteile durch die Darmwand.

Eine bei rechtem Licht betrachtet doch recht eigentümliche Vorstellung; denn was will der Organismus schon mit festen, unverdauten Nahrungspartikeln anfangen? Ist doch seit alters her bekannt, daß der Darm der Verdauung dient! Und nun soll er Teile unserer tagtäglichen Nahrung unverdaut – gewissermaßen roh – in den Organismus schleusen? Natürlich wird der Darm immer ein Organ der Verdauung bleiben. In den letzten Jahren haben sich jedoch die Erkenntnisse über den Verdauungsvorgang selbst und die mit ihm eng verknüpften immunologischen Vorgänge erheblich erweitert.

Die allerersten Anzeichen, daß der Darm vielleicht doch nicht nur ein gut durchsafteter, aber einfach gebauter Schlauch sei, der ausschließlich der Verdauung der mit Genuß verzehrten Mahlzeiten dient, wurden vor mehr als 140 Jahren in Göttingen gefunden.

Der dort lehrende Physiologe Herbst entdeckte 1844 in den Blut- und Lymphbahnen von Hunden winzige Stärkekörner wieder, die er 3 h zuvor oral verfüttert hatte [8].

Um die Jahrhundertwende beobachtete man in Prag, daß auch Eiweißkörper völlig unverdaut ins Blut gelangen können, wenn man sie zuvor nur in ausreichenden Mengen zu sich nahm [26]. Aber das Ganze galt eher als Kuriosum. Den Übertritt solcher unverdauter Nahrungsbestandteile betrachtete man viel lieber als nahrungsphysiologischen Unfall denn als reguläre Darmtätigkeit [12, 25].

Und so geriet diese interessante Beobachtung in weiten Kreisen mehr und mehr in Vergessenheit; ja, man zweifelte die Ergebnisse solcher Versuche sogar an und hielt sie für schier unglaubwürdig.

Anfang der 60er Jahre begann der eingangs erwähnte Volkheimer in Berlin groß angelegte, sehr sorgfältige Untersuchungen über die intestinale Resorption von Partikeln durchzuführen. Er nannte diesen Vorgang „Persorption" [27, 29].

---

* Herrn Professor Dr. H. Hamelmann zum 65. Geburtstag gewidmet.

Die Resultate dieser Persorptionsuntersuchungen waren kaum zu glauben und ließen aufhorchen. Was immer oral verfüttert und angeboten wurde – ob bei Versuchstieren oder auch im Selbstversuch beim Menschen – es ließ sich aus peripheren Blutbahnen, aus der Lymphe wie aus dem Urin, ja, selbst aus dem Liquor cerebrospinalis unverändert wieder isolieren [13, 28]. Intakte keim- und vermehrungsfähige Hefezellen wurden ebenso gefunden wie Stärkekörper unterschiedlichster Größe, verschiedene Pflanzenpollen und -sporen sowie Eisenpartikelchen. Die Grenze der Persorptionsfähigkeit von Partikeln war etwa bei 100 bis 200 μ erreicht. Größere Partikel wurden intestinal nicht mehr aufgenommen [29].

Auch andere Untersucher konnten bald die Ergebnisse der Berliner Arbeitsgruppe bestätigen und sie ergänzen. So wies z. B. Jorde im Selbstversuch nach, daß Bärlappsporen (Lycopodium clavatum), in ausreichenden Mengen oral zugeführt, alsbald im peripheren Blut erschienen, und Fabian beobachtete, daß markierte Sephadex- und Tuschepartikel nach intestinaler Applikation im Blutkreislauf regelmäßig anzutreffen waren [6, 9]. Damit stand fest: Oral verabreichte kleine Partikel werden über die Darmschleimhaut in den Organismus aufgenommen – eben persorbiert.

Die Frage lag nun nahe: Wenn sichtbare Partikel über die Darmschleimhaut aufgenommen werden können, wie verhält es sich dann mit Proteinkomplexen und Makromolekülen? Und ferner, welche Strukturen im Darm sind für die Resorption solcher intakter Nahrungsbestandteile ausschlaggebend? Und ganz besonders: Wie reagiert unser Immunsystem auf derartige persorbierte Partikel und auf intakte Fremdproteine?

Neben dem Thymus, der Milz, dem Knochenmark und anderen gehört das „darmassoziierte lymphatische Gewebe" zu den am Immunsystem beteiligten Organen [17].

Bei der Betrachtung des Darmes fällt zuerst die gewaltige Menge der Darmzotten und Schleimhautfalten auf, die nach dem Prinzip der Oberflächenvergrößerung auf verhältnismäßig kleinem Raum eine Gesamtoberfläche von gut 200 m^2 bilden. Daneben finden sich teils als diffuse Ansammlungen, teils als lockere Verbände lymphoide Zellen und intraepitheliale Lymphozyten. Nur an 2 Stellen existiert im Intestinaltrakt organisiertes Lymphgewebe: einmal an der Appendix und sodann in Form der Peyer-Plaques, lymphfollikelartigen Gebilden in der Lamina propria und in der Submukosa. Dieser grob skizzierte Immunapparat erfüllt spezifische Abwehraufgaben gegenüber einer Vielzahl von intraluminären Antigenen wie Nahrungsmittelantigenen, Mikroorganismen, Viren oder Parasiten [4, 17, 20, 32].

Dazu müssen aber Zellen und Gewebsstrukturen vorhanden sein, die Antigene aus dem Darmlumen aussondern, sie dann aufnehmen, sie ferner erkennen und sodann aber auch eine spezifische Immunantwort einleiten. Des weiteren muß es aber auch sog. Effektorzellen geben; Zellen, die Aufgaben im Rahmen der immunologischen Abwehr ausüben, die also letztendlich die Antigene bekämpfen [1, 17]. Allgemein nimmt man heute an, daß die Appendix und v. a. aber die Peyer-Plaques zur Einleitung der immunologischen Erkennung und zur Ausbildung der spezifischen Immunantwort da sind. Als lymphozytäre Ansammlungen liegen sie teils integriert in der Darmwand selbst, teils wölben sie sich als zottenfreie Areale in das Darmlumen vor. Mehrere solcher lymphoider Follikeldome stehen oftmals dicht gedrängt zusammen und bilden einen größeren lymphoiden Plaque [3]. In der Evolution tauchen derartige Gebilde erst bei den Vögeln auf, sind entwicklungsgeschichtlich also noch recht jung und haben ihre bisher höchste Ausbildung bei den Säugetieren erfahren [11, 14, 24].

Betrachtet man nun einen solchen einzelnen Follikeldom etwas näher, werden ringförmig angeordnete Krypten als Abtrennung von den umgebenden Villi erkennbar [16, 19]. Im Rasterelektronenmikroskop werden auf der dem Darmlumen zugewandten Oberfläche Zellen erkennbar, die im Niveau der enteroresorptiven Zellen deutlich niedriger liegen (Abb. 1). Zudem lassen sie den üblichen Mikrovillibesatz vermissen und zeichnen sich statt dessen durch das Vorhandensein von faltenartigen, gelappten Oberflächenstrukturen aus, die ihnen letztlich auch den Namen gaben: „microfolded cells“ oder eben M-Zellen. Eine weitere Besonderheit dieser eigenartigen, hochspezialisierten Zellen fällt in der elektronenoptischen Betrachtung des zellinneren Aufbaus auf: die gesamte Zelle ist hufeisenförmig und liegt mit der geschlossenen Seite zum Darmlumen hin. Dort ist nur eine hauchdünne

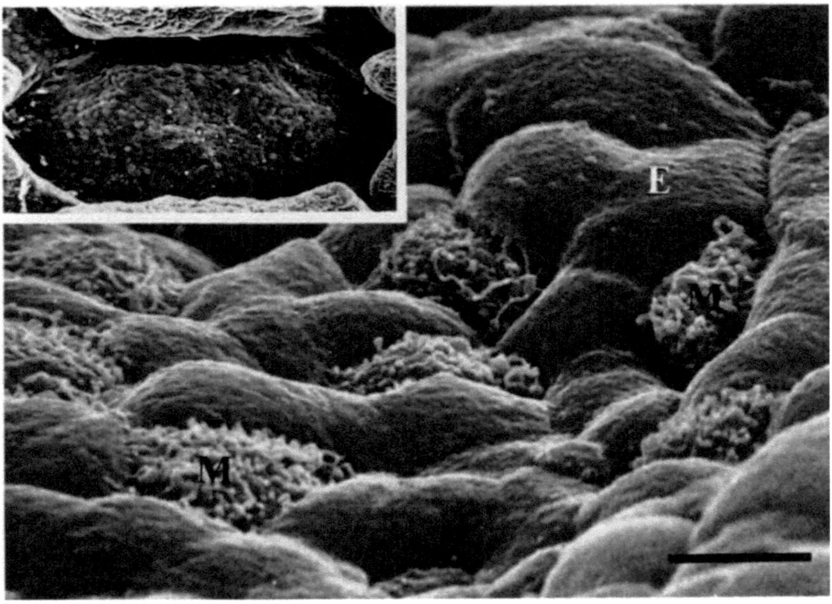

Abb. 1. Rasterelektronenoptische Aufnahme eines Domepithels in Schrägansicht mit deutlich erkennbaren Mikrofalten auf den M-Zellen *(M)*. Die M-Zellen liegen in Niveau der enteroresorption Zellen *(E)* ein wenig tiefer (Jejunum, Ratte); Maßstab 10 μ. Einschub oben links: einzelner Domfollikel eines Peyer-Plaque. Der den Follikel begrenzende Kryptenkranz wird links sichtbar. Mehrere umgebende Villi ragen am Rande des Domepithels steil in das Darmlumen vor (Jejunum, Ratte); Vergr. 140:1

Plasmalamelle von etwa einem dreitausendstel mm Dicke ausgebildet. Direkt darunter – jedoch schon extrazellulär – finden sich in dem nach unten offenen Zwischenzellraum Lymphozyten, manchmal auch Makrophagen [5, 11, 23].

Der Zellkörper ist auf diese Weise glockenförmig ausgehöhlt und der Zellkern in die Nähe der Basalmembran abgedrängt. Derartige M-zellassoziierte Lymphozyten sind ein Charakteristikum dieser merkwürdigen Zellgebilde. Nur die hauchdünne Plasmalamelle der M-Zelle trennt die Lymphozyten vom offenen Darmlumen. Was sich zwischen der M-Zelle und den Lymphozyten exakt abspielt, ist bislang unbekannt.

Der Amerikaner Owen hat diese Zellen, die ausschließlich im Domepithel der Peyer-Plaques vorkommen, 1974 dort entdeckt und hat sie näher untersucht [16]. Ende der 70er Jahre konnte er zeigen, daß Pflanzenenzyme – intestinal verabreicht – schon nach 1 min von den M-Zellen aufgenommen werden; und zwar in unverdauter, makromolekularer Form [15]. Aber nicht nur Pflanzenenzyme, sondern auch kleine Partikel werden durch diese Zellen primär äußerst rasch persorbiert [7, 18, 19].

Die M-Zellen der Peyer-Plaques sind nach unserem derzeitigen Wissen die primären Antigenerkennungsorte im Dünndarm.

In unserer eigenen Arbeitsgruppe konnten wir zeigen, daß kleine Partikel, wie 0,5 μ und 1 μ große Polystyrollatexkügelchen regelmäßig primär über die M-Zellen der Peyer-Plaques in wenigen Minuten die Darmwand passieren und dann in der Lymphe des Ductus thoracicus nachzuweisen sind [19]. Aber auch natürliche Pflanzenkeime wie Bärlappsporen, Birken- und Brennesselpollen und sogar lebende Bakterien werden regelmäßig persorbiert (Abb. 2). Die M-Zelle ist offensichtlich das Einfallstor für diese kleinen und kleinsten Partikel. Sie wird gewissermaßen routinemäßig beim Persorptionsvorgang tätig. In elektronenoptischen Aufnahmen sieht man regelmäßig unterschiedliche Stadien der Persorption: das Partikelchen haftet zuerst an den Mikrofalten der M-Zelle; es greifen die Pseudopodien der M-Zelloberfläche sodann an das Partikelchen und halten es fest und schließlich umfahren die Mikrofalten von unten beginnend den Fremdkörper und ziehen ihn in das Zellinnere hinein (Abb. 3). Dieser Resorptionsvorgang von Partikeln kann offensichtlich überraschend schnell vonstatten gehen.

In Abb. 4 ist erstmals die Persorption von lebenden Hefezellen über die Peyer-Plaques im Rattenjejunum in einem – zugegebenermaßen verbesserungswürdigen – Videofilm sichtbar gemacht worden. An den Pfeilen läßt sich die Persorption der Hefezelle recht gut verfolgen. Interessant ist, daß von der Aufnahme „A" bis zur Situation in Aufnahme „C" lediglich 8 s verstrichen sind (Abb. 4)

Aber auch Makromoleküle werden intakt über die Darmschleimhaut resorbiert. So decken Neugeborene in den ersten Lebenswochen ihren Bedarf an Immunglobulinen im wesentlichen aus der Muttermilch [2, 30, 31]. Daß die resorbierten Makromoleküle wirklich intakt und unversehrt den Darm passieren, zeigt auf elegante Weise folgender Versuch: Nach oraler Zufuhr des Ananasenzyms Bromelin ist im peripheren Venenblut

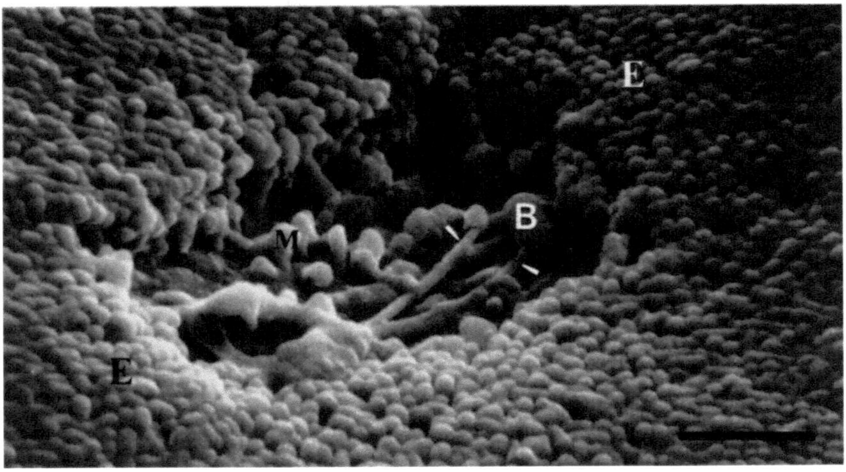

Abb. 2. Rasterelektronenoptische Aufnahme einer einzelnen M-Zelle *(M)* zwischen den mikrovillitragenden enteroresorptiven Zellen *(E)*, 10 min nach der Applikation von lebenden Pseudomonas-aeruginosa-Serotyp VI-Bakterien. Eine einzelne Bakterienzelle *(B)* liegt auf der M-Zelle. Die Mikrofalten der M-Zelle umfahren gerade die beiden polaren Geißeln (weiße Pfeile) des Bakteriums (Jejunum, Peyer-Plaque, Ratte). Maßstab 3 μ

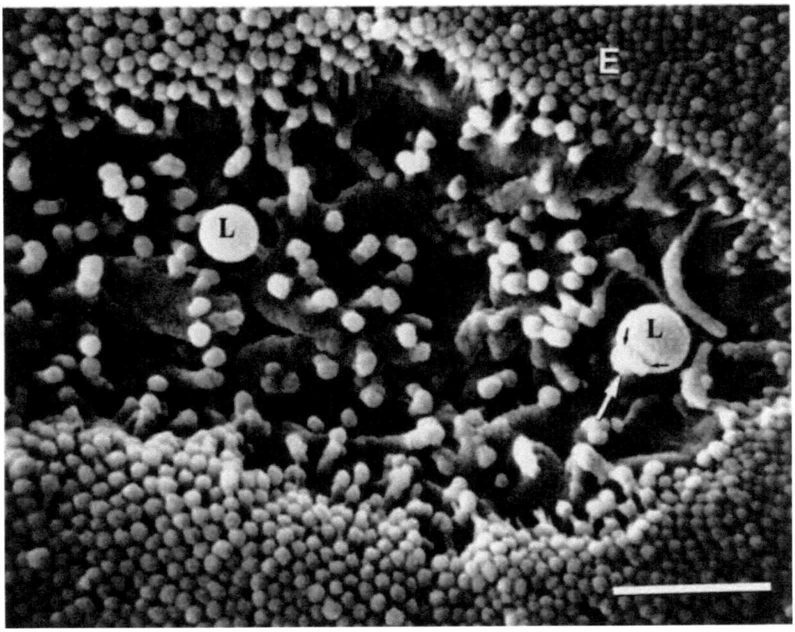

Abb. 3. Rasterelektronenoptische Aufnahme einer einzelnen M-Zelle zwischen enteroresorptiven Zellen *(E)*, 10 min nach der Applikation von 0,5 μ großen Latexpolystyrolkugeln. 2 Latexkugeln *(L)* liegen zwischen den Mikrofalten der M-Zelle. Die rechte Latexkugel wird gerade von den Ausläufern der M-Zelle umfahren *(Pfeile)*. (Jejunum, Peyer-Plaque, Ratte) Maßstab 1 μ

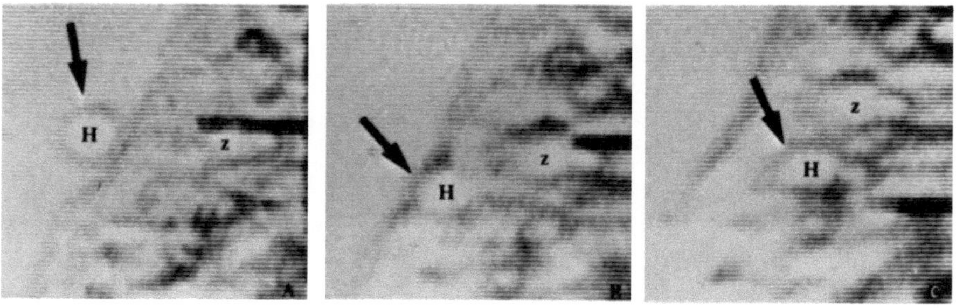

Abb. 4a–c. Sequenz aus einem mikroskopischen Videofilm von der Oberfläche eines Peyer-Plaque im Rattenjejunum. Dargestellt ist in **a** eine einzelne Hefezelle *(H)*, die an der Oberfläche des Domepithels anhaftet. Schemenhaft ist eine Eindellung des Epithels zu erkennen. In **b** ist die Hefezelle bereits im Domepithel aufgenommen. Man erkennt an der dunkleren Zone *(Pfeil)* noch die epitheliale Eintrittsstelle. In **c** ist die Hefezelle bereits in tieferen Schichten des Domfollikels. Die Eindellung aus a bildet sich langsam zurück. „*z*" kennzeichnet zur Orientrierung jeweils die gleiche Zelle. Der dunkle Balken, stets links im Bild, ist ein Teil des Fadenkreuzes im Objektiv der Videokamera. Von der Sequenz a bis zur Abb. in c sind 8 s verstrichen

Bromelin vorhanden. Wird dieses nun nach chromatographischer Isolierung und Reinigung näher untersucht, stellt man neben einer unveränderten Struktur sogar eine unvermindert vorhandene enzymatische Aktivität fest [22]. Andere Untersuchergruppen konnten diese Experimente bestätigen und ergänzen, so kann z. B. oral appliziertes Insulin den peripheren Blutzuckerspiegel bereits nach 1 h merklich senken. Und wenn wir 1 l Vollmilch trinken, sind etwa 6 g makromolekulare Kuhmilchproteine regelmäßig im Blut nachzuweisen [10, 11, 14, 21, 31]. Damit steht fest: Auch oral aufgenommene Proteine passieren in makromolekularer Form die Darmwand und gelangen in die Blutbahn des Organismus, und die tägliche Lebenserfahrung lehrt uns zusätzlich: ganz offensichtlich ohne dabei anaphylaktoide Abwehrreaktionen im Körper selbst auszulösen, trotz mehrfacher und wiederholter Proteinzufuhr.

Wo gelangen nun resorbierte und persorbierte Proteine und Partikel hin? Madara aus Boston hat dazu sehr anschauliche Untersuchungen durchgeführt. Ihn interessierte die Verteilung von Cholesterol in den Membranen der Mikrofalten von M-Zellen. Dazu verabreichte er das antibiotisch wirkende Makromolekül Filipin, das sich stöchiometrisch an das 3-β-Hydroxysterol bindet und dabei elektronenoptisch erkennbare, typische, 25 nm große Läsionen in der Zellmembran hervorruft. Das erstaunliche Ergebnis zeigte in den Mikrofalten von M-Zellen die typischen 25 nm Läsionen – wie ja auch erwartet wurde – und ließ aber gleichzeitig in den M-zellassoziierten Lymphozyten zahlreiche Filipin-Sterol-Komplexe erkennen [11].

Offensichtlich können also die Lymphozyten über die Art der durch die M-Zellen eingeschleusten Partikel informiert werden. Aus der allgemeinen Immunologie ist bekannt, daß diese informierten Lymphozyten nun ihrerseits Informationsproteine – sog. Interleukine – bilden, die z. B. Makrophagen aktivieren können. Unter dem Einfluß derartiger Transmitterstoffe beginnt der Makrophage jetzt seine Phagozytose zu steigern [17, 20]. Das tritt offensichtlich auch bei der Resorption von Partikeln ein und ist in Abb. 5 gezeigt. Bereits 12 min nach der intestinalen Applikation finden sich die 0,5 μ großen Latexpartikelchen in den Zentren der Peyer-Plaques an Makrophagen gebunden wieder (Abb. 5). Ein Teil der resorbierten Partikel wird dann über die Blut- und Lymphbahnen vollends in den Organismus eingeschleust, wie Abb. 6 demonstriert. Hier sind es wieder Latexkugeln, die gerade in ein größeres Lymphgefäß an der Basis eines Peyer-Plaques einwandern; wiederum bereits nur 10 min nach intestinaler Applikation (Abb. 6) oder, wie in Abb. 7, Hefezellen, die über die Abdominallymphe nach intestinaler Applikation in den Organismus eingeschleust werden (Abb. 7).

Der Dünndarm ist ganz offensichtlich in der Lage, oral zugeführte Proteine und Partikel unverdaut und in makromolekularer Form aufzunehmen. Die Resorption erfolgt regelmäßig und bei allen bislang untersuchten Substanzen. Die Aufnahme ist nicht abhängig vom kalorienmäßigen Nahrungs-

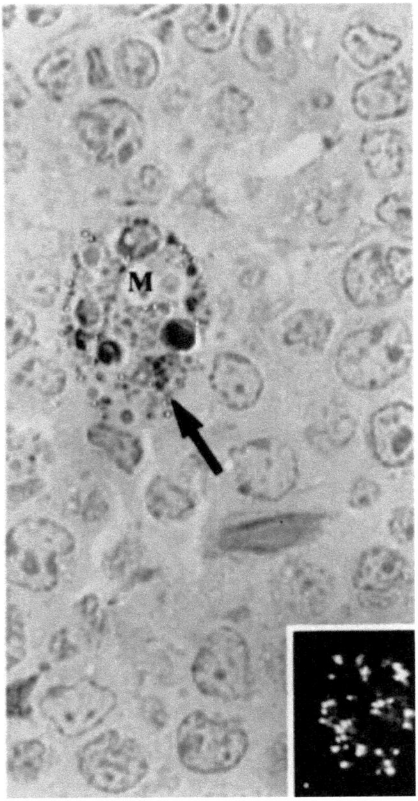

Abb. 5. Lichtmikroskopische Aufnahme eines einzelnen Makrophagen *(M)* im Zentrum eines Peyer-Plaque, 12 min nach der Applikation von 0,5 μ großen Latexkugeln. Der Makrophage enthält zahlreiche Latexkugel *(Pfeil)*. Im Einsatz unten rechts ist im Phasenkontrastdunkelfeld derselbe Makrophage dargestellt. Die Latexkugeln dominieren jetzt als helle Punkte. Semidünnschnitt, Jejunum, Ratte, Richardson's Blau

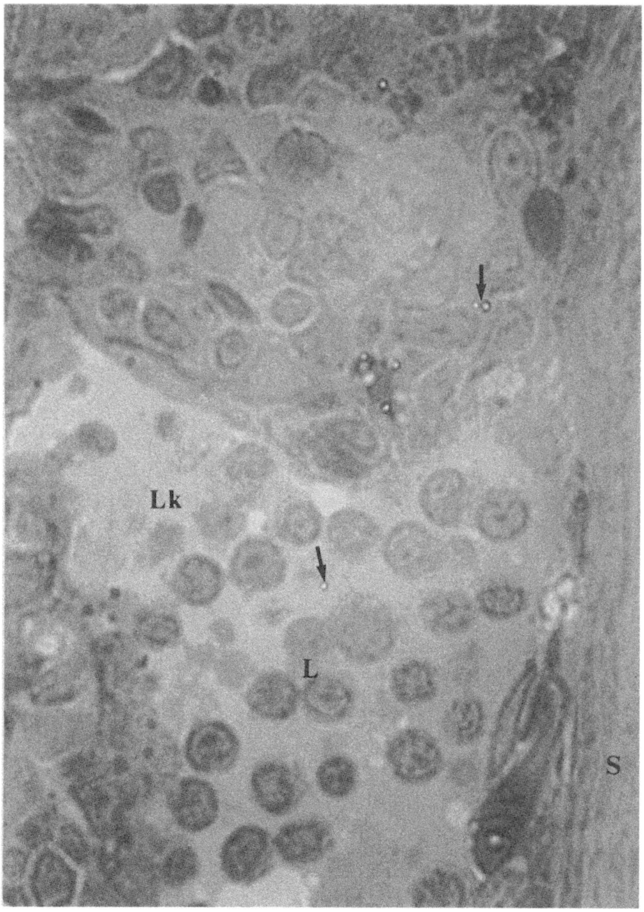

Abb. 6. Eine Lymphkapillare *(Lk)* an der Basis eines Peyer-Plaque an der Serosa *(S)*. Mehrere 0,5 μ große Latexpartikel *(Pfeile)* sind schon 12 min nach der Applikation im Gewebe sichtbar. Ein Partikel befindet sich bereits in der Lymphkapillare *(Lk)* zwischen mehreren Leukozyten *(L)*. Semidünnschnitt, Jejunum, Ratte, Richardson's Blau

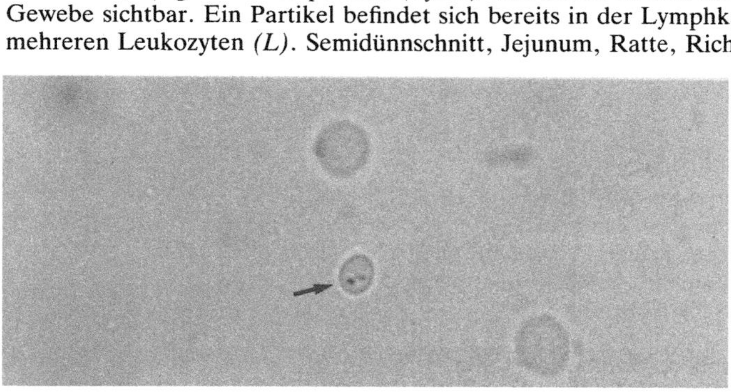

Abb. 7. Abdominallymphe aus dem Ductis thoracicus, 140 min nach intestinaler Applikation von lebenden Hefezellen. Zwischen 2 Leukozyten ist eine Hefezelle *(Pfeil)* sichtbar. Nativpräparat

wert der Substanzen: denn Plastikkügelchen, Bakterien und Hefezellen werden ebenso persorbiert wie hochwertige Proteine makromolekular resorbiert werden. Dabei erfolgt die primäre Aufnahme über sog. antigenpräsentierende Zellen in den Domepithelien der Peyer-Plaques, den sog. M-Zellen. Die Aufnahme über diese M-Zellen erfolgt zudem sehr rasch.

Nun sind die rein quantitativen Mengen, die auf diese Weise in den Körper gelangen, minimal und bewegen sich in Größenordnungen von unter 1 % der applizierten Dosis, so daß nahrungsphysiologische Aspekte als Grund der Persorption auszuscheiden scheinen. Und überhaupt, was soll denn der Körper mit Latexkugeln anfangen, was mit Sporen, Pollen, Hefezellen und Bakterien?

Bisher scheint soviel festzustehen: Ganz offensichtlich braucht der Organismus Informationen, welche Substanzen im Darm mit der Nahrung aufgenommen wurden. Dazu ist es scheinbar notwendig, daß kleine Mengen aus dem Darmlumen in ihrer ursprünglichen, unverdauten Form in den Organismus eindringen und ihm zur Verfügung stehen. Offensichtlich nehmen dabei die M-Zellen eine Schlüsselrolle ein.

Rein hypothetisch und spekulativ sei dieser Erklärungsversuch erlaubt: Das Immunsystem sieht auf diese Weise – unserem Auge vergleichbar –, welche Substanzen wir unserem Körper zuführen, und es reagiert entsprechend. Hier harrt noch ein ganzer Fragenkomplex seiner Enthüllung.

Literatur

1. Andress HJ, Brent L (1987) Activation of lymphocytes isolated from the gastric mucosa of the mouse. Immunology 62:613–619
2. Balfour WE, Comline RS (1959) The specifity of intestinal absorption of large molecules by the newborn calf. J Physiol (Lond) 148:77–78
3. Bhalla DK, Murakami T, Owen RL (1981) Microcirculation of intestinal lymphoid follicles in rat Peyer's patches. Gastroenterology 81:481–491
4. Bienenstock J, Befus AD (1983) Some thoughts on the biologic role of immunoglobulin A. Gastroenterology 84:178–185
5. Bye WA, Allan CH, Trier JS (1984) Structure, distribution, and origin of M-cells in Peyer's patches of mouse ileum. Gastroenterology 86:789–801
6. Fabian G (1972) Persorption großkorpuskulärer Elemente (Herbst-Effekt) und ihr lymphatischer Abtransport. Zentralbl Veterinärmed [A] 19:63–70
7. Fujimura Y (1986) Functional morphology of microfolded cells (M-cells) in Peyer's patches-phagocytosis and transport of BCG by M-cells into rabbit Peyer's patches. Gastroenterol Jpn 21:325–335
8. Herbst EFG (1844) Das Lymphgefäßsystem und seine Verrichtungen. Vandenhoek & Ruprecht, Göttingen, S 333–337
9. Jorde W, Linskens HF (1974) Zur Persorption von Pollen und Sporen durch die intakte Darmschleimhaut. Acta Allergol 29:165–175
10. Leissring JC, Anderson JW, Smith DW (1962) Uptake of antibodies by the intestine of the newborn infant. Am J Dis Child 103:160–165
11. Madara JL, Bye WA, Trier JS (1984) Structural features of and cholesterol distribution in M-Cell membranes in guinea pig, rat, and mouse Peyer's patches. Gastroenterology 87:1091–1103

12. Marfels F, Moleschott J (1854) Der Übergang kleiner fester Theilchen aus dem Darmcanal in den Milchsaft und das Blut. Wien Med Wochenschr 4:817
13. Meinel R (1966) Über den Nachweis von Hefezellen im Organismus. Med Dissertation, Universität Berlin
14. Otto HF, Gebbers J-O, Laissue JA (1982) Zur funktionellen Bedeutung des intestinalen Immunsystems. Eine Übersicht. 2. Teil: Pathologie. Z Gastroenterologie 20:245–256
15. Owen RL (1977) Sequential uptake of horse radish peroxidase by lymphoid follicle epithelium of Peyer's patches in the normal unabstructed mouse intestine: an ultrastructural study. Gastroenterology 72:440–451
16. Owen RL, Jones AL (1974) Epithelial cell specialization within human Peyer's patches: An ultrastructural study of intestinal lymphoid follicles. Gastroentereology 66:189–203
17. Pabst R (1983) Der Verdauungstrakt als Immunorgan. Med Klin 78:36–42
18. Saß W, Dreyer H-P, Böckeler W, Hamelmann H, Seifert J (1984) Principles of intestinal absorption of particles (abstract). Gastroenterol Clin Biol 8:871–872
19. Saß W, Dreyer H-P, Böckeler W, Hamelmann H, Seifert J (1987) Prinzipien der Partikelresorption im Magen-Darm-Trakt. Z Gastroenterologie 25:306–315
20. Schmiegel W-H, Hamann A, Thiele H-G (1982) Darmassoziiertes Immunsystem. Lokale Immunantwort – systemische Toleranz. Dtsch Med Wochenschr 107:267–270
21. Seifert J (1975) Fremdproteine in Blut und Lymphe nach oraler Applikation. Fortschr Med 93:1557–1560
22. Seifert J, Ganser R, Brendel W (1979) Die Resorption eines proteolytischen Enzyms pflanzlichen Ursprungs aus dem Magen-Darm-Trakt in das Blut und in die Lymphe von erwachsenen Ratten. Z Gastroenterologie 17:1–8
23. Seifert J, Saß W, Dreyer H-P (1983) Mucosal permeation of macromolecules and particles. In: Skadhauge E, Heintze K (eds) Lancaster, Intestinal absorption and secretion, pp 505–513
24. Torres-Medina A (1981) Morphologic characteristics of the epithelial surface of aggregated lymphoid follicles (Peyer's patches) in the small intestine of newborn gnotobiotic calves and pigs. Am J Vet Res 42:232–236
25. Verzar F (1911) Aufsaugung und Ausdehnung von Stärkekörnern. Biochem Z 34:86
26. Voit C, Bauer E (1869) Über die Aufsaugung im Dick- und Dünndarm. Z Biol 5:536
27. Volkheimer G (1968) Das Phänomen der Persorption von Stärkekörnern. Stärke 20:117–126
28. Volkheimer G, Hermann H, Hermanns E, John H, Al Abesie F, Wachtel S (1964) Über die Resorption und Ausscheidung von intakten Hefezellen. Zentralbl Bakteriol [Orig A] 192:121–125
29. Volkheimer G, Schulz FH, Aurich J, Strauch S, Beuthin H, Wendlandt H (1968) Persorption of particles. Digestion 1:78–80
30. Walker WA, Wu M, Isselbacher KJ, Block KJ (1975) Intestinal uptake of macromolecules. Gastroenterology 69:1223–1229
31. Wells CL, Maddaus MA, Erlandsen SL, Simmons RL (1988) Evidence for the phagocytic transport of intestinal particles in dogs and rats. Infect Immun 56:278–282
32. Wolf JL, Rubin DH, Finberg R, Kauffman RS, Sharpe AH, Trier JS, Fields BN (1981) Intestinal M-cells: a pathway for entry of reovirus into the host. Science 212:471–472

Diskussion

Prof. Dr. Hänsel:

Was ist das weitere Schicksal des persorbierten Materials nach der Persorption? Bleiben sie bis an das Lebensende in der Milz, oder was passiert mit den Plastikkügelchen?

Dr. Saß:

Darüber wird gleich Herr Arnoldi mehr berichten, der die Hefezellen im Organismus näher untersucht hat. Man weiß aber z. B. von Untersuchungen von Fabian, der über längere Zeit Latexkugeln in der Größe von 2 μ verfüttert hat, daß es bei diesen chronischen Fütterungsversuchen zu einer Ansammlung der Latexpartikel im Peyerschen Plaque kommt. Sie werden nachher auch nicht weiter abtransportiert.

Prof. Dr. Stickl:

Es scheint hier auch zirkadiane Abhängigkeiten zu geben. Am frühen Morgen, mit einem relativ hohen Kortisolspiegel, ist die Schrankenfunktion etwas geringer, es werden mehr Partikel resorbiert. Wenn man den gleichen Versuch mit der gleichen Stärkemenge an allerdings zwei unterschiedlichen Tagen, morgens zwischen 7 und 8 Uhr macht oder nachmittags zwischen 14 und 15 Uhr, dann bekommt man deutliche Unterschiede etwa um den Faktor 5 bis 10, morgens mehr.

Dr. Saß:

Auch bei unseren Tierexperimenten gibt es immer wieder einzelne Tiere, bei denen man trotz sorgfältiger Suche keine Persorption feststellen kann. Das gilt sowohl in der Lymphe wie im Venenblut, wir haben das auch bei den mikroskopischen Untersuchungen gesehen. Das beläuft sich auf etwa 5 bis 10 % der Versuchstiere.

Dr. Böckeler:

Das hat auch Harlan untersucht. Nun kann man immer nur ein statisches Bild erfassen und der Vorgang, der sich wirklich abspielt, ist sicher ganz schwierig nachzuvollziehen.

Dr. Saß:

Es gibt solche Aufnahmen, von Owen zum Beispiel, auch von Jacqueline Wolf, die eindeutig gezeigt haben, daß zum Beispiel über die M-Zellen Viren oder auch Bakterien eingeschleust werden können. Es gibt eine interessante Arbeit von Fujimura aus Japan (Jap. J. Gastroenterology 1987). Er hat nachgewiesen, daß Mykobakterien Schritt für Schritt in Zytoplasmapartikel oder Zytoplasma-Lysosom-artigen Vesikeln durch die M-Zelle durchgeschleust werden. Dann verliert sich allerdings die Spur der Mykobakterien.

Die Kinetik peroral aufgenommener ^{65}Zn-markierter Saccharomyces-cerevisiae-Keime im Rattenorganismus

J. Arnoldi, W. Böckeler, Ute Vögtle-Junkert

Einleitung

Auf dem Gebiet der Verdauungsphysiologie wiesen in der Vergangenheit zahlreiche Versuche darauf hin, daß es neben der Aufnahme von Substanzen im molekularen Bereich durch das Dünndarmepithel auch einen Übergang von Partikeln im Mikrometergrößenbereich aus dem Darmlumen in das Zottenstroma gibt. Herbst fand in Blut und Chylus von Hunden einzelne Partikeln einer 3 h zuvor verfütterten Stärkesuspension [4]. Hirsch konnte in vergleichbaren Untersuchungen eine Ausscheidung dieser ins Blut übergegangenen Partikeln über die Glomeruli der Niere in den Urin der Versuchstiere nachweisen [5]. Diese und andere historische Beobachtungen – auch am Menschen – zeigen, daß korpuskuläre Elemente über das Epithel im Intestinaltrakt in angrenzende Blut- und Lymphgefäße gelangen können. Im Rahmen seiner Untersuchungen gelang es Volkheimer, die Herbst-Experimente zu bestätigen [8]. Er begründete den Begriff der Persorption, um diese besondere Form der Aufnahme durch das Dünndarmepithel gegenüber der Resorption molekularer Substanzen abzugrenzen. Bemerkenswert war, daß die untersuchten, persorbierenden Partikeln (Stärkekörner, Parasiteneier, Sporen und Pollen) bereits 10 min nach oraler Applikation in Blut- und Lymphgefäßen aber auch schon in Organen nachzuweisen waren [6, 7].

Schwerpunkt der eigenen Untersuchungen war es, das Phänomen der Persorption eines lebenden Mikroorganismus, der Hefe *Saccharomyces cerevisiae,* am Rattenmodell darzustellen.

Der Weg der oral verabreichten Hefe im Körper der Versuchstiere wurde mit Hilfe einer stabilen, eigens entwickelten radioaktiven Markierung der Zellen mit dem Isotop ^{65}Zn verfolgt.

Neben der Bestimmung der Dauer der Darmpassage der Partikeln war die Frage nach dem Verbleib der Zellen im Rattenorganismus nach erfolgter Persorption und deren Lebensfähigkeit von entscheidender Bedeutung. Für den qualitativen Nachweis der Persorption wurden, exemplarisch für alle Organe, Leberproben kulturell auf eine mögliche Deponierung von Hefezellen untersucht.

Material und Methoden

Radioaktive Markierung

Der hier verwendete Modellorganismus *Saccharomyces cerevisiae* wurde auf Kimmig-Agar (Fertignährboden Merckoplate Nr. 10421) kultiviert. Die Versuche zur radioaktiven Markierung und für den kulturellen Nachweis der Hefe in der Leber erforderten ein Flüssigmedium. Als geeignet erwies sich ein PYG-Medium (Bacto Pepton, Yeast Extrakt und Glucose) mit einem pH-Wert von 5,0.

In der exponentiellen Wachstumsphase (OD 640 = 0,4) wurden die Hefekulturen zunächst mit Aktivitäten von 1 μCi bis 50 μCi einer ^{65}Zn-Stammlösung (NEN-Research; Nr. 111; 13 MCi/mg) inkubiert und diejenige Aktivität mit der optimalen Aufnahmerate bestimmt. Hierzu wurden den Kulturansätzen in regelmäßigen Abständen Proben entnommen; diese wurden zentrifugiert und das Sediment nach mehrmaligem Waschen im Gamma-Counter (Fa. Canberra Typ S-90) gemessen. Während der Inkubation des ^{65}Zn in den Hefekulturen erfolgte stündlich eine photometrische Wachstumskontrolle und Zellzahlbestimmung.

Versuche zur Persorption

Die mit ^{65}Zn inkubierten Kulturansätze von je 50 ml wurden zentrifugiert, die Zellmasse isoliert und nach mehrmaligem Waschen in je 1 ml Nährmedium resuspendiert. Den Versuchstieren, weiblichen Wistar-Ratten im Alter von 4 Monaten und mit einem Gewicht von 250 g, wurde die vorbereitete Hefesuspension ($5{,}0 \cdot 10^7$) mittels Schlundsonde appliziert. Nach Ablauf verschiedener Inkubationszeiten wurden die Organe Leber, Milz, Niere, Thymus, Herz und Pankreas, sowie der gesamte Dünndarm entnommen. Die gefriergetrockneten Proben wurden im Gamma-Counter gezählt.

In einem Parallelversuch wurde nach gleichen Inkubationszeiten die Leber der Versuchstiere keimfrei entnommen, homogenisiert und in PYG-Medium bei 30 °C für 4 Tage inkubiert. Proben der Kulturansätze wurden auf Kimmig-Agar ausplattiert und gewachsene Hefekulturen auf Reis-Agar und durch Radioaktivitätsmessung differenziert.

Ergebnisse

Radioaktive Markierung

Mit Hilfe der Daten über aufgenommene Radioaktivität und parallel ermittelter Zellzahl, konnte bei Verwendung verschiedener Aktivitäten an ^{65}Zn im Hefekulturansatz der ^{65}Zn-Transport in die Zellen berechnet werden.

Bei Einsatz verschiedener Aktivitäten im Bereich von 1 bis 50 μCi erreichte die Aktivität von 10 μCi auf 50 ml Kulturansatz mit 0,48 μmol/g/h die höchste Aufnahmerate. Sie wurde daher im Persorptionsversuch eingesetzt. Nach Inkubationszeiten von 30 min bis zu 8 h waren in der Regel ansteigende ^{65}Zn-Aktivitäten in den gefriergetrockneten Organen der Versuchstiere festzustellen (Abb. 1 und 2).

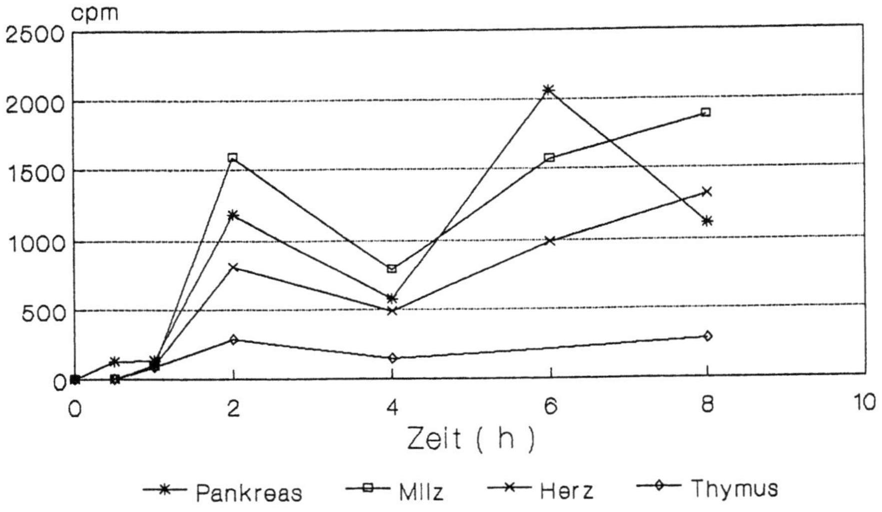

Abb. 1. Inokulation mit ^{65}Zn-Organmessung: Pankreas, Milz, Herz und Thymus

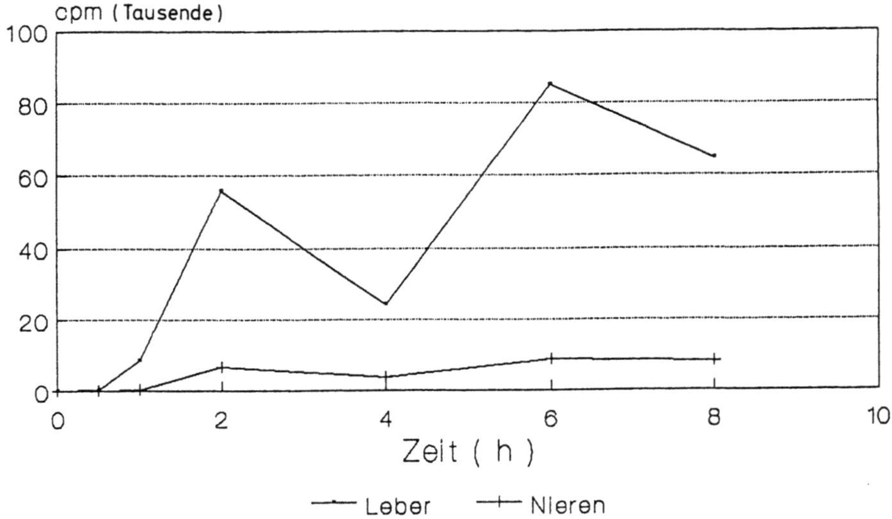

Abb. 2. Inokulation mit ^{65}Zn-Organmessung: Leber und Nieren

Tabelle 1. Verteilung der Radioaktivität in den Rattenorganen nach unterschiedlicher Inkubationszeit der gefütterten ^{65}Zn-markierten Hefezellen (Angaben in cpm; Meßzeit 1 min; *Lc. sm.*: Lymphocentrum submandibulare, *Ly. l.*: Lymphnodi lumbale)

Organ	Inkubationszeit					
	30 min	1 h	2 h	4 h	6 h	8 h
Thymus	0	88	289	148		279
Lc. sm	0	16	70	45	194	507
Ly. l.	0	11	23	28	7	27
Herz	0	102	806	488	981	1316
Pankreas	129	136	1184	570	2057	1108
Nieren	31/	242/	3361/	1929/	4345/	4122/
	65	231	3354	1757	4399	4304
Milz	0	95	1588	788	1567	1879
Leber	283	8599	55949	24260	85086	64675

In der Leber, dem größten Stoffwechselorgan, wurden auch die höchsten Werte an Radioaktivität nach 6 h und 8 h gemessen. Die Ergebnisse der Organmessung gibt Tabelle 1 wieder.

Die meßtechnische Auswertung des gesamten Dünndarmes ermöglichte es, die Dünndarmpassage der ^{65}Zn-markierten Hefezellen über einen Zeitraum von 8 h zu verfolgen (Abb. 3). Aufgrund der durch Leckratenbestimmung festgestellten stabilen Bindung des ^{65}Zn an die Hefezellen konnten die gemessenen Aktivitäten in den einzelnen Dünndarmsegmenten mit einer entsprechenden Menge an Hefesuspension korreliert werden. Abbildung 3 zeigt, daß bereits 30 min nach Applikation die Masse der markierten

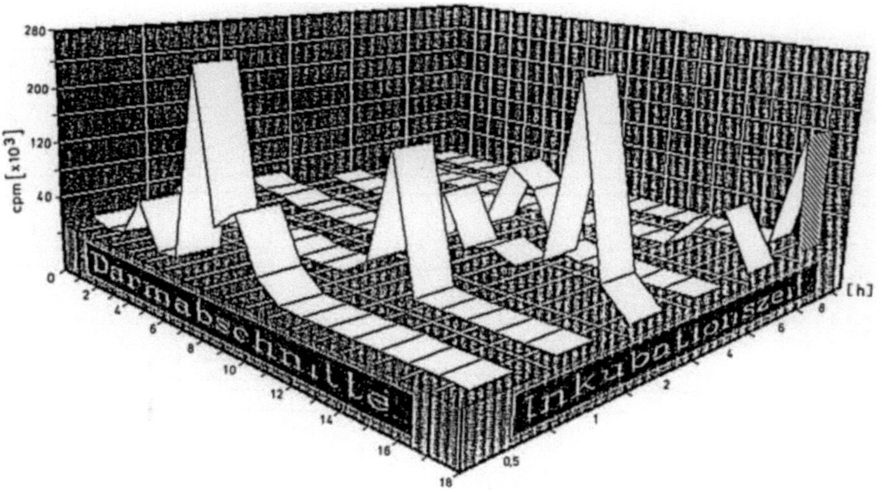

Abb. 3. Darmpassage der mit ^{65}Zn-beladenen Hefesuspension durch den Dünndarm der Ratte

Suspension 1/3 des Dünndarmes passiert hat. Nach 8 h ist die Dünndarmpassage beendet, und die höchste Radioaktivität findet sich im Enddarm im bereits geformten Kot.

Versuche zur Persorption

Die hohen Aktivitäten in der Leber ließen auf eine gleichfalls hohe Aufnahme an Hefezellen schließen. Bereits 10 min nach Verfütterung der Hefesuspension waren Hefezellen der Gattung *Saccharomyces cerevisiae* aus dem Leberhomogenat kultivierbar. Die anzahlmäßig größten Kulturen wurden 1 und 2 h nach oraler Applikation festgestellt; und noch nach 8 h Inkubationszeit konnten Hefezellen erfolgreich aus der Leber kultiviert werden. Eine eindeutige Differenzierung der Hefe war durch Anzüchtung auf Selektiv-Agar und radioaktiver Messung gewährleistet.

Diskussion

Untersuchungen von Fuhrmann über den Transport von Zinkionen in Hefezellen und deren Aufnahme in einen „nichtaustauschbaren Pool" führten zur Auswahl des Isotopes ^{65}Zn als Marker der Hefezellen [3]. Der Zinktransport in die Zellen erfolgte in einer für die Persorptionsversuche ausreichenden Menge, um die Zellen im Rattenorganismus lokalisieren zu können. Die schnelle Aufnahme und der stabile Einbau des Zinkisotopes favorisierten es gegenüber den üblicherweise zur Markierung eingesetzten Nukliden wie ^{131}J und ^{32}P.

Die Daten aus der Darmpassage der ^{65}Zn-markierten, oral applizierten Hefesuspension belegen einen schubweisen Transport der Zellmasse durch den Dünndarm (Abb. 3). Die bisher angenommene gleichmäßige Verteilung einer oral verabreichten Zellsuspension über den Dünndarmbereich mit einer abschirmenden Wirkung gegenüber, bei Diarrhöen auftretenden, Enterobakterieninfektionen konnte im Tiermodell nicht beobachtet werden und erscheint aufgrund der Darmmotorik auch beim Menschen als nicht wahrscheinlich [1].

Die ^{65}Zn-Aktivitäten in den Organen (Abb. 1 und 2) lassen eine mit zunehmender Inkubationszeit ansteigende Deponierung von markierten Hefezellen vermuten.

Aufgrund früherer Untersuchungen zum Persorptionsmechanismus, in denen Dünndarmquerschnitte von mit radioaktiv markierten Hefezellen gefütterten Ratten autoradiographisch ausgewertet wurden, hat es den Anschein, daß sich, begünstigt durch die Darmmotorik, Hefezellen an lädierten Epithelstellen, sog. Desquamationszonen, entstanden durch Mikrotraumen oder Epithelmauserung, zwischen die Saumzellen schieben (Arnoldi 1988: Versuche zur Persorption von Saccharomyces cerevisiae im Intestinaltrakt der Ratte. Unveröffentlicht).

Die Hefepartikel gelangen so in die subepitheliale Region der Zotte und von dort mit dem Blut- oder Lymphstrom in ableitende Gefäße und Organe [2, 7]. Herauszustellen bleibt die bisher ungeklärte Tatsache, daß die applizierten Partikel bereits nach 10 min aus der Leber der Versuchstiere lebend isoliert und kultiviert werden konnten. Die schnelle Deponierung läßt auf einen primär portalen Abtransport der Hefen aus dem Dünndarmbereich schließen. Die Möglichkeit einer Persorption bereits im Magen muß in Betracht gezogen werden [9].

Aufgrund von Verdauungsvorgängen waren nach einer Inkubationszeit von 8 h im Dünndarm keine Hefezellen mehr nachzuweisen. Persorbierte Hefezellen dagegen waren meist noch intakt und nach Isolierung aus der Leber noch kultivierbar.

Eine Vermehrung der Hefen in den Organen konnte nicht beobachtet werden, doch bleibt zu untersuchen, ob pathogene Organismen gleicher Größe, bei einer vorliegenden Immunsuppression und einer analogen Deponierung in Organen, nicht zur Vermehrung kommen und zu Organschädigungen führen können.

Festzustellen bleibt, daß die Persorption korpuskulärer Elemente ein in zahlreichen Tierversuchen bestätigbares Phänomen darstellt, welches mit konstanter Regelmäßigkeit auftritt.

Zusammenfassung

In Anlehnung an die Versuche von Herbst und Volkheimer zur Aufnahme korpuskulärer Elemente aus dem Dünndarmepithel von Säugern in das Blut- und Lymphgefäßsystem, wurde die Persorption von lebenden Hefezellen der Gattung *Saccharomyces cerevisiae* im Intestinaltrakt der Ratte untersucht. Die zum Nachweis der Hefe in den Versuchstieren entwickelte radioaktive Markierung mit ^{65}Zn war über die Dauer der Versuche stabil und ausreichend, um die Hefezellen meßtechnisch sowohl im Dünndarm als auch nach erfolgter Persorption in den Organen der Ratte zu erfassen. Bereits 10 min nach oraler Applikation konnten markierte Hefezellen in der Leber der Versuchstiere lebend und vermehrungsfähig nachgewiesen werden.

Literatur

1. Böckeler W, Arnold J, Vögtle-Junkert U (1988) In-vitro-Versuche zur Wirkung von *Saccharomyces cerevisiae*-Keimen auf Enterobakterien. Mitt Österr Tropenmed Parasitol
2. Fabian G (1972) Persorption großkorpuskulärer Elemente (Herbst-Effekt) und ihr lymphatischer Abtransport. Zentralbl Med A 19:63–70
3. Fuhrmann GF (1968) The transport of Zn^{2+}, Co^{2+} and Ni^{2+} into yeast cells. Biochim Biophys Acta 163:325–330
4. Herbst G (1844) Das Lymphgefäßsystem und seine Verrichtungen. Vandenhoek & Ruprecht, Göttingen

5. Hirsch R (1906) Über das Vorkommen von Stärkekörnern in Blut und Urin. Z Exp Path Ther 3:390
6. Jorde W (1974) Zur Persorption von Pollen und Sporen durch die intakte Darmschleimhaut. Acta Allergol 29:165–175
7. Volkheimer G (1968) Primary portal transport of persorbed starch granules from the intestinal wall. Med Exp 18:103–108
8. Volkheimer G (1968) Das Phänomen der Persorption von Stärke-Körnern. Stärke 20/4:117–126
9. Volkheimer G (1972) Persorption. Thieme, Stuttgart

Diskussion

Dr. Enders:

Es wundert mich, daß Sie die Persorption nicht im Bereich der Peyerschen Plaques gezeigt haben, wie Herr Saß das gezeigt hat, sondern vornehmlich im normalen Dünndarm. Weiterhin haben Sie gezeigt, daß Zink anscheinend sehr gut diffundiert. Der Nachweis mit dem Gammacounter erscheint dann sehr fragwürdig, weil Zink-Radioaktivität nicht mit Saccharomyces gleichzusetzen ist.

J. Arnoldi:

Um mit der zweiten Frage zuerst anzufangen, ich habe wegen der Zeit, die mir zur Verfügung stand, nicht alle Organe, die getestet wurden, zeigen können, ob sich die Radioaktivität mit entsprechenden lebenden Hefen korrelieren läßt. Zur Frage nach der Untersuchung der Peyerschen Plaques ist zu sagen, daß ich mich an die Untersuchung von Volkheimer gehalten habe, der die Persorption hauptsächlich an Zottenspitzen postuliert hat. Dies konnte ich nicht bestätigen, muß ich hier deutlich sagen. Ich habe die Persorptionsorte hauptsächlich in den Krypten gefunden.

Prof. Dr. Seifert:

Herr Arnoldi, Sie haben auf einem Bild wunderschön gezeigt, daß das Zink, mit dem Sie markiert haben, in großer Menge im Lumen vorhanden war. Das wird sicherlich resorbiert und verfälscht Ihre Ergebnisse, wie Herr Enders schon angedeutet hat.

J. Arnoldi:

Ja, davon muß ich ausgehen.

Prof. Dr. Seifert:

Ein weiterer Faktor kommt hinzu: Die markierten Hefezellen werden auch, wenn sie resorbiert worden sind, im Körper zerstört. Und was passiert nun mit dem Zink von diesen zerstörten Zellen? Geht das wieder in Hefezellen oder geht das an ganz andere Zellen?

J. Arnoldi:

Das ist die Frage. Ich muß davon ausgehen, daß ich immer einen gewissen Prozentsatz an reiner Radioaktivität, hervorgerufen durch das Zink, in meinen gesamten Organmessungen habe. Wir haben vorher Versuche mit anderen radioaktiven Isotopen gemacht, um überhaupt erstmal eine Markierung der Hefezellen zuwege zu bringen. Das war am Anfang sehr schwierig, und ich bin deshalb auf das Zink gekommen, weil es eine sehr hohe Aufnahmerate hat und weil es in vitro zu sehr geringen Leckraten kam. Daß unter physiologischen Bedingungen Hefezellen verdaut werden, daß dabei Zink frei wird und auf dem natürlichen Wege über Resorption und Verteilung im Körper schließlich im Organ landet, davon muß ich ausgehen.

Prof. Dr. Seifert:

Und zwar besonders in Pankreas und Leber.

J. Arnoldi:

Ja. Deshalb habe ich mir auch besonders die Leber als Stoffwechselorgan vorgenommen, um sagen zu können: Es ist nicht nur das reine Zink, das ich dort finde, sondern es sind wirklich Hefezellen, die verabreicht wurden.

Prof. Dr. Seifert:

Ihre Ergebnisse sind aber mit diesen Radioaktivitätsmessungen nicht ganz klar bewiesen.

J. Arnoldi:

Ich habe in der Leber einmal die Radioaktivität gemessen, als Kontrolle die Leber homogenisiert und aus diesem Homogenisat die Hefezellen kultivieren können, und das in einem vergleichbaren Prozentsatz zur eingesetzten Radioaktivität.

Prof. Dr. Pabst:

Mich überzeugt die Radioaktivitätsmessung bisher ebenfalls nicht. Sie hätten die gleiche Dosis an Markierungssubstanz in den Darm geben und suchen müssen, wo finden Sie diese? Wahrscheinlich hätten Sie im Pankreas und in allen anderen Organen auch Radioaktivität gefunden. Ihre Kulturbefunde sind sicher etwas anderes. Aber mit den Radioaktivitätsdaten ohne Kontrolle, ohne Backgroundbestimmung ist, glaube ich, die Interpretation noch sehr schwierig. Ein zweites Problem: Als Anatom kann ich aus Ihren histologischen Befunden eigentlich nichts ablesen. Da sind so viel Schrumpfungsartefakte, da ist die Zellwand eingerissen – aus den Bildern, die Sie hier gezeigt haben, kann ich als Morphologe nichts aussagen. Sie konnten mich nicht überzeugen.

J. Arnoldi:

Das ist mir klar, da müßten sich jetzt elektronenmikroskopische Aufnahmen anschließen.

Dr. Böckeler:

Damit Herr Arnoldi nicht nur Kritik bekommt: Es ist sehr verdienstvoll, solche Untersuchungen mit radioaktiver Markierung durchzuführen. Sie sind technisch schwierig. Nun haben Sie einen Chelatbildner verwendet und solche intrazellulär aufgenommenen Chelatbildner stehen in einem Gleichgewicht mit dem umgebenden Milieu. Was meinten Sie mit einer gewissen Leckrate? Sie haben die markierten Hefezellen mehrfach gewaschen und gemessen, wieviel freies Zink im Überstand ist? Können Sie das in Prozenten angeben?

J. Arnoldi:

Ich habe die Hefezellen vier Stunden mit dem radioaktiven Zink in einer Konzentration von 10 µCi radioaktiv markiert, habe dann das komplette Medium ausgetauscht, mehrmals gewaschen und habe dann im Waschmedium versucht, radioaktives Zink nachzuweisen. Ich konnte nach einem Zeitraum von acht Stunden in dem Waschmedium keine meßbare Zinkaktivität feststellen. Die radioaktive Markierung der Hefezellen war über diesen Zeitraum von 8 Stunden in vitro stabil.

Dr. Böckeler:

Dann müßten wir vielleicht mal die Hefe-Spezialisten fragen: Ist der Zinkstoffwechsel der Hefe so anders von dem Zinkstoffwechsel anderer Zellen, von mir aus auch prokaryontischer Zellen?

Frau Prof. Dr. Gedek:

Meines Erachtens ist da ein Trugschluß. Herr Arnoldi hat das Waschmedium abgegossen und da hatte er ja schon Radioaktivität weggeschafft.

J. Arnoldi:

Natürlich. Aber wenn mit Zink 65 – markierte Hefezellen acht Stunden verweilen, dann kann ich mir nicht vorstellen, daß im Laufe von Stunden nicht wieder Zink aus der Hefezelle freigesetzt wird.

Frau Prof. Dr. Gedek:

Die Hefezelle ist dann im Ruhezustand. Mag sie Betriebsstoffwechsel machen, sie kann jedoch keinen Baustoffwechsel machen. Um die Lebensfähigkeit aufrecht zu erhalten, ist nicht gesagt, daß es während des Betriebsstoffwechsels zur Ausscheidung von Zink kommt.

Dr. Böckeler:

Bei Bakterien ist es sicherlich anders. Sie unterstellen das und sind selber nicht ganz sicher. Die Untersuchungen sind so durchgeführt worden, daß man sagen kann, nach dieser Methode hat kein Stoffwechsel mehr stattgefunden. Vielleicht sollte ich auch die Pointierung des Vortrages etwas anders sehen. Man kritisiert hier die Radioaktivitätsmessungen. Diese sollten eigentlich zeigen, wo wir im Körper der Ratte eventuell Hefezellen finden. Wenn das nach bestimmten Zeiten an bestimmten Stellen durch die radioaktive Markierung offensichtlich war, wurden zur Kontrolle die Kulturen angelegt. Und die Kulturen ergaben eindeutig Wachstum von Hefezellen.

Prof. Dr. Müller:

Ich komme wieder zurück einmal auf Tierversuche, bei denen wir Eliminationskinetiken von ganzen Candidazellen und von Candida-Zellwandmannanen untersucht haben, das läßt sich hier vergleichen, zum anderen auf den Hefeschluckversuch unseres Probanden. Wir haben dabei auch die alte Persorptionsliteratur durchgeschaut, alles, was sowohl mit Saccharomyces als auch mit Candida gemacht worden ist. Candida-Persorptionsversuche sind am Menschen gemacht worden, das ging schief. Der Betreffende bekam eine schwere Fungämie! Da fiel uns schon ein Unterschied auf. Wir sehen die Volkheimerschen Versuche auch sehr kritisch, nicht am Grundphänomen der Persorption, aber in vielen experimentellen Details, die wir nicht voll nachvollziehen konnten. Wir haben also auch bei der extremen Belastung an unserem Probanden mit 130 mg Hefe niemals weder aus Blut oder Urin ganze Saccharomyces-Hefen isolieren noch Antigen nachweisen können und das mit sehr empfindlichen Methoden. Wenn also am Menschen etwas resorbiert werden sollte, können nur äußerst geringe Mengen die Darmwand passieren, die sich der Sensibilität der Nachweismethode entziehen. Man muß daher das Problem auch quantitativ sehen. Bei der Candida-Elimination sahen wir in Tierversuchen eine enorme Eliminationsgeschwindigkeit, wenn freies, lösliches Candida-Mannan i. v. Mäusen oder Kaninchen gegeben wurde. Hier betrug die Halbwertszeit der Elimination zwei Stunden. Wo ging das Mannan hin? Es ging in die Leber und in die Milz, und dorthin gehen auch die Candida-Zellen. Wir haben bei unseren Versuchen, ebenfalls wieder im Rahmen der Genauigkeit der Meßmethode, in keinem anderen Organ Candida-Hefen nachweisen können, außer in Leber und Milz, und auch nirgendwo freies Mannan. Das ist, glaube ich, pathogenetisch sehr wichtig. Ich glaube nicht, daß das bei Saccharomyces wesentlich anders ist, so daß der Einlagerungsschwerpunkt, den Sie gefunden haben, Leber und Milz, sicher zu akzeptieren ist. Daß es aber Unterschiede gibt, sieht man daran, daß die Halbwertszeit des Galaktoxylomannans von Cryptococcus neoformans eine Halbwertszeit-Eliminationsgeschwindigkeit von 24 Stunden hat. Also gibt es Unterschiede zwischen den Pilzarten.

Prof. Dr. Seifert:

Ich möchte nicht bezweifeln, daß die Hefen resorbiert werden und sich dann in bestimmten Organen verteilen und besonders angereichert werden. Ich möchte nur Zweifel an der Spezifität Ihrer Nachweismethode zum Ausdruck bringen.

Dr. Böckeler:

Das können Sie für die anderen Organe, an denen die Hefen nicht kulturell nachgewiesen wurden, gerne tun.

J. Arnoldi:

Herr Müller, Sie hatten ja eben das Problem angesprochen, daß man unter Umständen zu verkehrten Zeiten versucht zu kultivieren. Die radioaktive Methode war für uns ein erster Hinweis, zu welcher Zeit also Hefezellen sich in welchen Organen befinden könnten, und danach haben wir die Kultur angelegt. Das ist jetzt bei der Leber geschehen, und die anderen Organe harren der weiteren Untersuchung.

Prof. Dr. Pabst:

Haben Sie einmal aus dem Pankreas, für das Sie auch eine Anreicherung angegeben haben, kulturell den Nachweis führen können? Ist nicht die Insulinsekretion zinkabhängig?

J. Arnoldi:

Die Insulinsekretion ist zinkabhängig. Aber ich habe aus dem Pankreas noch keine Kultivierungsversuche gemacht.

Zellbiologische Grundlagen der Immunstimulation mit Faex medicinalis, Saccharomyces cerevisiae Hansen CBS 5926

K. D. Tympner

Nahrungsmittel, Backwaren und Genußmittel wie Weißbier enthalten Hefen. Hefe ist in Form der medizinischen Hefe (Faex medicinalis), und der Bier- und Bäckerhefe (Saccharomyces cerevisiae) ein altbekanntes natürliches, pflanzliches Therapeutikum [6, 8].

Botanisch gehören die Hefen als Unterklasse der Protoascomycetidae zu den Schlauchpilzen (Ascomycetes). Sie haben nur ein schwach entwickeltes Myzel. Die Hefepilze vermehren sich meist durch Sprossung. Ihre vegetativen Zellen sind isoliert, rundlich, oval, ellipsenförmig oder länglich. Oft bleiben sie zu kurzen Zellketten verbunden [5, 17].

Die große physiologische Bedeutung der Hefe besteht in ihrer Enzymausstattung, die sie zur alkoholischen Gärung befähigt. Unter den Bedingungen des Sauerstoffmangels können Hefezellen aus anderen großen Molekülen

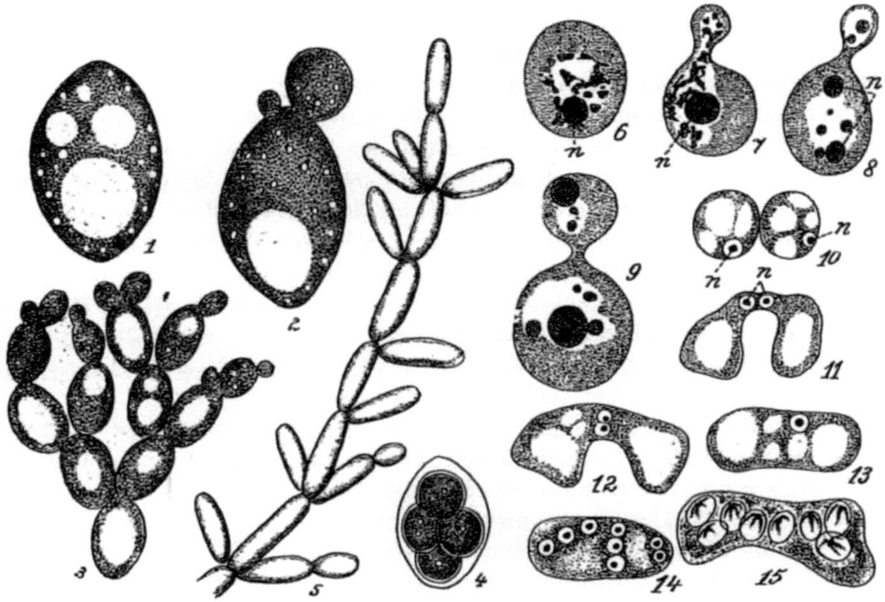

Abb. 1. Saccharomycetaceae [17]

O_2 gewinnen. Die großen Zuckermoleküle (Hexosen, D-Glukosen) werden nicht vollständig zu H_2O und Kohlendioxid, sondern nur bis zu einem gewissen Grad abgebaut. Als Endprodukt dieser Reaktion entsteht Ethanol [5, 7].

$$C_6H_{12}O_6 \rightarrow 2CO_2 + 2C_2H_5OH + 87{,}9\ KJ.$$

Anwendungsmöglichkeiten

Hefen werden medizinisch nicht wegen ihrer Gärkraft eingesetzt, sondern wegen der Wirksamkeit anderer Inhaltsstoffe.

Indikationen sind die Vorbeugung und Behandlung akuter und chronischer Diarrhö, die Wiederherstellung der physiologischen Darmbesiedlung (Eubiose) mit Bakterien nach Antibiose (Dysbiose). Orale Infektionen mit pathogenen Bakterien (Staphylokokken, Escherichia coli), Viren (Rotaviren) oder Pilzen zerstören das physiologische Gleichgewicht der bakteriellen Darmbesiedlung. Als Begleittherapie wirken Hefezellen günstig bei der Überwindung dieser Erkrankungen.

Weiter kommen Hefezellen zum Einsatz bei der Aknetherapie, als Vitamintherapeutikum, zur Enzymsubstitution und seit langer Zeit als bekanntes Immunstimulans [11, 12].

Immunologie

Die Hefezellen werden vom Körper als fremd erkannt. Sie starten die immunologischen Abräumfunktionen. Dabei sind sicher für den Erstkontakt Ort und Zustand der Schleimhäute als schützende Immunbarriere zwischen körpereigen und -fremd entscheidend. Es bestehen erhebliche anatomische und funktionelle Unterschiede zwischen der Mund- und der Dünndarmschleimhaut. Diese Schleimhäute sind unterschiedliche Schutz- und Kontaktflächen mit verschiedener Durchlässigkeit (Permeabilität, Resorption). Bei einer durch Infektion oder toxisch geschädigten Schleimhaut können intakte Zellen (Antigene, Allergene) unbehindert in die Blutbahn gelangen. Die lokale oder Schleimhautimmunität beruht hauptsächlich auf der Bildung von IgA in Plasmazellen der Lamina propria. Durch die Kopplung von IgA an ein Transportpolypeptid entsteht das s-IgA. Dies ist widerstandsfähig gegenüber proteolytischen Enzymen des Darminhalts [2].

Die Immunantwort unterscheidet sich nach der Eintrittspforte. Intravenöse, intramuskuläre Antigen-Gaben starten andere Immunreaktionen als die Überwindung (Resorption) der Schleimhäute. Sicher beeinflußt auch das „Kleinklima" im Darmtrakt unter den pathologischen Bedingungen der Fäulnis oder Gärung das Wachstum der Hefezellen.

Die Hefezellen besiedeln den Darm. Sie haften (Adhäsivität) an Rezeptoren auf der Epitheloberfläche. Der Rezeptor für Enterobakterien besteht

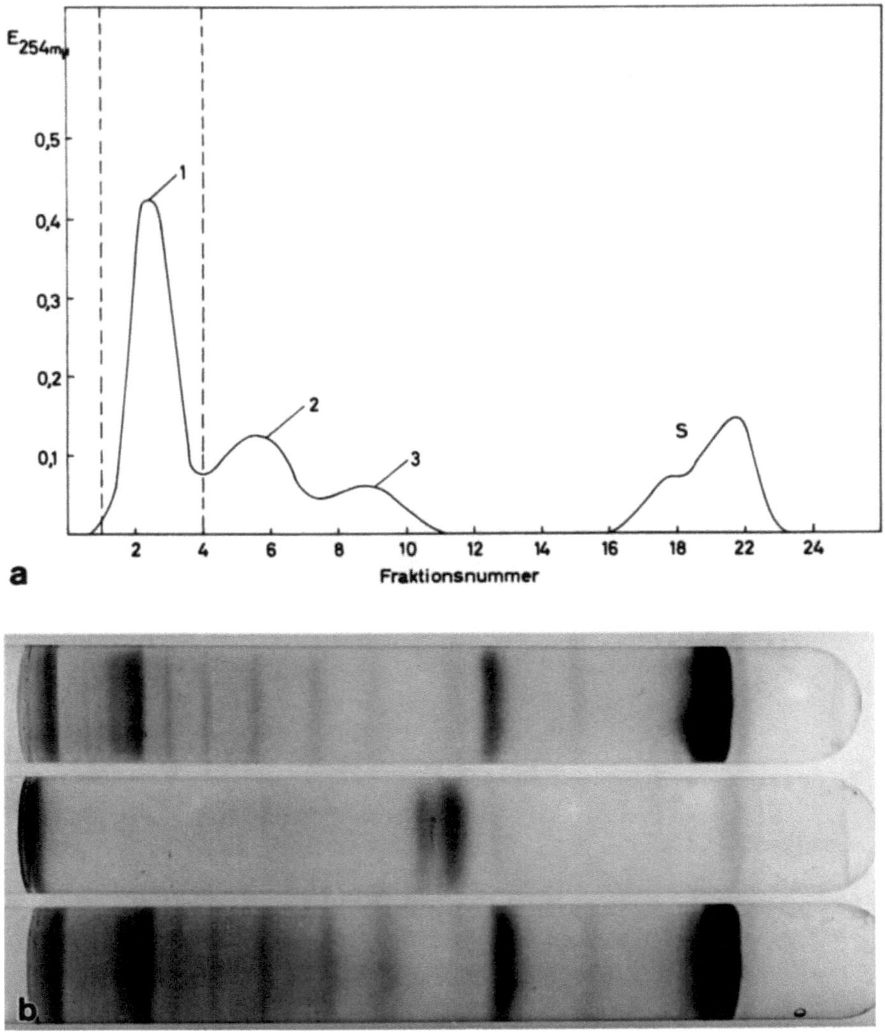

Abb. 2 a–d. Anreicherung und immunologische Bestimmung von Proteinen, die an Hefe-Zymosan gebunden sind [14]. **a** Gelfiltration der elektrophoretisch vorgereinigten Proteine an Sephadex G 100; **b** Disc-Elektrophorese im Polyacrylamidgel, oben: Humanserum, mitte: an Hefe-Zymosan gebundene Proteine, unten: „Remove-Serum"; **c** Disc-Elektrophores nach Trennung an Sephadex g 100, oben: Human-Serum, mitte: Fraktion 1, unten: Fraktion 2; **d** Elektronenmikroskopische Aufnahme der an Hefe-Zymosan gebundenen Proteine

ausschließlich aus Mannose. Es ist zu fragen, ob Hefezellen solche Oberflächenrezeptoren besetzen und blockieren, um so pathologische Keime zu verdrängen.

Die Phagozytose gehört zu den sog. unspezifischen zellulären Immunabwehrmechanismen des Makroorganismus.

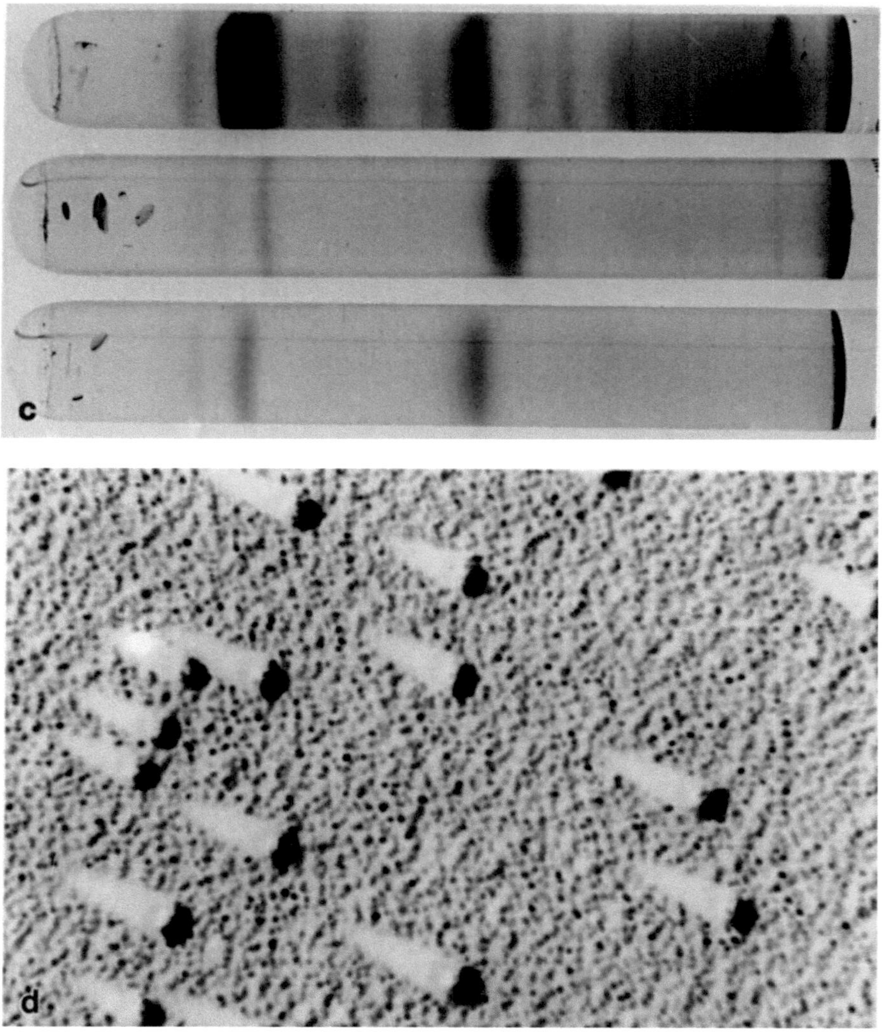

Abb. 2.

Zellen können Fremdstoffe (Antigene) anlocken, aufnehmen und abtöten. Auf diese Art nehmen schon sehr primitive Einzeller (Amöben) Nahrung auf. Im menschlichen Organismus tragen die Funktion der Phagozytose spezialisierte Zellen wie die Mikrophagen (neutrophile Granulozyten, polymorph-nukleäre Neutrophile PMN) oder die Makrophagen. Das sind große, mononukleäre, aus dem Knochenmark stammende, definierte Oberflächenrezeptoren tragende, im Blut (Monozyten) und im Gewebe (Histiozyt) vorkommende und zur Phagozytose befähigte Zellen, die wesentlich an unspezifischen und spezifischen Abwehrvorgängen beteiligt sind

[2, 14, 15]. Durch die Makrophagenaktivierung werden entscheidende biochemische Prozesse der Entzündungsreaktion und der unspezifischen wie spezifischen Immunität in Gang gesetzt. Der Makrophage hält die als fremd erkannte Substanz fest und stellt sie dem Immunsystem vor. Es kommt zur antigenspezifischen Stimulation von T-Lymphozyten, zur Freisetzung antigenunspezifischer Lymphokine, das sind Makrophagen aktivierende Faktoren (MAF) - sowie zur Auslösung der Makrophagenaktivierung mit Steigerung des Stoffwechsels, der Phagozytose und der Mikrobizidie gegenüber aufgenommenen Partikeln, so daß z. B. intrazellulär überlebende Bakterien (oder auch die Hefezellen) zerstört werden und die Freisetzung löslicher Faktoren (Monokine) erfolgt, die regulierend auf andere Zellen einwirken, z. B. Interleukin 1 (stimulierend), Prostaglandine, PGE 1, PGE 2 (hemmend).

Unabhängig von spezifischen Immunreaktionen ist eine Makrophagenaktivierung auch durch Bakterien oder Bakterienbestandteile, besonders Zellwandlipopolysaccharide, Kohlenhydratpolymere (Zymosan, Glukan) möglich [2].

Inhaltsstoffe

Die Hefezellen und deren Zellwände bestehen nach Steinegger u. Hänsel [12] aus Proteinen, Kernsäuren, Kohlenhydraten und Vitaminen:

Proteine (etwa 46%), Hydroxylasen (Zymase, Invertase, Maltase, Emulsin, Proteasen) sowie die Enzyme der Glykolyse, des Zitrat- und Pentosephosphatstoffwechsels; daneben freie Aminosäuren.

Desoxy- und Ribonukleinsäuren, Nukleotide und Purine.

Vitamine: B_1 (etwa 0,01%), B_2 (etwa 0,005%), Nikotinsäureamid (0,05–0,08%), B_6 (0,01%), Panthotensäure (0,01–0,02%) - hingegen kein Vitamin B_{12}.

Kohlenhydrate (6–77%), die sich gliedern in Kohlenhydrate der Hefezellwand und des Zellinhalts.

Wie bei den Bakterien sind auch bei den Hefen die molekularen Oberflächenstrukturen der Zellwände entscheidend für den immunologischen Erkennungsvorgang.

Chemie der Zellwandschichten

Die Zellwandschichten der Hefen sind wie auch manche Bakterien (Pneumokokken) zum großen Teil, aus Polysacchariden aufgebaut. Gegen diese Molekularstrukturen können vom Körper spezifische Antikörper gebildet werden. Sie binden fest an den Oberflächen der Hefezellen und ermöglichen die Phagozytose. Die Eukaryontenzellen tragen Zuckerreste auf ihrer Oberfläche [1]. Die Pflanzenzellwände bestehen aus dem Polysaccharid Zellulose, dem häufigsten Makromolekül der Erde [1]. Die Totalhydrolyse von Zellwänden liefert D-Xylose, D-Galaktose, D-Mannose, D-Glukose, L-Arabinose, Glukuronsäure, Galakturonsäure und Mannuronsäure. Die Makromoleküle werden nach dem Hauptanteil des Zuckers Xylane (Pentosane) Galaktane, Mannane (Hexosane) u. a. benannt [5].

Die immunogenen Bestandteile des Immunstimulans Hefezelle sind das Zymosan und das Hefeglukan [12].

Zymosan ist ein Rohprodukt, bestehend aus den Zellwandbestandteilen der Hefezellen, das neben Kohlenhydraten noch Nichtkohlenhydratbausteine gebunden enthält. Zymosan läßt sich in die folgenden Komponenten zerlegen:

– in einen Glukananteil	(50–58 %),
– einen Mannanteil	(17–22 %),
– einen Proteinteil	(13–17 %),
– mineralische Stoffe	(um 3 %).

Es hat sich herausgestellt, daß die immunstimulierenden Wirkungen des Zymosankomplexes wesentlich auf die Glukanbestandteile zurückzuführen sind. Hefeglukan besteht aus einer Hauptkette von β-1,6-verknüpften Glukopyranosemolekülen, die an zahlreichen Stellen β-1-3-verknüpfte Seitenketten aufweist. Das Molekulargewicht beträgt 6500 Dalton [12].

Eigene Untersuchungen

Pillemer et al. [9, 10, 14] haben 1954 beim Studium unspezifischer Immunreaktionen des menschlichen Organismus zur Abwehr von Infektionen Spurenproteine aus dem Serum isoliert, die sie das Properdinsystem nannten. Wir haben zur Messung dieses Proteinsystems unter physiologischen und pathologischen Zuständen eine Anreicherung und immunologische Bestimmung des Properdins im Serum [14] durchgeführt. An Zymosan, den Hefebestandteilen, binden sich Antikörper, makromolekulare Immunglobuline und Anteile aus dem Komplementsystem. In der Zwischenzeit sind die Biochemie und die funktionelle Bedeutung des Komplementsystems aufgeklärt. Dieses unspezifische humorale Immunsystem dient zur:

1. Abwehr von Bakterien (begrenzt auch von Viren),
2. Auflösung und Elimination von Immunkomplexen,
3. Vermittlung von Entzündung- und Anaphylaxie,
4. Eingriff in die Immunregulation und -modulation [16].

Die Komplementaktivierung läuft auf 2 Wegen ab. Der klassische Weg ist abhängig von vorhandenen Antikörpern. Die gebildeten Immunkomplexe werden immunologisch bearbeitet.

Der antikörperunabhängige „alternative Weg“ wurde früher als Properdinsystem bezeichnet. Seine Biochemie ist aufgeklärt. Er kann durch verschiedene Substanzen wie Hefe (Zymosan A, Inulin) aktiviert werden [16].

Er läuft über eine enzymatische Spaltung des C3-Moleküls. In der Immunologie ist Zymosan aus Saccharomyces cerevisiae seit langer Zeit als Aktivator des C3-Anteils im Komplementsystem bekannt [10].

Hefezellen eigenen sich auch zur Prüfung der Phagozytoseleistung humaner Granulozyten unter Laborbedingungen. Wir verwendeten Hefezellen in einer Testsubstanz zur Prüfung des Einflusses intravenös verträglicher Immunglobuline, und zum immunbiologischen Wirkungsnachweis von Pflanzenextrakten sowie homöopathischer Medikamente [14].

Wirkungen

Eine Wirksamkeit von Hefezellen (Saccharomyces cerevisiae) und deren Inhaltsstoffe ist gesichert für die unspezifische, zelluläre Immunität, die unspezifische humorale Immunität, die Bildung von sekretorischem IgA, den Enzymersatz bei angeborenem Saccharose-Isomaltase-Mangel und dem Vitaminersatz.

Hefezellen können auch als Allergene wirken. Über den Magen-Darm-Trakt aufgenommen, kann Hefe zu Asthma, Urtikaria und Quincke-Ödem, Migräne sowie gastrointenstinalen Schockreaktionen führen [3].

Manche Getränke (Wein, Bier) – Nahrungsmittel, vegetabilische Ersatzmittel für Fleischprodukte enthalten Nähr- und Trockenhefe.

Indikationen

Hefezellen der Heferasse Saccharomyces cerevisiae Hansen CBS 5926 (Perenterol) werden zur Prophylaxe und Therapie von akuten und chronischen Infekten des Darms und der Haut eingesetzt. Aufgrund bakterienähnlicher Zellstrukturen bahnen Hefezellen unspezifische und spezifische Immunreaktionen. Wirksame Inhaltsstoffe ermöglichen eine Ersatz- und Vitamintherapie. Bei Hefe als Bestandteil einer Diät ist die große Allergenpotenz zu beachten.

Medizinische Hefe – Faex medicinalis – ist ein altbekanntes, biologisches (pflanzliches) Therapeutikum, dessen Wirksamkeit mit modernen naturwissenschaftlichen Methoden aufgeklärt und bestätigt wird. Hefe ist ein nebenwirkungsfreies Medikament mit immunogener Wirkung. Hefe wirkt als Immunmodulator.

Literatur

1. Alberts B et al. (1986) Molekularbiologie der Zelle. VCH, Weinheim
2. Bundschuh G, Schneeweiss B, Brauer H (1988) Biotest: Lexikon der Immunologie. Akademie Verlag Berlin, Medical Service München
3. Hansen K (1957) Allergie. Thieme, Stuttgart

4. Hitzig WH (1987) Immunologie und Infektionskrankheiten. Fortb. Kinderheilkunde. Hansisches Verlagskontor, Lübeck
5. Kating H, Breckle SW (1981) Pharmazeutische Biologie I. Thieme, Stuttgart
6. Lingen H (1987) BROT – Deftiges und Feines – herzhaft und süß in bunter Fülle. Lingen Verlag, Köln
7. Miehe H, Mevius W (1955) Taschenbuch der Botanik, I. Teil. Thieme, Leipzig
8. Neubauer HF (1984) Das Reich der Pflanzen. Bertelsmann Lexikothek, Gütersloh
9. Petzold DK, Müller E (1986) Tierexperimentelle und zellbiologische Untersuchungen zur Wirkung von Saccharomyces cerevisiae Hansen CBS 5926 bei der unspezifischen Steigerung der Infektionsabwehr. Arzneim Forsch/Drug Res 36 (II) 7:1085–1088
10. Pillemer L, Blum L, Lepow IH (1954) Science 120:279
11. Saccharomyces cerevisiae Therapiewoche (1988) Sonderheft (38. Jahrgang)
12. Steinegger E, Hänsel R (1988) Lehrbuch der Pharmakognosie und Phytopharmazie. 4. Aufl. Springer, Berlin Heidelberg New York Tokyo
13. Tympner KD, Klose PK, Pelka RB (1983) Die Prüfung der Phagozytose-Leistung humaner Granulozyten als Diagnostikum physiologischer und pathologischer Immunzustände und als Wirkungsnachweis von Testsubstanzen. Gesamtkongreß der pharmazeutischen Wissenschaften. Fortschritte in der Arzneimittel-Forschung – München 17.–20. 04. 1983 – D/Ph/19, S 260
14. Tympner KD, Strauch L (1968) Anreicherung und immunologische Bestimmungen von Properdin im Serum. Monatsschr Kinderheilkd 116/6:394–397
15. Tympner KD et al. (1978) Einfluß intravenöser verträglicher Immunglobuline auf die Phagozytose-Leistung der Granulozyten in vitro. Münch. Med. Wschr.MW 120/8:251
16. Wahn V (1987) Komplementdefekte. Pädiatrische Allergologie und Immunologie in Klinik und Praxis. Fischer, Stuttgart
17. Wettstein R (1935) Handbuch der systematischen Botanik. Deuticke, Leipzig Wien

Dermatologische Manifestationen von Nahrungsmittelallergien und Pseudoallergien

R. Gollhausen, J. Ring

Die Abklärung einer Nahrungsmittelallergie gehört zu den schwierigsten Problemen in der allergologischen Praxis. Dies hat zahlreiche Gründe. Eine Nahrungsmittelallergie kann sehr unterschiedliche Symptome hervorrufen, die durch ihre Unspezifität eine genaue Abklärung gegenüber vielen möglichen Differentialdiagnosen erfordern [2, 5]:

Nahrungsmittelallergie: Symptome

- Urtikaria, Quincke-Ödem, Flush
- Ekzem
- Anaphylaktischer Schock
- Rhinitis
- Asthma
- Nausea, Erbrechen, Leibkrämpfe
- Diarrhö
- Fieber
- Vaskulitis
- Arthralgie
- Interstitielle Pneumonie

- Aphthen, Zungenbrennen
- Proktitis, analer Pruritus

? Kopfschmerzen
? Abgespanntheit („tension-fatigue")
? Psychische Veränderungen

Grundlegend für eine genaue Unterscheidung ist die richtige Nomenklatur [1]. So müssen beim Überbegriff Nahrungsmittelunverträglichkeit Toxizität und Überempfindlichkeit gegenübergestellt werden (Abb. 1, Übersicht). Bei einer Vergiftung, z. B. durch Botulinustoxin oder verdorbene Fischkonserven mit einem toxischen Gehalt an Histamin [7], sind prinzipiell alle Konsumenten betroffen, während bei der Überempfindlichkeit eine besondere Disposition nötig ist. Bei der Überempfindlichkeit muß unter-

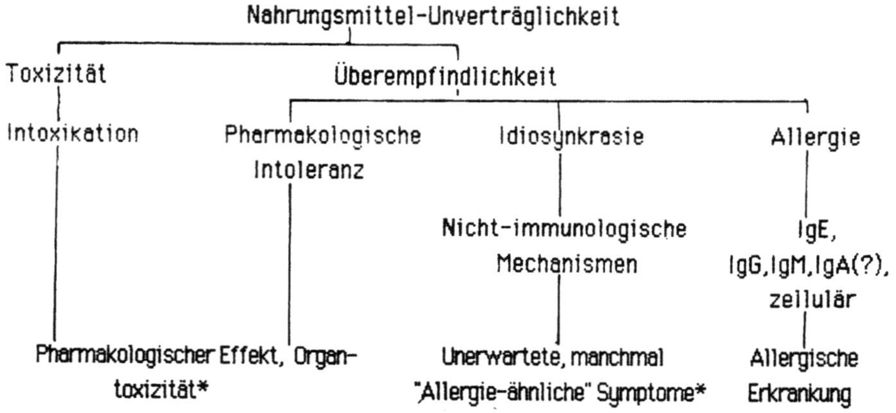

Abb. 1. Einteilung der Nahrungsmittelunverträglichkeit, * bei Ähnlichkeit mit Symptomen allergischer Erkrankungen auch als Pseudoallergie bezeichnet

schieden werden, ob die krankhaften Symptome auf einer Allergie, d. h. auf einer spezifischen Interaktion von dem Nahrungsmittel als Allergen und dem Immunsystem, oder auf nichtimmunologischen Mechanismen, z. B. Enzymopathien beruhen. Wenn die Symptome bei nichtimmunologisch bedingten Erkrankungen identisch sind mit denen bei Allergien, spricht man von pseudoallergischen Reaktionen.

Definitionen

Überempfindlichkeit:	Eine das normale Maß übersteigende Reizbeantwortung
Toxizität:	Normale Giftigkeit einer Substanz
Intoxikation:	Reaktion auf die normale pharmakologische Toxizität
Allergie:	Krankmachende Überempfindlichkeit aufgrund immunologischer Sensibilisierung
Idiosynkrasie:	Nichtimmunologische Überempfindlichkeit ohne Bezug zur pharmakologischen Toxizität
Intoleranz:	Überempfindlichkeit im Sinne der pharmakologischen Toxizität
Pseudoallergie:	Nicht-immunologische Überempfindlichkeit mit klinischen Symptomen, die allergischen Erkrankungen entsprechen.

Zur Diagnose einer Nahrungsmittelallergie gehören folgende Postulate:

1. gesicherte Auslösung durch das Nahrungsmittel,
2. Ausschluß einer anderen Möglichkeit der Unverträglichkeit,
3. Nachweis einer immunologischen Sensibilisierung.

Entscheidend für Punkt 1 und 2 ist die Anamnese, auf der sich dann gezielte Eliminations- oder Provokationsdiäten aufbauen lassen. Sehr schwierig ist dabei die Komplexität aller möglichen Allergene schon einer einfachen Mahlzeit. Außerdem ist bei jeder Mahlzeit mit Beimengungen zu rechnen, die nicht zu Nahrungsmitteln gehören. So können bei Fleischgenuß Medikamente wie Penizillin oder Psychopharmaka zu einer Arzneimittelsensibilisierung führen, wenn sie vor der Schlachtung den Tieren gegeben und nicht abgebaut wurden [8, 15, 16, 18].

Nahrungsmittelallergien manifestieren sich am häufigsten am Hautorgan, noch vor den Atemwegen, dem Magen-Darm-Trakt und dem Herz-Kreislauf-System. Das ganze Spektrum an Hauteffloreszenzen kann durch Nahrungsmittel ausgelöst werden. Da sich auch bei den Hauterscheinungen allein auf Grund der Symptome allergische von nichtallergischen Nahrungsmittelunverträglichkeiten nicht unterscheiden lassen, zeigt die folgende Übersicht einer Zusammenstellung über Hauterkrankungen, die mit Nahrungsmittelunverträglichkeit assoziiert sind. Die genaue Ätiopathogenese zahlreicher dermatologisch definierter Krankheitsbilder ist ungeklärt; bei vielen ist kasuistisch eine Auslösung durch Nahrungsmittel beschrieben, ohne daß eine Nahrungsmittelallergie gemäß den anfangs erwähnten Postulaten nachgewiesen wurde [1, 2, 8, 14]. Es können deshalb im folgenden ausschnittsweise nur einige Dermatosen bzw. häufig zum Arzt führende Symptome wie Juckreiz oder Urtikaria angesprochen werden, die mit einer Nahrungsmittelunverträglichkeit vergesellschaftet sein können.

Pruritus oder Erythem können erstes und alleiniges Symptom einer Nahrungsmittelallergie sein, stellen aber häufig auch unspezifische Symptome

Hauterkrankungen mit möglicher Auslösung durch Nahrungsmittel

Pruritus
Flush
Urtikaria
Angioödem
Atopisches Ekzem
Stomatitis
Glossitis
Aphthen
Immunkomplex Vaskulitis
Erythema exsudativum multiforme
Pannikulitis (?)
Hämorrhagisch-pigmentäre Dermatosen
Allergische Kontaktdermatitis
Phototoxische und -allergische Reaktionen
Exantheme
Melkersson-Rosenthal-Syndrom (?)
Bromoderm, Jododerm
Akne (?)
Dermatitis herpetiformis

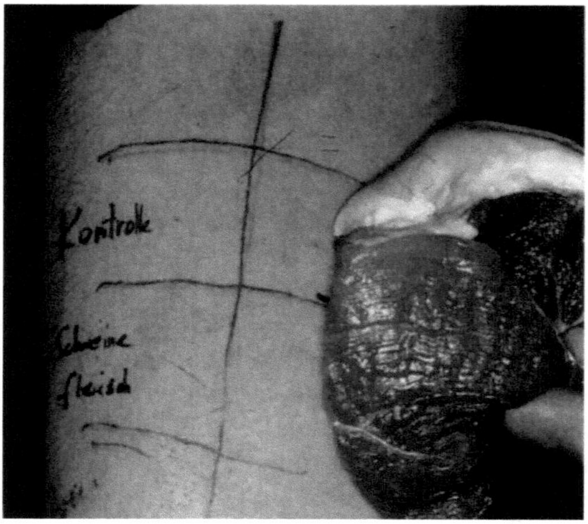

Abb. 2. Kontakturtikaria auf Schweinefleisch bei Metzgerlehrling mit Juckreiz auf manuellen Fleischkontakt

dar, v. a. bei vegetativ labilen Menschen nach Temperaturwechsel, Alkoholgenuß oder Aufregung. Nahrungsmittel mit einem hohen Gehalt an vasoaktiven Substanzen (Übersicht) können bei exzessivem Konsum und/oder bei Disposition zu allergieähnlichen Erscheinungen führen [7].

Nahrungsmittel mit hohem Anteil an Aminen wie Histamin, Tyramin etc. [9]

Fisch	Rohwürste
Käse	Wein
Sauerkraut	Hefeextrakt
Bananen	Tomaten
Zitrusfrüchte	Schokolade

Das Auftreten von Urtikaria beunruhigt in der Regel die Patienten stark und wird von ihnen oft als Allergie gedeutet. Tatsächlich wird im Hauttest als einem Hilfsmittel in der Allergiediagnostik das Auftreten einer Urtikaria nach Applikation verschiedener Substanzen als ein Hinweis für eine Soforttypallergie gesehen, doch ist natürlich die Urtikaria ein völlig unspezifisches Symptom. Tiefe, umschriebene Ödeme in der Subkutis finden sich beim Quincke-Ödem. Die Abklärung von Urtikaria und Quincke-Ödem gestaltet sich äußerst mühselig und erfordert viel Geduld und Spürsinn von Arzt und Patient. Ursache sind oft Konservierungs- und Farbstoffe, die eine pseudoallergische Reaktion auslösen (Übersicht). Mittels oraler Provokationsproben werden die häufigsten ursächlichen Additiva getestet, wobei in der Literatur unterschiedliche Erfolgsquoten berichtet werden [14]. Leider sind viele in Nahrungs- und Arzneimitteln zugesetzte Additiva noch immer nicht deklarationspflichtig, obwohl es v. a. bei sulfitempfindlichen Asthmati-

Wichtigste Auslöser pseudoallergischer Nahrungsmittelreaktionen

Konservierungsmittel
- Parahydroxybenzoesäureester
- Na-, K- oder Ca-Benzoat
- Sorbinsäure
- Sulfite

Farbstoffe
- Tartrazin
- Erythrosin
- Patentblau
- Amaranth
- Indigotin
- Cochenille-Rot
- Brillantblau

Sonstige Zusätze
- Glutamat

Salicylate: manchmal „Kreuzreaktionen" mit Analgetika und nichtsteroidalen Antiphlogistika

kern schon zu Todesfällen gekommen ist. Neben einer Idiosynkrasie scheint es in Einzelfällen auch eine echte Allergie auf Sulfite zu geben [10].

Mittels Eliminations- und Provokationsdiät wurden unter den Nahrungsmitteln am häufigsten Fisch, Eier, Milch, Fleisch und Gemüse als Auslöser einer Urtikaria nachgewiesen, ohne daß jeweils eine Nahrungsmittelallergie nachgewiesen wurde (Tabelle 1) [4, 14, 17].

Eine Urtikaria läßt sich systemisch wie auch lokal provozieren. So trat bei einem Metzgerlehrling, der über Juckreiz an beiden Händen bei der Arbeit klagte, nach einem Reibetest mit Schweinefleisch eine Kontakturtikaria auf. Kontakturtikaria kann immunologisch oder nichtimmunologisch bedingt sein [6]. Kontakturtikaria läßt sich manchmal nur auf ekzematös veränderter Haut provozieren, wobei der offene Epikutantest mit Sofortablesung auf

Tabelle 1. Nahrungsmittel als Auslöser bei chronischen Urtikaria (in Prozent getesteter Patienten)

Nahrungsmittel	Michailoff, Berova [11]	Galant et al. [12]	Wraith et al. [13]	Ring et al. [14]	Schultz-Ehrenburg, Gild [15]
Milch	24	28	0	2	0
Fisch	22	28	6	12	0
Fleisch	19	–	–	4	0
Ei	18	21	10	5	0
Gemüse	13	–	–	5	0
Andere	–	28	80	2	0

normaler Haut des gleichen Patienten negativ ist. Der Übergang von Kontakturtikaria in Ekzem ist beschrieben, v. a. an der Hand [9, 13]. Wahrscheinlich gehören diese Phänomene zum faszinierenden Formenreichtum der atopischen Erkrankungen, bei denen Soforttypallergien vergesellschaftet sind mit Ekzemen.

Urtikaria und Quincke-Ödem sind bei Vorliegen einer Allergie in der Regel IgE-vermittelt, obwohl sie auch Ausdruck einer Typ III-Reaktion sein können. Die Anaphylaxie als die Maximalvariante der allergischen Sofortreaktion wird neben Medikamenten häufig durch Nahrungsmittel ausgelöst. Zu achten ist bei Anamneseerhebung und Testung auf das evtl. Vorkommen einer Summationsanaphylaxie, d. h. daß erst eine Kombination verschiedener Reize, z. B. Anstrengung oder Streß, zusammen mit bestimmten, sonst tolerierten Nahrungsmitteln die Reaktion bewirkt. Von weiterer Bedeutung z. B. bei einer Hyposensibilisierungsbehandlung sind Kreuzreaktionen von Nahrungsmittelallergenen und Aeroallergenen, z. B. Steinobst und Baumpollen (Hasel, Birke, Erle) oder Gewürzen (Anis, Curry), Sellerie und Beifußpollen.

Das atopische Ekzem (Neurodermitis, endogenes Ekzem) ist im Gegensatz zur allergischen Kontaktdermatitis keine Allergie vom Spättyp; seine Pathogenese ist Gegenstand intensiver Forschung unter besonderer Berücksichtigung der Langerhans-Zellen:

Atopisches Ekzem und Nahrungsmittelallergie

Pro:
- Spez. IgE gegen Nahrungsmittel häufiger bei atopischem Ekzem als bei anderen atopischen Erkrankungen
- Protektiver Effekt des Stillens
- Vermehrte intestinale Absorption potentieller Allergene bei atopischem Ekzem
- Klinische Verbesserung nach Allergenkarenz
- Klinische Verbesserung nach oraler Chromoglykatgabe
- Positive Provokationsstudien

Kontra:
- Nur schwacher Zusammenhang von Pricktestergebnissen und Anamnese auf Nahrungsmittelallergie
- Nur schwacher Zusammenhang von RAST-Ergebnissen und Anamnese auf Nahrungsmittelallergie
- Fehlender Erfolgsnachweis von Eliminationsdiäten ausgerichtet an Pricktest- und/oder RAST-Ergebnissen
- Fehlender Effekt von kuhmilchfreier Diät im Vergleich zu Soja in einigen Studien
- Provokationsstudien an Erwachsenen häufig negativ

Obwohl viele Punkte für eine ursächliche Beteiligung von Nahrungsmittelallergien sprechen, ist doch deren Rolle nicht sicher. Bei Atopikern sind häufig Hauttestungen und RAST-Untersuchungen auf Nahrungsmittel positiv, doch kann es sich meist um Epiphänomene handeln, so daß die Relevanz der Befunde kritisch überprüft werden muß. Bei der multifaktoriellen

Genese des atopischen Ekzems wird häufig durch eine einseitig betonte, falsche Diät v. a. bei Kindern mehr Schaden als Nutzen angerichtet [8, 14].

Das allergische Kontaktekzem, das auf einer Typ IV-Reaktion beruht, kann nach Sensibilisierung der Haut bei einem Patienten auch endogen ausgelöst werden (hämatogenes allergisches Kontaktekzem). So kann oral zugeführtes Nickel, enthalten in verschiedenen Nahrungsmitteln, evtl. auch herausgelöst aus dem Kochgeschirr, ein Nickelekzem, z. B. ein dyshidrosiformes Handekzem unterhalten [10].

Medikamente sind häufiger als Nahrungsmittel Ursache eines generalisierten oder eines fixen toxischen Exanthems.

Beim photoallergischen oder phototoxischen Kontaktekzem ist zusätzlich zur Kontaktnoxe elektromagnetische Strahlung meist in Form von Sonnenlicht nötig. Auch hier können Nahrungsmittel mit photosensibilisierenden Eigenschaften hämatogen ein photoallergisches Kontaktekzem fördern [14].

Es existieren keine Studien, die bei Akne eine Nahrungsunverträglichkeit als pathogenetischer Faktor nachweisen. Auf nichtimmunologischem Weg können jedoch bestimmte Substanzen wie Vitamin B_{12} oder Medikamente (Lithium, Isonikotinsäurehydrazid, Tetrazyklin) akneforme Exantheme provozieren. Ebenso können jod- oder bromhaltige Nahrungsmittel oder Medikamente (z. B. in Psychopharmaka) Pyoderma-gangraenosum-artige nässende Hautveränderungen an Gesicht und Körper hervorrufen [1, 14].

Das Erythema exsudativum multiforme ist in seiner Pathogenese noch ungeklärt; es wird an eine allergische Reaktion vom Typ IV nach Coombs und Gell, aber auch vom Typ III gedacht. Neben Infektionen (v. a. Herpes simplex und Streptokokken), Medikamenten und Neoplasmen sind selten auch Nahrungsmittel als Auslöser beschrieben. In Holland kam es 1960 zu einem epidemieartigen Auftreten nach Einführung einer speziellen Margarinesorte [2].

Ebenso werden beim Melkersson-Rosenthal-Syndrom und bei den verschiedenen Pannikulitisformen zahlreiche Pathomechanismen, darunter im Einzelfall auch Auslösung durch Nahrungsmittel diskutiert [1].

Bei Vasculitis allergica sind Fallberichte publiziert, die Nahrungsmittel als Auslöser bewiesen. In 2 Fällen war die intradermale Testung von Nahrungsmitteln in der Spätablesung nach 6–24 h positiv, die histologische Untersuchung ergab eine leukozytoklastische Vaskulitis. Eliminationsdiät zusammen mit Cromoglykat führte zur Abheilung [3].

Immunkomplexablagerungen wurden auch in Läsionen von rezidivierenden Aphthen gefunden, eine eindeutige Nahrungsmittelallergie konnte allerdings bisher nicht verifiziert werden [11].

Beim Formenkreis der hämorrhagisch-pigmentären Dermatosen wird an allergische Reaktionen vom Spättyp gedacht. Es gelang zuweilen die Provokation mit Hülsenfrüchten, vereinzelt war der Epikutantest im Herd mit Medikamenten positiv [1, 8].

In der Pathogenese der Dermatitis-herpetiformis-Duhring wird die Rolle von spezifischen Antigliadinantikörpern der IgG- und IgA-Klasse diskutiert. Unter strikter, monatelanger glutenfreier Diät soll eine Abheilung möglich sein. Es ist derzeit noch unklar, warum Jodide die Erkrankung bei lokaler wie systemischer Applikation provozieren [1, 12].

So ist auch in der Dermatologie – wie in den übrigen medizinischen Fachgebieten – ein wahres Kaleidoskop an Erkrankungen möglich, deren Auslösung mit Nahrungsmitteln assoziiert sein kann. Nur in den wenigsten Fällen gelang jedoch bisher eine Verifizierung einer vermuteten Nahrungsmittelallergie. Bei der Schwierigkeit des diagnostischen Nachweises von Nahrungsmittelallergien ist auch für den bemühten Arzt zuweilen die Abgrenzung zum „klinischen Ökologiesyndrom" schwierig; die Entwicklung weiterer diagnostischer Verfahren ist deshalb nötig.

Literatur

1. Braun-Falco O, Plewig G, Wolff HH (1984) Dermatologie und Venerologie. 3. Aufl. Springer, Berlin Heidelberg New York Tokyo
2. Braverman IM (1981) Skin signs of systemic disease. 2. Aufl. Saunders, Philadelphia London Toronto Sydney
3. Eisenmann A, Ring J, Helm D von der, Meurer M, Braun-Falco O (1988) Vasculitis allergica durch Nahrungsmittelallergie. Hautarzt 39:318–321
4. Galant SP, Bullock J, Frick OL (1973) An immunlogical approach to the diagnosis of food sensitivity. Clin Allergy 3:363–372
5. Goldman AS, Kantak AG, Ham Pong AJ, Goldblum RM (1987) Food hypersensitivities: Historical perspectives, diagnosis and clinical presentations. In: Brostoff J, Challacombe SJ (eds) Food allergy and intolerance Tindall, London, pp 797–805
6. Gollhausen R, Kligman AM (1985) Human assay for identifying substances which induce non-allergic contact urticaria: The NICU-test. Contact Dermatitis 13:96–106
7. Häberle M (1987) Biogene Amine – Klinische und lebensmittelchemische Aspekte. Zentralbl Haut 153:157–168
8. Hauck H, Hornstein OP, Bäurle G (1985) Die Bedeutung von Diäten für die Diagnostik und Therapie von Hauterkrankungen allergischer und pseudoallergischer Genese. Zentralbl Haut 150:809–823
9. Hjorth N, Roed-Petersen J (1976) Occupational protein contact dermatitis in food handlers. Contact Dermatitis 2:28–42
10. Klaschka F (1987) Hämatogenes Kontaktekzem durch Nahrungsmittel. In: Braun-Falco O, Schill WB (Hrsg) Fortschritte der praktischen Dermatologie und Venerologie, Bd 11. Springer, Berlin Heidelberg New York Tokyo, S 433–434
11. Lehner T (1978) Immunological aspects of recurrent oral ulceration and Behcet's syndrome. J Oral Pathol 7:424–430
12. Leonard J, Fry L (1986) Dermatitis herpetiformis. In: Brostoff J, Challacombe SJ (Hrsg) Food allergy and intolerance. Tindall, London, pp 618–632
13. Maibach H (1976) Immediate hypersensitivity in hand dermatitis. Role of foodcontact dermatitis. Arch Dermatol 112:1289–1291
14. Shelley WB, Shelley ED (1987) Advanced dermatologic therapy. Saunders, Philadelphia, pp 31–39, 73–77, 78–87, 375–381, 503–513
15. Thiel C, Fuchs E (1983) Nahrungsintoleranzen durch Fremdstoffe MMW 125:451–454
16. Wagner G, Ring J (1981) Anaphylaktische Reaktionen bei Nuß- und Mohnallergie. Notfallmedizin 7:361
17. Wraith DG, Merrett J, Roth A et al (1985) Recognition of food allergic patients and their allergens by the RAST technique and clinical investigation. Clin Allergy 9:25–36
18. Wüthrich B (1988) Allergische und pseudoallergische Intoleranzreaktionen auf Nahrungsmittel und Lebensmittelzusätze. Swiss Med 10(9):9–20

Diskussion

Prof. Dr. Seifert:

Dies war ein Querschnitt durch die gesamte Dermatologie. Nach Ihrem Referat habe ich den Eindruck, daß man praktisch auf alles, was man über den Magen-Darm-Trakt zu sich nimmt, allergisch reagieren kann.

Dr. Saß:

Wie lange dauert es bei einer Nahrungsmittelallergie, bis die Patienten mit kutanen Erscheinungen reagieren?

Dr. Gollhausen:

Es kann sehr schnell sein, also innerhalb von zehn Minuten. Beim Arzneimittelexanthem zieht sich das natürlich viel länger hin.

Prof. Dr. Seifert:

Nehmen denn die Nahrungsmittelallergien jetzt insgesamt gesehen über die Jahre zu?

Dr. Gollhausen:

Dazu möchte ich keine definitive Aussage machen. Wir sehen jetzt sicherlich mehr Fälle von Nahrungsmittelallergien als früher. Daß sie tatsächlich zunehmen, kann ich nicht definitiv belegen.

Dr. Andress:

Weiß man denn etwas darüber, wo eine vermutliche Resorption von solchen Nahrungsmittelallergenen stattfindet? Das wäre ja ganz interessant zu wissen, gerade in Bezug auf den Vortrag von Herrn Hatz. Denn wenn es eine solche schnelle Reaktion ist, dann käme ja doch der Magen als mögliches Organ für eine Resorption solcher Allergene in Frage. Es gibt ja auch Nahrungsmittelallergien, die sehr schnell ablaufen, innerhalb von Minuten. Und möglicherweise wäre der Magen ein Resorptionsort, wo dann die Reaktion stattfinden könnte.

Dr. Gollhausen:

Ja, aber auch da muß ich wieder passen. Es gibt auch Fälle, wo man alleine durch lokale Applikation systemische Reaktionen auslösen kann.

Gastrale Anaphylaxie

R. A. Hatz, W. A. Walker, H.-J. Krämling

Ätiologie und Pathogenese entzündlicher und ulzerativer Magen-Darm-Erkrankungen sind letztendlich nicht geklärt. Durch Mastzellen vermittelte anaphylaktische Reaktionen stellen einen möglicherweise wichtigen pathogenetischen Faktor in der Entstehung dieser Läsionen dar. Aus Tiermodellen ist bekannt, daß Mastzellen einen Einfluß auf Induktion und Unterhaltung chronisch entzündlicher Veränderungen im Magen-Darm-Trakt haben. Mehrere Beobachtungen untermauern dies: der Nachweis einer Mastzellhyperplasie in entzündlichen Läsionen bei der Colitis ulcerosa oder dem Ulcus duodeni [2], ultrastrukturelle und biochemische Zeichen einer lokalen Mastzellaktivierung in den Läsionsbereichen sowie die Vielfalt der möglichen Auswirkungen von Mastzellmediatoren und deren Antagonisten auf die Magen-Darm-Schleimhaut [7].

Man unterscheidet 2 Mastzelltypen: die Bindegewebsmastzelle („connective tissue mast cell"), die hauptsächlich in mesenchymalen Geweben vorkommt und die Mukosamastzelle („intestinal mucosal mast cell"), die bisher nur in Schleimhäuten gefunden werden konnte. Es wird vermutet, daß sich beide aus einer gemeinsamen Stammzelle im Knochenmark differenzieren. Dieser Prozeß ist für die Mukosamastzelle IL-3 abhängig, dagegen nicht für die Bindegewebsmastzelle [6]. Bindegewebsmastzellen unterscheiden sich von Mukosamastzellen in ihrem Färbeverhalten: sie zeigen mit Berberinsulfat eine intensive gelbe Fluoreszenz im Zytoplasma. Für die Mukosamastzelle trifft dies nicht zu [5]. Bindegewebsmastzellen haben weiterhin einen 8- bis 12fach höheren Histamingehalt als Mukosamastzellen und weisen eine höhere Dichte ihrer zytoplasmatischen Granula auf.

Die bedeutende Rolle des Mastzellprodukts Histamin als Mediator der akuten Schleimhautschädigung im Magen ist unbestritten [8]. Shapiro et al. [10] konnten schon 1926 mit der direkten Injektion von Histamin in die Magenschleimhaut ein „Histaminulkus" erzeugen. Durch die Immunisierung des Nagetiers *Praomys natalensis* gegen Ovalbumin und anschließende Injektion des Antigens in die Magenwand der Tiere, konnten Andre et al. [1] Ulzera erzeugen. In ihren Untersuchungen fanden sich Hinweise auf eine IgE-vermittelte Degranulation und Histaminfreisetzung der Mastzellen in der Magenwand.

Wir entwickelten ein In-vivo-Modell der gastralen Anaphylaxie in der Maus, das uns ermöglichte, systemisch wie lokal eine IgE-vermittelte Mastzellaktivierung in der Magenwand auszulösen. Das Ziel unserer Untersuchungen war die Charakterisierung der morphologischen und funktionellen Veränderungen der Mukosabarriere des Magens während lokaler und systemischer Anaphylaxie.

Methodik

BDF1-Mäuse (C57/B16xDBA-2) wurden intraperitoneal (i.p.) mit 10 µg DNP-Ascarisextract (DNP-Asc.) und 0,5 mg $Al(OH)_3$ als Adjuvans immunisiert. An den Tagen 28 und 40 nach der Erstimmunisierung erfolgte die i.p.-Verabreichung von jeweils 1 µg DNP-Asc. in 0,5 ml physiologischer Kochsalzlösung. An Tag 47 wurden die IgE-anti-DNP-Antikörpertiter durch passive kutane Anaphylaxie (PCA) bestimmt. Nur Mäuse mit einem Titer größer als 1 : 270 fanden in den nachfolgenden Experimenten Verwendung.

Nichtimmunisierte und immunisierte Tiere wurden in Äthernarkose laparotomiert und der Pylorus mit einer atraumatischen Mikrogefäßklemme okkludiert. 50 mg Ovalbumin (OVA), das als makromolekularer Marker für die Resorption diente, wurde zusammen mit 5 µg, 10 µg oder 50 µg Di-DNP-Lysin intragastral (i.g.) appliziert, was bei immunisierten Tieren zu einer lokalen Hypersensitivitätsreaktion der gastralen Mukosa führte. In einer zweiten Gruppe wurde nach Gabe von 50 mg OVA i.g. eine systemische Anaphylaxie durch i.v.-Gabe von 5 µg Di-DNP-Lysin ausgelöst. In beiden Gruppen erhielten die Kontrolltiere statt Di-DNP-Lysin Kochsalzlösung. Das Serum der Tiere wurde 15, 30 und 60 min nach i.g.- bzw. i.v.-Gabe des Antigens auf resorbiertes immunoreaktives OVA (iOVA) mittels eines ELISA untersucht.

Die Untersuchungen zu den Veränderungen der vaskulären Permeabilität erfolgten nach der Methode von Byars und Ferraresi [4]. 0,25 µCi ^{125}J-BSA in 150 µl Kochsalz wurden mit 5 µg Di-DNP-Lysin nach Pylorusokklusion immunisierten Tieren i.v. injiziert. Nach 30 min erfolgte eine Ganzkörperperfusion der Tiere mit PBS-Puffer und die Magenentnahme. Mageninhalt und Magenwand wurden getrennt voneinander homogenisiert. Die gesamte und TCA(Trichloracetat)-präzipitierte Radioaktivität wurden in einem Gammazähler bestimmt.

Licht- und elektronenmikroskopische Untersuchungen erfolgten nach Fixierung der Präparate in Karnovskys Lösung und Nachfixierung in 1 % Osmiumtetroxid. Danach wurden sie in einer aufsteigenden Alkoholreihe dehydriert, in Epon-Araldit eingebettet und die 1 µm Schnitte mit 1 % Toluidin-Blau-Lösung gefärbt.

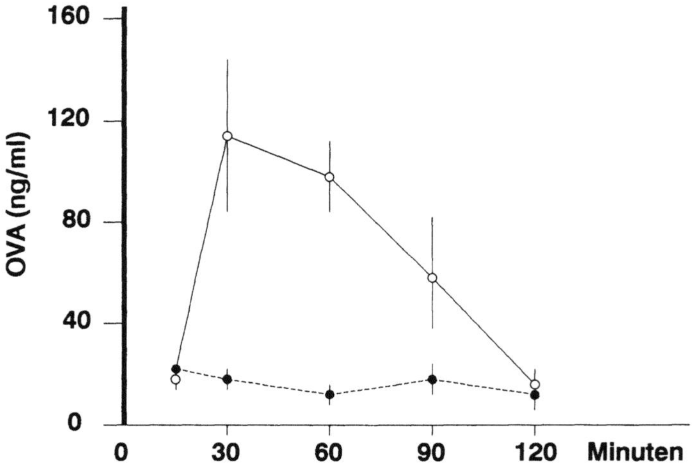

Abb. 1. Zeitlicher Ablauf der Makromolekülresorption von Ovalbumin in nichtimmunisierten (- - -) und immunisierten (——) Tieren nach intragastraler Gabe von 50 μg Di-DNP-Lysin

Ergebnisse

Nichtimmunisierte Kontrolltiere zeigten nach i.g.- oder i.v.-Gabe des Antigens Di-DNP-Lysin keine gesteigerte Aufnahme von OVA im Magen. Sie wiesen nach 30 min einen mittleren iOVA-Spiegel von 24,7 ± 3,9 ng/ml (Mittelwert ± SEM) auf. Bei immunisierten Tieren löste die lokale i.g.-Gabe von 50 μ Di-DNP-Lysin zusammen mit 50 mg OVA eine auf den Magen lokal begrenzte Anaphylaxie aus, die zu einer 6- bis 8fachen Steigerung der Ovalbuminresorption führte. Der iOVA-Spiegel lag nach 30 min bei 142,8 ± 26,3 ng/ml (Abb. 1). Eine i.v.-Applikation von 5 μg Di-DNP-Lysin bewirkte eine noch stärkere Erhöhung der iOVA-Konzentration im Serum auf 398,1 pf067 86,2 ng/ml.

Die durch das Antigen Di-DNP-Lysin (i.v.-Gabe) ausgelöste systemische Anaphylaxiereaktion führte zu einer starken Erhöhung der vaskulären Permeabilität in der Magenwand. Dies wird durch die signifikante Erhöhung der gesamten und TCA-präzipitierten Radioaktivität im Magenwandhomogenisat demonstriert ($p < 0{,}01$). Dagegen war die im Mageninhalt meßbare Radioaktivität nicht erhöht (Abb. 2).

In licht- und elektronenmikroskopischen Untersuchungen fand sich bei den immunisierten Tieren eine Zunahme der Mastzellzahl in der Submukosa der Magenwand um 75 %, in der Mukosa um 47 %. Morphologisch konnte sowohl während der lokal wie auch systemisch ausgelösten Magenanaphylaxie eine Mastzelldegranulation in der Lamina propria mucosae und in der Submukosa beobachtet werden. Darüber hinaus war eine begleitende

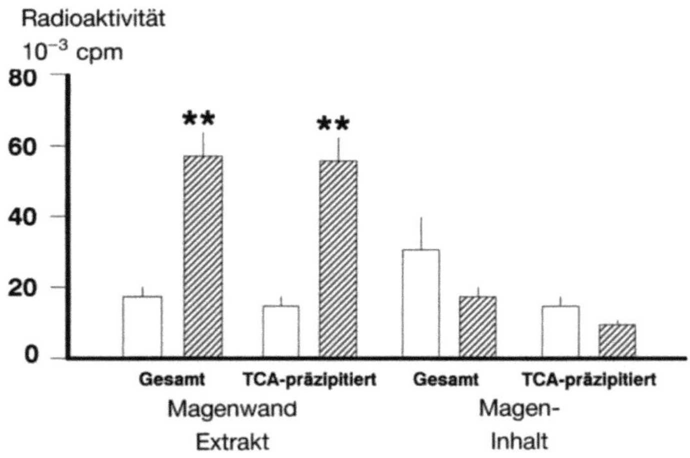

Abb. 2. Veränderung der vaskulären Permeabilität der Magenwand immunisierter Tiere nach intravenöser Gabe von NaCl oder 5 µg Di-DNP-Lysin (n = 6, ** $p < 0{,}01$); ▭ NaCl i.v., ▨ 5 µg Di-DNP-Lysin i.v.

Schleimhautschädigung mit teilweiser Abhebung der epithelialen Schichten und massiver Exfoliation der oberflächlichen Epithelzellen zu verzeichnen.

Diskussion

Makromolekulare Antigene (Ovalbumin) werden unter den gewählten experimentellen Bedingungen von der ungestörten Magenmukosa der Maus in geringen Mengen resorbiert. Während lokaler und systemischer Anaphylaxie kommt es zu einer empfindlichen Störung der funktionellen und morphologischen Integrität der Mukosabarriere. Die Aufnahme von Makromolekülen durch die Magenschleimhaut ist gesteigert. Dies geschieht wahrscheinlich transzellulär, wie neuere elektronenmikroskopische Resorptionsstudien zeigen. Ovalbumin scheint dabei als intaktes Makromolekül die Schleimhautbarriere im Magen zu passieren und nicht in Form von Spaltprodukten aufgenommen zu werden. Dies bedeutet, daß auch andere potentiell antigene Strukturen, die sich während einer Hypersensitivitätsreaktion im Magen befinden, in größeren Mengen als intakte Moleküle in die Zirkulation aufgenommen werden können. Dieser Antigenkontakt kann dann entweder zur Sensibilisierung des Organismus gegen das Antigen führen oder auch eine Toleranzreaktion induzieren. In dem vorgestellten Modell konnten wir neben der Immunisierung gegen DNP-Askaris auch den Nachweis einer Sensibilisierung der Mäuse gegen das Carrierprotein Ovalbumin führen (Ergebnisse nicht dargestellt). Die Tiere entwickelten bereits nach einmaliger lokaler Anaphylaxieauslösung IgE-Antikörper gegen Ovalbumin.

Auf diese Weise können auch „Begleitantigene“ immunologisch erkannt werden und bei erneutem Kontakt eine Immunreaktion auslösen. Dies führt zu einer Verstärkung der Immunantwort und mag einer der Gründe dafür sein, daß Patienten, die an einer Nahrungsmittelallergie leiden, oft gegen zahlreiche Nahrungsantigene gleichzeitig sensibilisiert sind [3].

Welche Bedeutung diese Mechanismen für die Ulkusentstehung haben, ist noch unbekannt. Anhaltspunkte lieferten Romanski et al. [9], die 257 Patienten mit Ulcus ventriculi oder duodeni untersuchten. Davon waren 57,9 % auf inhalatorische oder Nahrungsantigene im PRICK-Test positiv, obwohl sie klinisch keine Symptome einer Allergie zeigten. Ein hoher Prozentsatz hatte ebenfalls signifikant erhöhte IgE-Spiegel im Serum. Eine direkte endoskopische, gastrale Applikation von verschiedenen Antigenen führte zu einer sofortigen Reaktion der Magenschleimhaut mit Hyperämie, Ödem und Hämorrhagie. Diese Reaktion kann als milder Verlauf einer lokalen anaphylaktischen Reaktion gedeutet werden. Die pathologisch starke Reaktion könnte als lokale Gewebedestruktion, als Ulkus in Erscheinung treten.

Die dargestellten Befunde unterstützen das Konzept einer antigenspezifischen Störung der Schleimhautbarriere im Magen-Darm-Trakt auf dem Boden anaphylaktischer Reaktionen. Die Aufklärung der genauen Mechanismen muß weiteren Untersuchungen vorbehalten bleiben.

Literatur

1. Andre F, Andre C, Vialard JL (1979) Role of homocytotropic antibodies in pathogenesis of gastric ulcer. Digestion 19:175–179
2. Befus D, Fujimaki H, Lee TDG, Swieter M (1988) Mast cell polymorphisms. Present concepts, future directions. Dig Dis Sci 33:16S-24S
3. Bock SA (1980) Food sensitivity: A critical review and practical approach. Am J Dis Child 134:937–982
4. Byers NE, Ferraresi RW (1976) Intestinal anaphylaxis in the rat as a model of food allergy. Clin Exp Immunol 25:325–354
5. Enerback L (1986) Mast cell herterogeneity: The evolution of the concept of a specific mucosal mast cell. In: Befus AD, Bienenstock J, Denburg JA (eds) Mast Cell Differentiation and Heterogeneity. Raven, New York, pp 1–26
6. Guy-Grand D, Dy M, Luffau G, Vassalli P (1984) Gut mucosal mast cells. Origin, traffic, and differentiation. J Exp Med 160:12–28
7. Kaliner M, Lemanske R (1984) Inflammatory responses to mast cell granules. Fed Proc 43:2846–2851
8. Rees WDW, Rhodes J, Wheeler MH et al. (1977) The role of histamine receptors in the pathophysiology of gastric mucosal damage. Gastroenterology 72:67–71
9. Romanski B (1987) The pathology of food allergy studied by gastric allergen challenge. In: Brostoff J, Challacombe SJ (eds) Food allergy and intolerance. Tindall, London, pp 917–931
10. Shapiro PF, Ivy AC (1926) Gastric ulcer IV. Experimental production of gastric ulcer by local anaphylaxis. Arch Int Med 38:237–258

Diskussion

Prof. Dr. Seifert:

Für mich ist es absolut neuartig, daß aus dem Magen schon Proteine resorbiert werden können. Mir ist keine Literatur bekannt, wo das jemals beschrieben worden wäre.

Dr. Böckeler:

Mich interessiert der Ascaris-Extrakt: ist es Cuticula oder ist es Hämolymphe?

Dr. Hatz:

Leider weiß ich nichts Näheres darüber. Der Extrakt wurde uns zur Verfügung gestellt. Die Methode kann bei Strayan und Campbell nachgelesen werden. Wir haben übrigens diese Molekularresorption auch im Elektronenmikroskop bestätigen können. Es scheint eine überwiegend intrazelluläre Aufnahme stattzufinden, in die Zelle hinein, mit Vesikeln. Allerdings muß außerdem noch eine Theorie berücksichtigt werden: Die „tight junctions" werden durch eine Anaphylaxie auch verändert.

Dr. Saß:

Haben Sie eine Vorstellung, welche Zellen das sind, die diese Makromoleküle aufnehmen und resorbieren?

Dr. Hatz:

Die ersten Pilotstudien haben gezeigt, daß es wahrscheinlich zu unserer Überraschung die Hauptzellen sind.

Dr. Saß:

Ich glaube, es ist wichtig, daß Sie diese „tight junctions" im Elektronenmikroskop untersuchen. Sie applizieren eine Substanz in den Magen, die letztendlich zu einer anaphylaktoiden Reaktion führt. Das geht sehr schnell vonstatten. Und dann kommt es zu einem Ödem. In dem Moment aber, wo diese Veränderung eingetreten ist, sind die „tight junctions“ bereits schon zum Teil aufgelöst und erweitert. Deswegen muß die Frage beantwortet werden, ob die Resorption primär durch die Hauptzelle oder primär durch die „tight junctions“ erfolgt!

Dr. Hatz:

Das können wir zu diesem Zeitpunkt nicht sagen. Wir haben die „tight junctions“ noch nicht genau analysiert. Doch die ersten Ergebnisse haben gezeigt, daß Makromoleküle in den Hauptzellen zu finden waren. Es wurden dazu zwei verschiedene Methoden angewandt.

Prof. Dr. Reimann:

Sie sprachen davon, daß Sie eine Mastzellvermehrung im Magen sehen. In welchem Teil des Magens war das? Wir haben auch eine Mastzellvermehrung bei den Patienten mit Nahrungsmittelallergie gesehen.

Dr. Hatz:

Ich habe, um das Ganze zu standardisieren, immer versucht, den gleichen Anteil des Magens herzunehmen für die histologische Untersuchung: das Antrum.

Prof. Dr. Pabst:

Sie führten einen Anstieg der Mastzellen in der Mukosa und Submukosa an. In beiden Kompartimenten?

Dr. Hatz:

Zweifach in der Submukosa und etwa um 40 % in der Mukosa. Ich möchte nicht ausschließen, daß es auch an der Methode liegt, daß wir in der mukosalen Schicht nicht die gleiche Steigerung gesehen haben. Allerdings ist die Tendenz eindeutig da und sie ist auch mit 0,05 signifikant.

Prof. Dr. Hotz:

Ich bin kein Morphologe. Sind das tatsächlich erosive Veränderungen oder ist hier die Schleimhautintegrität nicht an einigen Stellen total verloren gegangen, so daß man dann auch eine Persorption mühelos verstehen kann? Oder ist es doch so, daß lediglich ein Ödem oder gelockerte „tight junctions“ vorhanden sind.

Dr. Hatz:

Nein, die „Bombe hat eingeschlagen“. Es kommt zu kleinen erosiven Läsionen ohne Blutungen. Nach der lokalen Gabe kommt es im Anschluß an eine Erholungsphase zur Regeneration. Einen Tag später haben wir die

Mägen nachuntersucht, ohne irgendwelche Veränderungen zu finden. Das Interessante ist dabei, daß im Magen – an gewissen Stellen, z. B. gerade lokal im Antrum – eine chronische Schädigung der Schleimhaut entsteht, die eine vermehrte Aufnahme von Antigenen bewirkt, wodurch eine Sensibilisierung erfolgen kann. Wir sind dieser Frage in diesem Modell nachgegangen und konnten zu unserer Überraschung nachweisen, daß IgE-Antikörper gegen Ovalbumin produziert werden. Das heißt, die allergische Reaktion führt dazu, daß Ovalbumin durch das Epithel der Magenwand hindurchgeht und sich das Immunsystem anschließend mit dem Antigen auseinandersetzt.

Dr. Enders:

Läßt sich eigentlich eine vergleichbare Resorption finden, wenn ich eine Schockreaktion anderweitig induziere?

Dr. Hatz:

Dieser Frage sind wir in diesem Modell nicht nachgegangen. Es wäre zu überprüfen und man könnte es erwarten.

Dr. Saß:

Welchen Einfluß hat jetzt die Pylorusligatur auf die Ergebnisse?

Dr. Hatz:

Das ist das Hauptproblem bei diesem Modell gewesen. Mit gründlicher histologischer Aufarbeitung konnte gezeigt werden, daß tatsächlich durch die Klemme nichts beeinflußt wird.

Funktionelle Charakterisierung HML-positiver Zellen bei Morbus Crohn

A. Voss, A. Raedler

Der von der Arbeitsgruppe um Cerf-Bensussan [1] vorgestellte monoklonale Antikörper HML 1 (für „Human Mucosal Lymphocyte“) ist ein wichtiges Werkzeug für die Erforschung der Funktion des mukosaassoziierten Immunsystems. Mit diesem Antikörper gelingt es erstmals mukosaassoziierte Lymphozyten spezifisch zu markieren.

Der monoklonale Antikörper wurde mit dem Verfahren von Köhler und Milstein unter der Verwendung von aus Darmresektaten isolierten menschlichen intraepithelialen Lymphozyten (IEL) zur Immunisierung hergestellt. HML 1 bindet im Magen, Dünndarm und Dickdarm nahezu alle IEL. Auch die 40% der Lamina-propria-ständigen Lymphozyten (LPL) sind HML 1-positiv. Daneben werden in der Bronchialschleimhaut und dem Brustdrüsenepithel einzelne Lymphozyten markiert. Makrophagen, Mastzellen und Plasmazellen binden den HML 1-Antikörper wahrscheinlich nicht, und im Knochenmark sind weniger als 1 % der Zellen HML 1-positiv. An isolierten IEL wurde festgestellt, daß HML 1 kleine Zellen (T-Lymphozyten), aber auch große, morphologisch wie Large Granular Leucocytes (LGL) erscheinende Zellen bindet. Die intraepithelialen Lymphozyten sind morphologisch in 3 Gruppen einteilbar: etwa 50 % sind CD2, CD3 und CD5-positiv (Muster wie bei peripheren T-Zellen), 30 % sind CD2, CD3, aber nicht CD5-positiv (diese Zellen kommen im peripheren Blut nicht vor). Zellen dieser beiden Gruppen sind CD8-positiv. Etwa 3–18 % der HML 1-positiven Zellen exprimieren keine T-Zellmarker, in diesen Zellen sind die LGL enthalten [1].

In histologischen Analysen gastrointestinaler Karzinome konnten HML 1-positive Zellen auch im tumorinfiltrierten Epithelabschnitten nachgewiesen werden. Die peritumoral reaktiven Zellen entsprachen in ihren Oberflächenmarkern den normalen LPL, zwischen Karzinomzellen wurden morphologisch wie normale IEL erscheinende Zellen gezeigt. Zusätzlich traten einige aktivierte T-Lymphozyten (CD25-positiv), natürliche Killerzellen (NKH1-positiv) und Suppressorzellen (CD11-positiv) in karzinomatös durchsetztem Epithel auf. Stein et al. haben 39 Lymphome auf HML 1-Expression hin untersucht. Dabei konnten sie zeigen, daß Lymphomzellen eines mit ulzerativer Jejunitis und Zöliakie assoziierten Lymphoms HML 1-positiv waren [6]. Daraus ergibt sich möglicherweise eine wichtige neue Möglichkeit in der Klassifikation von Lymphomen.

Biochemisch ist das HML 1-Antigen bisher durch die Immunpräzipitation zweier Banden von 105kD und 150kD unter reduzierenden Bedingungen bzw. 105kD und 135–170kD unter nicht reduzierenden Bedingungen charakterisiert [1].

Unsere Gruppe beschäftigt sich mit der funktionellen Charakterisierung von mukosaassoziierten Lymphozyten. Besonderes Interesse widmen wir den Veränderungen des mukosaassoziierten Immunsystems bei chronisch entzündlichen Darmerkrankungen (Morbus Crohn und Colitis ulzerosa).

Dazu werden IEL und LPL mit einem von uns modifizierten Verfahren, das auf Fiocchi und McDermott zurückgeht [2, 4] aus Mukosabiopsien isoliert und danach morphologisch und in ihren Funktionen analysiert.

Als ersten Arbeitsschritt haben wir die phänotypische Charakterisierung der von uns untersuchten Zellpopulationen begonnen. Da sowohl die IEL als auch die LPL eine starke Eigenfluoreszenz im Grünbereich aufweisen, konnten wir bisher nur Einfachmarkierungen vornehmen und Veränderungen der phänotypischen Zellpopulationen z. T. als Korrelationen zwischen verschiedenen Oberflächenmarkern ausdrücken.

Der Anteil HML 1-exprimierender Lymphozyten in der Lamina propria von Kontrollpersonen liegt bei 31,6 ± 2,7 %. Patienten mit ulzerativer Kolitis (39 ± 2,9) und Morbus-Crohn-Patienten in nicht entzündeten Darmabschnitten (28,4 ± 2,2) unterscheiden sich nur wenig von den Kontrollen. Bei Morbus-Crohn-Patienten in entzündeten Darmabschnitten ist die Expression auf 9,7 ± 1,8 % vermindert. Dieses ist ein wichtiger Hinweis auf die Infiltration der entzündeten Mukosa beim Morbus Crohn mit Lymphozyten, die zumindest phänotypisch keine der Mukosa zuzuordnenden Zellen sind. Die Funktion dieser Zellen bleibt zu analysieren.

Eine wichtige Korrelation ergab sich zwischen dem HML 1-Antigen und dem T9-Antigen bei Patienten mit Morbus Crohn in nichtentzündeten Darmabschnitten und Kontrollpersonen. Das T9-Antigen entspricht dem Transferrinrezeptor dessen Expression auf pheripheren mononukleären Zellen ein Maß für den Aktivierungsgrad der Zellen ist und mit der Aktivität des Morbus Crohn korreliert [5]. Die funktionelle Bedeutung der Korrelation zwischen HML 1 und dem T9-Antigen untersuchen wir zur Zeit.

Um die Funktion HML 1-positiver Lymphozyten näher zu charakterisieren, untersuchten wir zunächst die Immunglobulinsekretion peripherer mononukleärer Zellen mit enthaltenen HML 1-positiven Zellen und nach Abtrennung HML 1-positiver Zellen. Wir untersuchten 6 Kontrollpersonen und 6 Patienten mit Morbus Crohn. Im peripheren Blut sind beim Gesunden zwischen 1 % und 5 % und bei Patienten mit Morbus Crohn zwischen 4% und 15 % der mononukleären Zellen (PBMNC) HML 1-positiv. Wir isolierten PBMNC und trennten B- und T-Lymphozyten voneinander durch Panning. B-Lymphozyten und T-Lymphozyten mit oder ohne die durch Panning abgetrennten HML 1-positiven Zellen wurden im Verhältnis 1 : 1 über 7 Tage inkubiert. Das im Überstand enthaltene Gesamtimmunglobulin sowie das IgA wurden mittels ELISA gemessen.

Dabei ergab sich bei den Kontrollpersonen eine durchschnittliche Immunglobulinsekretion von 546 ng pro Kultur wenn HML 1-positive Zellen enthalten waren, und von 236 ng pro Kultur wenn die HML 1-positiven Zellen vorher abgetrennt wurden. Bei Patienten mit Morbus Crohn betrug die sezernierte Immunglobulinmenge 418 ng, wenn die HML 1-Zellen enthalten waren, 286 ng wenn die HML 1-Zellen vorher abgetrennt wurden. Ähnliche Ergebnisse ergaben sich bei der Bestimmung des IgA: Eine Verminderung von 107 ng auf 61 ng bei Normalkontrollen, eine Verminderung von 247 ng auf 149 ng bei Patienten mit Morbus Crohn. Die Verminderung der Gesamtimmunglobulinsekretion nach Abtrennung der HML 1-positiven Zellen auf durchschnittlich 43 % bzw. 68 % des Ausgangswerts und der IgA-Sekretion auf 57 % bzw. 60 % des Ausgangswerts nach Abtrennung der HML 1-positiven Zellen deutet auf eine wichtige regulatorische Funktion der HML 1-positiven Lymphozyten bei der Immunglobulinsekretion hin. Zu untersuchen bleiben die funktionellen Eigenschaften HML 1-positiver Zellen, die aus Mukosabiopsien gewonnen wurden.

Literatur

1. Cerf-Bensussan N, Jarry A, Brousse N, Lisowska-Grospierre B, Guy-Grand D, Griscelli C (1987) A monoclonal antibody (HML 1) defining a novel membrane molecule present on human intestinal lymphocytes. Eur J Immunol 17:1279–1285
2. Fiocchi C, Battisto JR, Farmer RG (1979) Gut mucosal lymphocytes in inflammatory bowel disease Isolation and preliminary functional characterization. Dig Dis and Sci 24:705–717
3. Jarry A, Cerf-Bensussan N, Brousse N, Guy-Grand D, Muzeau F, Potet F (1988) Same peculiar subset of HML 1+ lymphocytes present within normal intestinal epithelium, is associated with tumoral epithelium of gastrointestinal carcinomas. GUT 29:1632–1638
4. MacDermott RP, Bragdon M, Jenkins KM, Franklin GO, Shedlofsky S, Kodner IJ (1981) Human intestinal mononuclear cells II. Demonstration of a naturally occuring subclass of T cells which respond in the allogeneic mixed leukocyte reaction but do not effect cell-mediated lympholysis. Gastroenterology 80:748–757
5. Raedler A, Fraenkel S, Klose G, Seyfarth K, Thiele HG (1985) Involvment of the immune system in the pathogenesis of Crohn's Disease: Expression of the T9 antigen on peripheral immunocytes correlates with the severity of the disease. Gastroenterology 88:978–983
6. Stein H, Dienemann D, Sperling M, Zeitz M, Riecken EO (1988) Identification of a T cell lymphoma category derived from intestinal-mucosa-associated T cells. Lancet II:1053–1055

Diskussion

Prof. Dr. Seifert:

Die HLM1-Diagnose, trifft sie für die floride bzw. Krankheit im ruhenden Stadium zu?

Dr. Voss:

Sie meinen aus Mukosa-Biopsien?

Prof. Dr. Seifert:

Nein, aus dem peripheren Blut.

Dr. Voss:

Bezüglich des peripheren Blutes sind das Daten von Patienten, die im floriden Stadium untersucht wurden. Wir haben Patienten im nicht-floriden Stadium nicht untersucht. Wir wollen uns zunächst auf die Rolle HML1-positiver Zellen in der Mukosa konzentrieren.

Prof. Dr. Seifert:

Aber der Nachweis im peripheren Blut ist doch einfacher. Dann braucht man keine Biopsien!

Dr. Voss:

Wir gehen aber davon aus, daß die Regulation der Immunglobulinsekretion in der Mukosa sich vom peripheren Blut unterscheidet.

Prof. Dr. Otto:

Wie definieren Sie „floride“ und „nicht floride“? Haben Sie das mit Indices gemacht oder histologisch?

Dr. Voss:

Wir haben das nach dem CDE, dem „Crohn's Disease Activity Index“ gemacht. Die Patienten hatten einen Index zwischen 200 und 300.

Prof. Dr. Ottenjann:

Mich stört auch der Ausdruck floride; ich kann damit überhaupt nichts anfangen. Die Aktivität, der Aktivitätsindex, hat ja keine Korrelation zum morphologischen Befund. Der Morbus Crohn beginnt nun einmal am Darm, das ist sein Hauptprozeßort und von dort geht alles aus. Ich kann einfach nicht nachvollziehen, wieso es immer wieder zu diesen merkwürdigen Korrelationen kommt, wie das z. B. beim Aktivitätsindex der Fall ist, der sich aus einer Reihe von Faktoren, die mit dem Darm wenig oder gar nichts zu tun haben, zusammensetzt. Warum macht man nicht eine Korrelationsstudie anhand der Ausdehnung des morphologischen Prozesses?

Dr. Voss:

Sie meinen, nach Quadratmetern?

Prof. Dr. Ottenjann:

Wie auch immer. Sie können ja ein Muster entwerfen und z. B. sagen, wenn 30 cm^2 befallen sind mit Ulzerationen, das ist das Stadium I.

Dr. Voss:

Es war ja nicht unser primäres Interesse, das festzustellen.

Prof. Dr. Ottenjann:

Sie wollen doch eine Regulation aufzeigen, um vielleicht Hinweise zu bekommen, was bei M. Crohn passiert oder wie er entsteht? Und dann wird dieser Basisprozeß am Darm überhaupt nicht berücksichtigt?!

Dr. Voss:

Wir haben Mukosa-Biopsien entweder aus endoskopisch sichtbar befallenen Mukosaarealen entnommen oder aus Mukosaarealen, die nicht befallen waren. Ich denke, da ist endoskopisch doch eine klare Trennung möglich. Die Daten aus dem peripheren Blut zeigen, daß nicht einmal zwischen Gesunden und M. Crohn-Patienten eine große Unterscheidung bestand. Ich frage mich deshalb, warum das noch mit dem Activity-Index korreliert werden muß? Wir zielen darauf ab, die Rolle HML1-positiver Zellen in der Mukosa zu analysieren.

Dr. Zeitz:

Ich hatte gestern Daten gezeigt, wonach das HML1-Antigen nach in vitro-Stimulation mit Mitogenen auf peripheren Blutlymphozyten erscheint und dort auch Prozentzahlen bis zu 40 % erreicht. Das heißt, das Erscheinen von HML1-positiven Zellen in der Zirkulation kann zwangslos eigentlich erklärt werden durch eine Immunstimulation und muß nicht Ausdruck eines

„Leakage“ aus der Mukosa sein. Die andere Frage, die ich noch habe: Die Co-Expression HML1 wird ja zum überwiegenden Anteil auf CD8-positiven Zellen realisiert. Und wenn Sie jetzt die HML1-positiven Zellen aus Ihren Immunglobulinsynthese-Experimenten herausholen, finden Sie eine erniedrigte Immunglobulinsynthese, d. h. eigentlich, daß Sie Suppressorzellen eliminieren und trotzdem eine erniedrigte Immunglobulinsynthese finden, was nicht so ganz einfach zu erklären ist.

Dr. Voss:

Ja, es sind sicherlich in der Mehrzahl CD8-positive Zellen, die in unseren Experimenten entfernt wurden. Über die genaue physiologische Bedeutung sind wir uns auch noch nicht im Klaren.

Interaktionen von T-Zellen und Antigen im Dünndarm

G. Enders, C. Zourelidis, W. Brendel

Der Darm wird mit einer sehr großen Menge potentiell antigener Substanzen konfrontiert. Davon wird ein Großteil unter Normalbedingungen enzymatisch zerstört. Geschieht dies nicht oder sind die Bruchstücke weiterhin antigen wirksam, so hat der Körper noch weitere Möglichkeiten, um sich zu schützen. So verhindert der Schleimfilm des Darms, daß sich antigene Substanzen anheften können. Das sekretorische Immunglobulin A verhindert ebenfalls eine Anheftung von antigenen Substanzen. Trotzdem kommen einige davon in Kontakt mit dem Epithel bzw. mit dem Lymphgewebe des Darms, welches teilweise in Form von Lymphknoten als Peyer-Plaques organisiert ist. Diese lokalen Lymphknoten stellen eine Eintrittspforte für antigene Substanzen dar. So finden sich im Bereich der Peyer-Plaques weder Becherzellen, die Schleim produzieren, noch IgA-Plasmazellen, so daß die IgA-Konzentration über den Peyer-Plaques (PP) sehr niedrig ist [4]. Im Bereich der Epithelien der PP finden sich dann noch spezialisierte Zellen, die sog. M-Zellen, die Antigene aus dem Darm aktiv aufnehmen können [8]. Aufgrund dieser genannten Tatsachen stellen die Peyer-Plaques eine ideale Kontaktstelle zwischen Antigen und Lymphgewebe des Organismus dar. In neuerer Zeit gab es allerdings auch Berichte darüber, daß unter bestimmten Bedingungen das normale Epithel des Dünndarms in der Lage ist, Antigen an immunkompetente Zellen zu präsentieren. So konnten Bland sowie Mayer zeigen, daß isolierte Epithelien in vitro in der Lage sind, Antigen an entsprechende T-Zellen zu präsentieren [3, 7].

Es war deshalb Ziel der nachfolgenden Untersuchungen zu zeigen, ob in vivo das Epithel in der Lage ist, Antigen an antigenspezifische T-Zellen zu präsentieren. Dazu wurde in einem Versuch Antigen über den Darm appliziert und gleichzeitig intravenös antigenspezifische T-Zellen injiziert. Es wurde dann nach 24 h die Lokalisation dieser injizierten Zellen untersucht. Falls das Epithel zur Antigenpräsentation in der Lage sein sollte, sollten die antigenspezifischen T-Zellen sich im Bereich des Epithels finden. Gleichzeitig wurde nach einer Woche und nach 14 Tagen die Immunreaktion gegen das verabreichte Antigen untersucht.

Material und Methode

Die Untersuchung wurde an ingezüchteten Lewis-Ratten durchgeführt. Als Antigen diente ein Hapten (NIP Nitrojodphenyl), welches an Ovalbumin (Fa. Sigma, Deisenhofen) gekoppelt war.

Induktion antigenspezifischer T-Zellen

Die Induktion antigenspezifischer T-Zellen erfolgte nach der Methode von Ben Nun et al. [2]. Dazu wurden das Antigen subkutan den Tieren injiziert und 10–14 Tage nach Immunisierung die regionalen Lymphknoten entfernt. Die Lymphozyten der Lymphknoten wurden als Einzelsuspension im Wechsel mit dem Antigen restimuliert und mit Interleukin II expandiert.

Markierung der Zellen

Die Lymphozyten wurden mit dem DNA-Farbstoff Hoechst 33342 (Fa. Aldrich, Steinheim) nach der Methode von Arndt-Jovin markiert [1].

Versuchsablauf

Die markierten Zellen wurden in einer Konzentration von $5 \cdot 10^6$/Tier intravenös injiziert. Daneben erhielt eine Gruppe über einen Magenschlauch 1 mg des Antigens NIP-OA, eine weitere Gruppe erhielt nur die Fütterung mit dem Antigen. 24 h später wurde ein Teil der Tiere getötet und die Verteilung der markierten T-Lymphozyten an histologischen Schnitten mittels Fluoreszenzmikroskopie untersucht. Dabei wurden die mesenterialen Lymphknoten, die Milz und der Darm sowie die Peyer-Plaques untersucht.

Antikörperbestimmung

In einem parallelen Versuchsansatz wurden die Immunglobulinspiegel mit Spezifität für das verfütterte Antigen (AG) mittels Festphasen-ELISA im Serum bestimmt. Dazu wurden Mikrotiterplatten (Fa. Nunc) mit dem Antigen (10 µg/ml) beschichtet. Nach Absättigung mit Albumin (Fa. Sigma, Deisenhofen) wurde das Serum in Verdünnungsstufen aufgetragen. Der gebundene AK wird dann mit Hilfe eines Peroxidase markierten Antikörpers dargestellt und die Farbstoffreaktion in einem Photometer (Fa. Dynatech, Plochingen) gemessen.

Ergebnisse

Nach intravenöser Gabe antigenspezifischer T-Zellen fanden sich sowohl in der nichtgefütterten, als auch in der gefütterten Gruppe markierte Zellen in den mesenterialen Lymphknoten und der Milz. Semiquantitative Auswertungen hierzu ergaben keine Unterschiede zwischen den beiden Gruppen. Im Gegensatz hierzu fanden sich nur bei der gefütterten Gruppe markierte T-Lymphozyten in den Peyer-Plaques (Tabelle 1). Der übrige Darm zeigte keine positiven T-Zellen.

Tabelle 1. Nachweis von markierten T-Zellen bei Kontrolltieren und oral mit Antigen belasteten Tieren (n = 4) 24 h nach Injektion der T-Zellen

	Kontrolle	Antigen-Gabe
Milz	++	++
Mesenteriale Lymphknoten	+++	+++
Peyer-Plaques	–	++
Darm	–	–

Die Bestimmung der Antikörper gegen NIP-OA im Serum ergab nach einer Woche und nach 14 Tagen nur bei den Tieren, die intravenös die antigenspezifischen T-Zellen erhalten hatten, meßbare Serumspiegel. Die nur gefütterte Tiergruppe hatte zu beiden Zeitpunkten keine Anti-NIP-Ak im Serum. Wie in Abb. 1 zu sehen, waren dabei die IgG-Anti-NIP-Antikörperspiegel nach einer Woche bei den i.v. und oral behandelten Tieren geringfügig höher als in der Gruppe, die nur intravenös die T-Zellen erhalten hatte. Nach 14 Tagen waren die IgG-Anti-NIP-Antikörperspiegel in beiden Gruppen erhöht, wobei hier der Unterschied zwischen den beiden Gruppen nicht deutlicher wurde. Im Gegensatz hierzu zeigten die IgA-Anti-NIP-Antikörperspiegel nach einer Woche nur einen geringen Unterschied zwischen der Gruppe, die nur die T-Zellen intravenös erhalten hatte, und der Gruppe, die neben der intravenösen Injektion von T-Zellen noch oral mit dem Antigen belastet wurde. Während nun der Anti-NIP-IgA-Spiegel bei den Tieren, die nur die T-Zellen erhalten hatten, absank, stieg dieser bei der oral belasteten Gruppe signifikant an. Die gleichzeitige orale Applikation des Antigens führte also zu einer deutlichen Sekundärantwort mit IgA-Spiegel im Serum (Abb. 2).

Diskussion

Die Untersuchungen zum Wanderungsverhalten antigenspezifischer T-Zellen in vivo zeigte, daß sich die entsprechenden T-Zellen in den Peyer-Plaques nur bei den Tieren nachweisen lassen, die im Darm das AG haben.

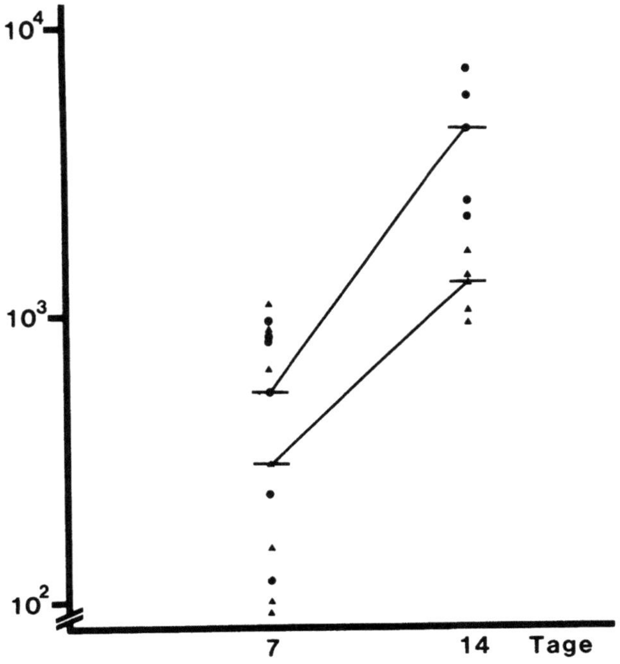

Abb. 1. IgG-Anti-NIP-Antikörper 7 und 14 Tage nach Antigenfütterung bzw. Scheinfütterung und gleichzeitiger Injektion antigenspezifischer T-Lymphozyten.
Die Einzelwerte und der Median sind logarithmisch angegeben; ▲ i.v., ● i.v./oral

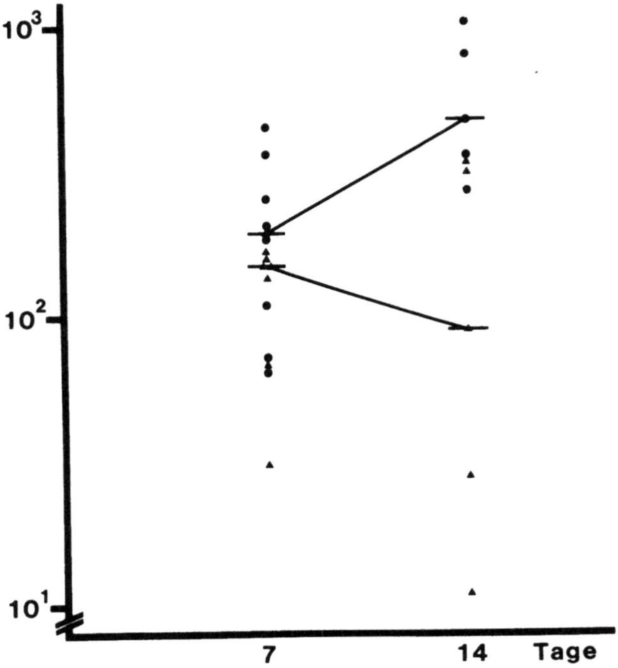

Abb. 2. IgA-Anti-NIP-Antikörpertiter 7 und 14 Tage nach Antigenfütterung bzw. Scheinfütterung und gleichzeitiger Injektion antigenspezifischer T-Lymphozyten.
Die Einzelwerte und der Median sind logarithmisch angegeben; ▲ i.v., ● i.v./oralz.

Somit wird deutlich, daß die Peyer-Plaques als Ort der Antigenpräsentation in vivo sehr wichtig sind. Im Gegensatz zu den in vitro Untersuchungen, die zeigen konnten, daß das Epithelantigen an immunkompetente Zellen präsentieren kann [3, 7], ist es also in der vorliegenden Untersuchung nicht möglich, in vivo die gleichen Effekte zu zeigen, da sich im Bereich des Dünndarmepithels in keinem Fall antigenspezifische T-Zellen nachweisen lassen. Eine entscheidende Rolle des Epithels für die Antigenpräsentation im vorliegenden Fall muß damit verneint werden, auch wenn einschränkend bemerkt werden muß, daß der Versuch nur über 24 h ging.

Die Interaktion von antigenspezifischen T-Zellen mit dem Antigen in den Peyer-Plaques führt bei den gefütterten Tieren zu einer höheren Antikörperantwort gegen NIP. Die Antikörperspiegel in der Gruppe, die nur antigenspezifische T-Zellen intravenös verabreicht bekam, muß dabei mit einer Minimalübertragung von Antigenen an der Oberfläche der antigenspezifischen T-Zellen erklärt werden. Die Interaktion antigenspezifischer T-Lymphozyten mit dem Antigen im Darm führt allerdings dann zu der darmspezifischen IgA-Antwort, die nur bei gefütterten Tieren bis Tag 14 im Sinne einer Sekundärantwort ansteigt. Gleichzeitig finden sich nur bei diesen Tieren im Darm Plasmazellen, die Immunglobuline gegen NIP enthalten. Mit Hilfe des gezeigten Versuchsaufbaus ließ sich somit zeigen, daß unter normalen Bedingungen im Darm die Antigenpräsentation über die Peyer-Plaques an antigenspezifische T-Zellen erfolgt. Dies führt dann zu einer „geordneten" Immunabwehr mit hohen IgA-Spiegeln gegen das gefütterte Antigen. Gleichzeitig finden sich Immunglobulin sezernierende Zellen im Darm. Die Antigenpräsentation in Abwesenheit von Peyer-Plaques ist aber prinzipiell ebenfalls möglich, führt aber zu einer gänzlich anderen Immunreaktion, wie an anderer Stelle bereits beschrieben [5, 6]. Dabei finden sich die immunreaktiven Zellen dann nicht mehr in der Darmwand, sondern in den mesenterialen Lymphknoten und der Milz mit einer systemischen Antwort gegen das Antigen. Hier muß also das Epithel bei der AG-Präsentation beteiligt sein. Welche Bedeutung allerdings diese AG-Präsentation über das Epithel unter physiologischen Bedingungen hat, ist unklar.

Literatur

1. Arndt-Jovin DJ, Jovin T (1977) Analysis and sorting of living cells according to deoxyribonucleic acid content. J Histochem Cytochem 25:585–589
2. Ben Nun A, Wekerle H, Cohen J (1981) The rapid isolation of clonable antigen specific T lymphocyte lines capable of mediating autoimmune encephalomyelitis. Eur J Immunol 11:195–199
3. Bland PW, Warren LG (1986) Antigen presentation by epithelial cells of the rat small intestine. I. Kinetics, antigen specificity and blocking by anti Ia antisera. Immunology 58:1–7
4. Brantzaeg P (1985) Research in gastrointestinal Immunology – State of the Art. Scand J Gastroenterol [Suppl] 20:138–156

5. Enders GA, Delius M, Ballhaus S, Brendel W (1987) Role of Peyers Patch in the Intestinal Immune Response to Cholera Toxin in Enterically Immunized Rats. Enf Immun 55:1997–1999
6. Enders GA, Ballhaus S, Brendel (1988) The influence of Peyers' patches on the organ-specific distribution of IgA plasma cells. Immunology 63:411–414
7. Mayer L, Shlien R (1987) Evidence for function of Ia molecules on gut epithelial cells in man. J Exp Med 166:1471–1483
8. Owen RL, Johns AL (1974) Epithelial cell specialization within human PP: an ultrastructural study of intestinal lymphoid follicels. Gastroenterology 66:189–203

Diskussion

Prof. Dr. Pabst:

Zwei Fragen hätte ich: Erstens, zu der Lokalisation der fluoreszenzmarkierten Lymphozyten in den Peyer'schen Plaques: Daß sie überwiegend in der Domregion sind, hat mich etwas überrascht. Interfollikulär haben Sie sie nicht gefunden, wo sie ja primär auftreten?

Dr. Enders:

Das erste Bild war *inter*follikulär. Wir finden sie dort auch. Aber wir haben sehr viele überraschenderweise auch in der Domregion gefunden.

Prof. Dr. Pabst:

Woher haben Sie diese Zellen?

Dr. Enders:

Diese Zellen werden in vivo bei Lewis-Ratten induziert.

Prof. Dr. Pabst:

Sind das Lymphknotenzellen?

Dr. Enders:

Das sind Lymphknotenzellen, die in vitro restimuliert werden und die wir über Monate in Kultur halten. Diese Zellen sind vom Phänotyp her Helfer-T-Zellen.

Dr. Zeitz:

Ganz kurz noch eine methodische Frage: Sind das allogene oder autologe Zellen? Sind das Zellen, die diesen Tieren vorher entnommen wurden?

Dr. Enders:

Nicht autolog, sondern allogen.

Prof. Dr. Stickl:

Es ist kürzlich eine Publikation erschienen, daß aktivierungsabhängig Homing-Rezeptoren verschwinden auf der Zelloberfläche.

Dr. Enders:

Das hängt sicher auch damit zusammen. Die Phänomene des Antigen-abhängigen Homings hat man bei der experimentell allergischen Enzephalitis beobachtet. Da konnte gezeigt werden, daß die Krankheitserscheinungen und das Auftreten dieser Zellen im Gehirn nur dann erreicht wird, wenn die Zellen aus der in vitro-Restimulation genommen werden. Wenn diese mit Interleukon II expandiert werden, dann kann man die Krankheitserscheinungen verhindern. Das heißt, daß abhängig davon, ob man aktivierte oder expandierte Zellen hat, sich das Homing-Verhalten unterscheidet. Das spielt natürlich eine Rolle.

Morphologische Charakterisierung von Einzelzellsuspensionen aus dem Magenantrum der Ratte

H.-J. Andreß, H.-J. Krämling, G. Enders

Neben seinen bekannten Funktionen als Verdauungsorgan kann der Magen immunologische Reaktionen vermitteln. An Hund und Ratte konnte nachgewiesen werden, daß es nach systematischer Immunisierung und oraler Antigengabe zu einer antigenspezifischen Gastrinfreisetzung und zu einer Durchblutungssteigerung in der Antrum- und Duodenalmukosa kommt [8]. Immunkomponente Zellen in der Antrummukosa scheinen an dieser Reaktion beteiligt zu sein. Licht- und elektronenmikroskopische Untersuchungen der Antrumschleimhaut wiesen Lymphozyten und Mastzellen in der Lamina propria des Hundes nach. Diese waren z. T. auch intraepithelial gelegen. Zusätzlich waren Ia-positive Zellen vorhanden [9]. Eine mögliche Antigenbindung an diese Zellgruppe wurde diskutiert. Die besondere Rolle des Antrums bei immunologischen Reaktionen zeigten auch immunfluoreszenzmikroskopische Untersuchungen von Rattenmägen. Im Vergleich zum Korpus fanden sich in der Antrummukosa eine 3fach höhere Leukozytenzahl. T-Zellen waren ausschließlich im Antrum vorhanden [1]. Ein gut definiertes Modell für weitere funktionelle Untersuchungen der immunologischen Reaktivität des Antrums stellt eine Einzelzellsuspension der Mukosa dar. Diese bietet zudem die Möglichkeit einer genauen morphologischen Charakterisierung der möglicherweise beteiligten immunkomponenten Zellen.

Methodik

Die Gewinnung der Einzelzellsuspension erfolgte modifiziert nach der Methode von Lewin [6]. Bei Wistar-Ratten wurde in Äthernarkose der Magen entnommen. Nach Eversion der Antren und Ligatur an Pylorus und Korpus-Antrum-Grenze wurde das entstehende Säckchen serosaseits mit Pronase (5 mg/ml) gefüllt. Die Zellablösung geschah enzymatisch-mechanisch nach zunächst 90minütiger Inkubation in Ca^{++}- und Mg^{++}-freiem Medium mit EDTA (0,2 %) mittels eines langsam sich drehenden Magnetrührers über 30 mal 30 min. Histologische Untersuchungen zeigten nach dieser Zeit eine praktisch vollständige Ablösung der Mukosazellen bis auf die Lamina muscularis. Nach Bestimmung von Zellzahl und Vitalität wurden für die zytologischen Untersuchungen Zytospinpräparate angefertigt.

Mastzellen wurden mit Trypanblau, Mukosamastzellen mit der Alzianblau-Safranin-Färbung nach vorheriger Fixierung mit Carnoy-Lösung dargestellt. Zusätzliche Färbungen erfolgten nach May-Grünwald und Giemsa.

Für die immunhistochemische Darstellung von Leukozyten und deren Untergruppen wurden die Zytospinpräparate in einer Mischung von Azeton und Methanol fixiert. Danach wurde zunächst für 30 min mit dem Erstantikörper (Oxfordantikörper, „Maus-anti-Ratte", Serotec) inkubiert, dann nach Waschen mit dem Zweitantikörper („Ziege-anti-Maus", Cappel). Die Darstellung der positiven Zellen geschah durch einen peroxidase-markierten Drittantikörper („Schwein-anti-Ziege", Medac). Für die Gastrinzellfärbung wurden die Zytopräparate mit Lösung nach Bouin fixiert. Als Erstantikörper (Inkubationszeit 24 h bei 4 °C) verwendeten wir Kaninchen-anti-Gastrin (DRG-Instruments), danach Schwein-anti-Kaninchen (Dakopatts) und zuletzt Kaninchen-PAP-Komplex (Dakopatts). Die Entwicklung erfolgte durch Aminoethylcarbazol (AEC) und Gegenfärbung mit Hämalaun.

Um den prozentualen Anteil dargestellter Zellen zu ermitteln, wurden im gefärbten Zytospinpräparat jeweils 1000 Zellen lichtmikroskopisch ausgezählt.

Zusätzliche Peroxidasefärbungen erfolgten zur topographischen Lokalisation der Leukozyten der Antrummukosa. Für erste funktionelle Untersuchungen wurden Ratten mit NIP (4-Hydroxy-3-Jodo-5-Nitrophenylessigsäure) gekoppelt an das Trägerprotein Ovalbumin (OA) immunisiert, beginnend mit 1 mg s.c. zusammen mit 1 ml Freund-Adjuvans, danach eine 3malige Boosterung wöchentlich mit 2 mg NIP-OA s.c. Verschiedene Konzentrationen von NIP-HGG (50, 100, 500 µ/ml) wurden mit Zellsuspensionen aus Antren immunisierter Tiere inkubiert. Als Kontrollprotein diente humanes Gammaglobulin (HGG) in gleichen Konzentrationen. Die Gastrinmessung erfolgte im Überstand nach 15 min mittels eines Radioimmunoassays.

Ergebnisse

Insgesamt wurden 6 Einzelzellsuspensionen hergestellt (n = 6). Im Mittel konnten 18,7 ± 4,2 · 10^6 Zellen pro Magenantrum gewonnen werden. Die Vitalität in den Suspensionen lag zwischen 85 und 95 %.

Sowohl in den Gefrierschnitten als auch in der Mukosazellsuspension konnten Ox 1-, Ox 19-, Ox 8- und Ox 6-positive Zellen nachgewiesen werden. Daneben waren eosinophile Zellen und Mastzellen vorhanden (Tabelle 1). Wie mit der Alzianblau-Safranin-Färbung gezeigt werden konnte, waren letztere fast ausschließlich Mukosamastzellen. Ox 19-positive und Ox 8-positive Zellen waren kleine Lymphozyten, die Ia-positiven Zellen imponieren vornehmlich als typische, große Makrophagen. Anhand der Gefrierschnitte zeigte sich, daß alle untersuchten Zellgruppen eindeutig in

Tabelle 1. Prozentuale Verteilung von Leukozyten, Lymphozyten, eosinophilen Zellen, Mastzellen und Gastrinzellen in der Antrumzellsuspension (x ± SD, n = 6)

$OX\text{-}1^+$	(Gesamtleukozyten)	1,85 ± 0,29 %
$OX\text{-}19^+$	(T-Zellen)	0,65 ± 0,12 %
$OX\text{-}8^+$	(Suppressor- und zytotoxische Zellen)	0,40 ± 0,12 %
$OX\text{-}6^+$	(Ia-positive Zellen)	1,10 ± 0,10 %
Mastzellen		1,50 ± 0,16 %
Eosinophile Zellen		1,10 ± 0,20 %
Gastrinzellen		1,43 ± 0,15 %

der Lamina propria lokalisiert sind, intraepitheliale Lymphozyten waren selten zu finden. Bemerkenswert war eine ungleiche Verteilung der Leukozyten im Gefrierschnitt, d. h. es existierten Areale mit hoher und niedriger Zelldichte.

In der Zellsuspension konnte eine konzentrationsabhängige und signifikante antigenspezifische Gastrinfreisetzung gezeigt werden. Für die oben angegebenen Konzentrationen des Antigens betrug die Gastrinfreisetzung 22,4 ± 1,2 pg/ml, 39,2 ± 1,4 pg/ml und 174,3 ± 2,4 pg/ml. Die Kontrollwerte lagen zwischen 13,7 ± 4,2 pg/ml und 22,5 ± 3,2 pg/ml (x ± SEM).

Diskussion und Schlußfolgerung

Im Gefrierschnitt der Antrummukosa lassen sich Granulozyten, T-Lymphozyten, Ia-positive Zellen und Mastzellen nachweisen. Die Verteilung dieser Zellen in der Schleimhaut ist ungleich, weshalb deren quantitative histologische Bestimmung Ungenauigkeiten ergibt. In der Suspension lassen sich diese immunkompetenten Zellen ebenfalls darstellen und genauer quantitativ erfassen. Ein Einfluß der mechanisch-enzymatischen Zellablösung, z. B. auf Oberflächenantigene und damit deren Färbeeigenschaften, kann durch einen semiquantitativen Vergleich mit den Schnittpräparaten ausgeschlossen werden.

Anhand von Gewebsschnitten konnten in der Lamina propria des Magens histologisch lymphozytäre Zellen, Mastzellen und Plasmazellen in verschiedenen Spezies nachgewiesen werden [4, 5]. Eine quantitative und morphologische Untersuchung mit monoklonalen Antikörpern existiert bisher nicht.

Lediglich im Dünndarm wurden Zellsuspensionen der Mukosa morphologisch untersucht. Hier sind 20 % der Zellen Lymphozyten [7]. In der beschriebenen Zellsuspension des Antrums ist der Anteil immunkompetenter Zellen geringer, dennoch sind Ia-positive Zellen für die Antigenpräsentation und T-Zellen für eine Immunantwort nachweisbar. Daneben sind Mukosamastzellen vorhanden, die eine Hypersensitivitätsreaktion vermitteln könnten. Ein durch die Magenmukosa aufgenommenes Antigen könnte diese in der Lamina propria gelegenen Zellen erreichen. Die Möglichkeit der Aufnahme auch großmolekularer Eiweiße (Antigene) durch die Magenmukosa konnte bereits an der Maus nachgewiesen werden [3]. Dort findet bei immunisierten Mäusen nach oraler Verabreichung eines Antigens ebenfalls eine gastrale Lymphozytenproliferation als Zeichen einer Immunantwort statt [2].

Die antigenspezifische Gastrinfreisetzung in vivo und in vitro ist in ihrem Mechanismus noch ungeklärt. Obwohl eine direkte Bindung des Antigens an die Gastrinzelle mit anschließender Hormonfreisetzung nicht ausgeschlossen werden kann, sind weit wahrscheinlicher Lymphokine und/oder Mastzellmediatoren mögliche Vermittler dieser Reaktion. Mit Hilfe der Zellsuspension können nun weiterführende Untersuchungen durchgeführt werden. Die Fraktionierung der Suspension, Isolierung, bzw. Anreicherung von Zellgruppen sollen die Rolle der beteiligten Zellen des Immunsystems beim Mechanismus der antigeninduzierten Gastrinfreisetzung und anderer immunologisch induzierter Reaktionen der Antrummukosa klären.

Literatur

1. Andreß HJ (1987) Immunfluoreszenzmikroskopische Untersuchungen zur Funktion immunkompetenter Zellen in der Magenmukosa. Acta Chir Austriaca 2:389–391
2. Andreß HJ, Brent L (1987) Activation of lymphocytes isolated from the gastric mucosa of the mouse. Immunology 62:613–619
3. Hatz R, Harmatz P, Gonnella P, Ariniello P, Bloch K, Walker W, Kleinman R (im Druck) Divalent hapten-induced anaphylaxis and the intestine II. Enhanced macromolecular uptake from stomach during gastrointestinal anaphylaxis. Immunology
4. Helander F (1981) The cells of the gastric mucosa. Int Rev Cytol 70:217–289
5. Isaacson P (1982) Immunoperoxidase study of the secretory immunoglobulin system and lysozyme in normal and diseased gastric mucosa. Gut 23:578
6. Lewin M, Cheret AM, Soumarmon A, Girodet J (1974) Methode pour l'isolement et le tri des cellules de la muqueuse fundique de rat. Biol Gastroenterol 7:139–144
7. Otto HF, Gebbers JO, Laissue JA (1982) Die funktionelle Bedeutung des intestinalen Immunsystems. Z Gastroenterol 20:125–138
8. Teichmann RK, Andreß HJ, Gycha S, Seifert J, Brendel W (1983) Die immunologische Reaktivität des Antrums zur Stimulation von Verdauungsprozessen. Langenbecks Arch Chir [Suppl] 5–8
9. Teichmann R, Andreß HJ, Liebich H, Seifert J, Brendel W (1984) Possible role of Ia-positive cells in the antrum in gastrin secretion. Eur Surg Res 16:64–65

Diskussion

Prof. Dr. Seifert:

Woraus besteht eigentlich die Zellsuspension nach der Aufarbeitung? Es sind ja relativ wenig, die nun wirklich spezifisch angefärbt wurden und die für uns interessant sind.

Dr. Andress:

Ja, das sind vor allem Epithelzellen: Also Hauptzellen, Belegzellen, Schleimzellen, wie sie im Magen vorkommen.

Prof. Dr. Pabst:

Es gibt ja weder beim Tier noch beim Menschen irgendwo vernünftige Daten über die Subsetverteilung der Zellen. Das Problem einer Zellsuspension ist ja immer, daß etwas verlorengehen kann. Sie hatten das ja auch immunhistologisch überprüft. Korreliert die Verteilung dieser Subsets mit Ihrer Suspension und der Histologie?

Dr. Andress:

Das sind sicherlich Untersuchungen, die wir noch machen müssen. Das einzige, was ich momentan sagen kann, ist, daß wir histologisch nachgewiesen haben, daß die gesamte Mukosa abgelöst wurde. Weiterhin konnte gezeigt werden, daß die Zellen in einer sehr hohen Vitalität (90–95 %) vorliegen.

Prof. Dr. Pabst:

Und wie lange können Sie diese in der Zellkultur halten?

Dr. Andress:

Ja, das ist natürlich ein noch ungelöstes Problem. Aufgrund von Verunreinigungen im Magen finden Sie natürlich auch sehr viele Bakterien und Hefen in der Kultur.

Prof. Dr. Reimann:

Könnte man das jetzt auch auf andere Regionen des Magens ausweiten?

Dr. Andress:

Ja, man könnte sicherlich mit dieser Methode auch Säckchen des Corpus herstellen. Das wäre kein Problem. Wir haben hier eine Ligatur gesetzt am Pylorus und an der Corpus-Antrumgrenze und haben so das Antrum erhalten. Man kann natürlich genauso die Ligatur an der Corpus-Antrumgrenze und am Ösophagus oder am Drüsenmagen setzen.

Kolloidale Carriersysteme als mögliche oral wirksame immunologische Hilfsstoffe

D. T. O'Hagan, S. S. Davis

Einleitung

Im Hinblick darauf, daß die meisten Infektionserreger in der Initialphase an der Mukosaoberfläche in Erscheinung treten, ist die Stimulation der sekretorischen Immunität zur Infektionsabwehr in starkem Maße erstrebenswert. Orale Immunisierung mit nichtreplikationsfähigen Antigenen kann beim Menschen das Auftreten von sekretorischen IgA-(sIgA-)Antikörpern in Sekreten [1] sowie die Auslösung von protektiver Immunität an entfernten Schleimhautabschnitten herbeiführen[2]. Darüber hinaus bietet die orale Immunisation an sich eine Reihe von Vorteilen gegenüber der parenteralen Verabreichung: geringe Kosten, leichte und angenehme Anwendung, praktisches Fehlen von Nebenwirkungen und Möglichkeit häufiger Auffrischungen.

In einem kürzlich erschienenen Überblick wurden die Strategien zur Induktion von Schleimhautimmunität zusammengefaßt [3]. Bei einem Ansatz werden gentechnologisch hergestellte, avirulente Salmonella-typhi-Stämme verwendet, die Peyer-Plaques (PP) besiedeln. Die Immunität gegenüber dem Träger könnte jedoch Auffrischungsimmunisationen unmöglich machen; darüber hinaus besteht immer die Gefahr des Wiederaufflakkerns der Virulenz. Mit der Anwendung kolloidaler Carrier als Antigenträgersystem haben wir eine andere Methode angewendet.

Kolloidale Carrier

Es wurden viele Versuche unternommen, kolloidale Carriersysteme, d. h. Emulsionen, gemischte Mizellen und Liposome, für die orale Zuführung von Makromolekülen zu verwerten, jedoch mit begrenztem Erfolg [4]. Jüngste Fortschritte in der Verwendung neuartiger Wirkstoffträgersysteme haben jedoch die Möglichkeiten polymerer kolloidaler Partikel in der parenteralen, oralen und nasalen wirkortspezifischen Verabreichung aufgezeigt [5]. Derartige Polymerpartikelcarrier könnten sich als aussichtsreiche Systeme für die Entwicklung oraler Impfstoffe erweisen.

Intestinale Partikeltranslokation

In mehreren Studien wurde über die Translokation von Partikeln und Bakterien im Gastrointestinaltrakt berichtet [6–10]. Aprahamian et al. [9] beschreiben, daß kleine lipoide Nanopartikel (100–200 nm) das intestinale Epithel über einen parazellulären Weg sowie durch Lücken im Epithel durchqueren. Der zweite Weg wurde von Volkheimer in bezug auf wesentlich größere Partikel (5–150 μm) bestätigt [6], wohingegen Wells et al. [10] die Ansicht vertraten, daß eine intestinale Makrophagenpopulation für die Aufnahme von Latexpartikeln (1,09 μm und 0,89 μm) verantwortlich sei. Demgegenüber wurde von Le Fevre et al. [7] mehrfach die Kumulation von Partikeln (50 nm–5,7 μm) in den Peyer-Plaques nach Langzeitfütterung nachgewiesen. Darüber hinaus berichteten auch Jeurissen et al. [8] über die Aufnahme von eiweißumhüllten Latexpartikeln (0,48 μm) in die Peyer-Plaques.

Daß den Peyer-Plaques eine zentrale Rolle in der Regulierung der sekretorischen Immunreaktion zukommt, ist bekannt [4]. Antigene, die hier ansetzen, lösen daher aller Wahrscheinlichkeit nach eine sekretorische Immunreaktion aus.

Resorption von Antigenen durch M-Zellen

Bei M-Zellen handelt es sich um spezialisierte Epithelzellen, die sich verstreut zwischen normalen Epithelzellen in den lymphoiden Follikelstrukturen des zum Darm gehörigen Lymphgewebes finden [11]. M-Zellen transportieren Antigene, Bakterien und Viren sowohl in löslicher als auch in Partikelform aus dem Darmlumen in das dazugehörige Lymphgewebe [12]. Sie sind hierzu hervorragend geeignet, und zwar aufgrund einer Reihe von strukturellen und funktionellen Modifikationen, u. a. fehlenden Lyosomkörperchen, Mitochondrien und einer verminderten Schleimüberlagerung [12]. Wir sind der Ansicht, daß die physiologische Resorption von Partikeln, möglicherweise unter Beteiligung von M-Zellen, mit Hilfe kolloidaler Trägersysteme nutzbar gemacht werden kann. Zur Überprüfung dieser Hypothese führten wir einige Voruntersuchungen an Ratten am Modell eines löslichen Antigens, Ovalbumin durch.

Beeinflussung der Resorption durch kolloidale Carrier

Alle Tiere wurden 2 Wochen vor Beginn der peroralen Intubierung mit intraperitonealen Injektionen sensibilisiert. Die orale Immunisation wurde an 4 aufeinanderfolgenden Tagen wiederholt. Die sekretorischen und systemischen Immunantworten auf partikelgebundenes bzw. lösliches Ovalbumin wurden nach 14 und nach 50 von 65 Versuchstagen vergleichend untersucht. Die Antikörperreaktionen wurden mittels Enzymimmunoassay (ELISA) gemessen und die Resorptionswerte der Partikelgruppe mittels „t"-Test mit denen einer mit löslichem Ovalbumin behandelten Kontrollgruppe verglichen.

Poly-(butyl-2-cyanoacrylat-)Nanopartikel

Polyalkylcyanoacrylat-Partikel sind biologisch abbaubar, physiologisch unbedenklich, binden in starkem Maße Proteine und verstärken erwiesenermaßen die Resorption von Markomolekülen im Darm [13]. Daher wurden Poly-(butyl-2-cyanoacrylat-)Partikel (100 nm) hergestellt und Ovalbumin daran absorbiert.

Alle Tiere erhielten am 46. Tag der Studie eine Auffrischungsdosis Ovalbumin in löslicher Form. Blut- und Speichelproben wurden 4 Tage danach entnommen. Sowohl nach 14 wie auch nach 50 Tagen wurden bei den Tieren, die in Partikeln inkorporiertes Ovalbumin erhalten hatten, signifi-

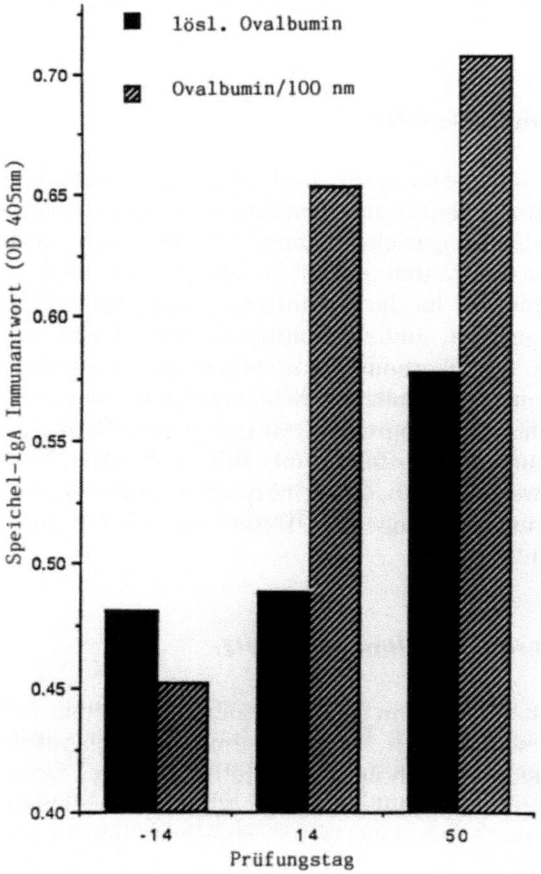

Abb. 1. Speichel-IgA-Antikörperreaktion auf Ovalbumin nach oraler Applikation an 4 aufeinanderfolgenden Tagen in löslicher Form sowie gebunden an 100 nm große Poly-(butyl-2-cyanoacrylat-)Partikel. Eine orale Auffrischung mit löslichem Ovalbumin wurde den Ratten beider Gruppen am 46. Tag der Studie verabreicht; Mittelwerte n = 8, ■ lösliches Ovalbumin, ▨ Ovalbumin 100 nm

kant positive Speichel-IgA-Antigenreaktionen ($p < 0{,}02$ bzw. $p < 0{,}05$) beobachtet [14] (Abb. 1).

Polyacrylamidmikropartikel

In dieser Studie untersuchten wir den teilweisen Schutz des Antigens gegen Abbau. Ovalbumin wurde in ein Mikropartikelmodell inkorporiert, welches erwiesenermaßen inkorporierte Proteine gegen enzymatischen Abbau schützt [15]. Die Polyakrylamidmikropartikel (2,55 µm) waren mit ca. 100 µm Ovalbumin/mg Trockengewicht beladen.

Eine Auffrischungsdosis Ovalbumin in löslicher Form wurde allen Tieren am 61. Tag der Studie verabreicht. Vier Tage später wurden Blut- und Speichelproben entnommen. Nach 65 Tagen wurde bei den Tieren, die an Mikropartikel gebundenes Ovalbumin erhalten hatten, signifikant positive ($p<0{,}01$) Speichel-IgA-Antikörperreaktionen beobachtet [16] (Abb. 2).

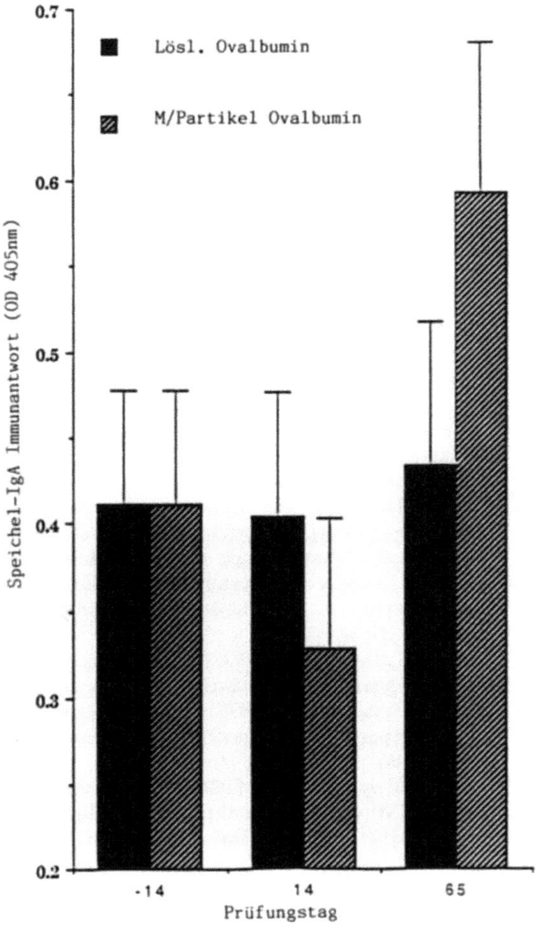

Abb. 2. Speichel-IgA-Antikörperreaktion auf Ovalbumin nach oraler Applikation an 4 aufeinanderfolgenden Tagen in löslicher Form sowie inkorporiert in 2,55 µm große Polyakrylamidmikropartikel. Eine orale Auffrischung mit löslichem Ovalbumin wurde den Ratten beider Gruppen am 61. Tag der Studie verabreicht; Mittelwerte ± SD n = 8. ■ lösliches Ovalbumin, ▨ M/Partikel Ovalbumin

Vorteile kolloidaler Carriersysteme

Der Einsatz kolloidaler Carriersysteme in der oralen Antigenapplikation bietet aller Erwartung nach eine Reihe von Vorteilen gegenüber anderen Methoden, u. a. folgende Möglichkeiten:
- Die Partikel fördern die Resorption durch Peyer-Plaques;
- möglicher Schutz gegen Antigenabbau;
- es können mehrere Antigene inkorporiert werden;
- es können auch immunologische Adjuvantien inkorporiert werden;
- keine Immunreaktion gegen den Träger, daher mehrmalige Auffrischung möglich;
- kontrollierte oder „rhythmische" Antigenfreisetzung möglich;
- möglicherweise können Carrier auf bestimmte Resorptionsstellen gelenkt werden.

Schlußfolgerungen

Unsere vorläufigen Ergebnisse bestätigen die These, daß kolloidale Carriersysteme in der Entwicklung leistungsfähigerer oraler Impfstoffe unter Verwendung nicht replikationsfähiger Antigene sinnvoll sein können. Unsere Modellformulierungen waren unkompliziert und ermöglichen verschiedene Modifikationen zur weiteren Verbesserung der galenischen Technologie.

Literatur

1. Aprahamian M, Michel C, Humbert W, Devissaguet J-P, Damge C (1987) Transmucosal passage of poly alkylcyanoacrylate nanocapsules as a new drug carrier in the small intestine. Biol Cell 61:69–76
2. Bergman K-C, Waldman RH (1988) Stimulation of secretory antibody following oral administration of antigen. Rev Infec Dis 10:939–950
3. Clancy RL, Cripps AW, Murree-Allen K, Yeung S, Engel M (1985) Oral immunisation with killed Haemophilus influenzae for protection against acute bronchitis chronic obstructive lung disease. Lancet II:1345–1347
4. Damge C, Michel C, Aprahamian M, Couvreur P (1988) New approach for the oral administration of insulin with poly alkylcyanoacrylate nanocapsules as drug carrier. Diabetes 37:246–251
5. Davis SS, Illum L, Mc Vie JG, Tomlinson ET (eds) (1984) Microspheres and drug therapy, pharmaceutical and medical aspects. Elsevier, Amsterdam
6. Ekman B, Sjoholm I (1978) Improved stability of proteins immobilised in microparticles prepared by a modified emulsion polymerisation technique. J Pharm Sci 67:693–696
7. Fevre ME le, Joel DD (1984) Peyer's Patch Epithelium: An imperfect barrier. In: Schiller CM (ed) Intestinal toxicology. Raven, New York, pp 45–56
8. O'Hagen DT, Palin K, Davis SS (1988) Intestinal absorption of proteins and macromolecules and the immunological response. CRC Crit Rev Ther Drug Carr Sys 4:196–220

9. O'Hagen DT, Palin K, Davis SS (1989) Poly-(butyl-2-cyanoacrylate)particles as adjuvants for oral immunisation. Vaccine, 7, 213–216
10. O'Hagen DT, Palin K, Davis SS, Arturrson P, Sjoholm I (in Vorbereitung) Microparticles as potentially orally active immunological adjuvants
11. Jeurissen SHM, Kraal G, Sminia T (1987) The role of Peyer's patches in intestinal humoral immune responses is limited to memory formation. In: Mestecky J, McGhee JR et al. (eds) Recent advances in mucosal immunology, part A. Plenum, New York, pp 257–265
12. Mestecky J (1987) The common mucosal immune system and current strategies for induction of immune responses in the external secretions. J Clin Immunol 7:265–276
13. Owen RL, Jones AL (1974) Epithelial cell specialization within human Peyer's patches: A ultrastructural study of intestinal lymphoid follicles. Gastroenterology 66:189–203
14. Sneller MC, Strober W (1986) M-cells and host defence. J Infect Dis 154:737–741
15. Volkheimer G, Schulz FH (1968) The phenomenon of persorption. Digestion 1:213–18
16. Wells CL, Maddaus MA, Simmons RL (1988) Proposed mechanisms for the translocation of intestinal bacteria. Rev Infec Dis 10:958–979

Diskussion

Dr. Enders:

Haben Sie Erfahrung mit Liposomen?

Dr. O'Hagan:

Ja, wir haben sie überprüft. Sie sind jedoch nicht sehr gut!

Dr. Enders:

Warum?

Dr. O'Hagan:

Sie können nicht penetrieren. Für den Transport von Makromolekülen oder Medikamenten sind sie nicht besonders nützlich, besonders vom pharmazeutischen Standpunkt aus.

Dr. Saß:

Wieviel Prozent Ihres kolloidalen Carriers kann penetrieren?

Dr. O'Hagan:

Wir wissen nicht den genauen Prozentsatz. Das muß noch untersucht werden.

Dr. Hatz:

Gibt es eine Grenze in der Größe des Carriers bzw. ein Optimum?

Dr. O'Hagan:

Ja, bezüglich der Resorption über die Peyer'schen Plaques gibt es eine Grenze, die bei 3–5 μ liegt.

Dr. Saß:

Die Untersuchungen von Volkheimer haben gezeigt, daß auch 100 μ große Partikel resorbiert werden können.

Dr. O'Hagan:

Die Aufnahme über die Peyer'schen Plaques, von der ich rede, ist ein aktiver Prozeß und kann deswegen ausgenutzt werden. Bei den Beobachtungen von Volkheimer scheint es ein passiver Prozeß zu sein, der für Vehikelfunktionen nicht ausgenutzt werden kann.

Prof. Dr. Petzoldt:

Beim Treffen in Birmingham (U.S.A.) wurde behauptet, daß bestimmte Partikelgrößen Toleranz und andere eine Immunität induzieren können.

Dr. O'Hagan:

Ich bin überrascht, das zu hören, da Partikel generell geeignet sind, eine Immunantwort zu induzieren.

*Immunologische Beeinflussung der Resorption von Makromolekülen aus dem Magen-Darm-Trakt**

J. Seifert, W. Saß

Zu einer ausgewogenen Ernährung gehören neben Kohlenhydraten und Fetten auch Nahrungsmittelproteine. Diese werden z. T. für den Energiebedarf benötigt, zum anderen aber auch, um den Bedarf an essentiellen Aminosäuren zu decken. Bei der Betrachtung der Eiweißresorption aus dem Magen-Darm-Trakt bleibt bisher weitgehend unberücksichtigt, daß Nahrungsmitteleiweiße auch antigene Eigenschaften haben und daß andererseits der Darm nicht nur ein Resorptionsorgan ist, sondern sehr wohl in der Lage ist, sich immunologisch mit Antigenen auseinanderzusetzen [1]. Die Folge dieser immunologischen Auseinandersetzung ist primär eine lokale Reaktion mit Bildung von Antikörpern [3], aber auch zellulären Reaktionen mit der Stimulation des zellulären Abwehrsystems [2]. Sekundär können sich diese Prozesse auch auf die systemische Abwehr bzw. auf die Resorption auswirken [4]. Anhand eines tierexperimentellen Beispiels soll demonstriert werden, daß es diese gegenseitige Beeinflussung von Resorption und immunologischen Prozessen tatsächlich gibt.

Dazu wurden Tiere mit einem menschlichen γ-Globulin so lange immunisiert, bis sie präzipitierende Antikörper im Serum aufwiesen. Dann bekamen diese Tiere definierte Proteine gefüttert; 4 h danach wurde die Resorptionsrate gemessen. Im vorliegenden konkreten Fall wurden die Tiere der Gruppe B gegen menschliches Gammaglobulin sensibilisiert und dann anschließend mit 1 g menschlichem Gammaglobulin gefüttert. Die Gruppe A sind Kontrolltiere, die nicht sensibilisiert waren, und die Gruppe C sind Tiere, die gegen menschliches Gammaglobulin sensibilisiert waren, jedoch mit 1 g humanem Albumin gefüttert wurden. Wie man sieht (Tabelle 1), wird durch die Sensibilisierung oder durch vorhandene Antikörper die Resorptionsrate drastisch und signifikant von 85 % auf 55 % vermindert. Das Experiment in der Gruppe C belegt, daß es ein hochspezifischer Prozeß ist, der sich nicht auf andere Proteine ausdehnt. Die Immunitätslage kann somit einen starken Einfluß auf die Resorption nehmen.

Es muß weiterhin gefragt werden, was mit dem Antikörper passiert, der im Tier zirkuliert, wenn ein immunisiertes Tier mit dem Antigen gefüttert

* Herrn Professor Dr. H. Hamelmann zum 65. Geburtstag gewidmet.

Tabelle 1. Resorptionsrate von menschlichem Gammaglobulin (HGG) bzw. menschlichem Serumalbumin (HSA) bei Kaninchen innerhalb von 4 h

	Sensibilisierung mit HGG	Fütterung mit	Resorptionsrate [%]
Gruppe A (n = 10)	–	HGG	85
Gruppe B (n = 8)	+++	HGG	55
Gruppe C (n = 7)	+++	HSA	82

wird. Wie Tabelle 2 zeigt, werden die zirkulierenden Antikörper durch die Fütterung mit dem Antigen signifikant vermindert. Im Einzelfall kann dieses bis zu 50 % betragen. Bei einer Gruppe von 10 Tieren betrug die Verminderung der Antikörper jedoch nur durchschnittlich 30 % (s. Tabelle 2).

Tabelle 2. Antikörpergehalt im Serum und Zellzahl in der Ductus-thoracicus-Lymphe nach Fütterung des Antigens. Der Antikörpergehalt im Serum nimmt signifikant ab, während die Zellen in der Lymphe zunehmen

	Vorher	2 h	4 h	6 h
Antikörperverminderung [%]	0	25	30	30
Zellzahlzunahme im Ductus thoracicus [%]	0	130	104	100

Wenn Antikörper vermindert werden, muß die Frage gestellt werden, auf welche Art und Weise diese Antikörper vermindert werden. Einmal könnte dies durch eine Antigen-Antikörper-Reaktion mit allen Nachfolgemechanismen bewerkstelligt werden, andererseits ist es denkbar, daß das lymphozytäre und granulozytäre, aber auch das Makrophagensystem, solche Antikörper durch einen Stimulationseffekt wegräumt. Um zu klären, ob das immunologische Abwehrsystem mit Antigen-Antikörper-Bildung und Nachfolgemechanismen involviert ist, wurden bei diesen Tieren Komplement- und Histaminbestimmungen durchgeführt. Die Ergebnisse zeigen, daß am Anfang der Resorption bei immunisierten Tieren ein signifikanter Anstieg von 0 auf 10 % C_3 des Komplementsystems zu verzeichnen ist und als Folgemechanismus ebenfalls ein signifikanter und gleichzeitiger Histaminanstieg von 350 auf 480 mg/ml. Somit muß festgehalten werden, daß die Gabe von Antigenen bei sensibilisierten Tieren zu einer Antigen-Antikörper-Reaktion führt, die wahrscheinlich in der Darmwand lokalisiert ist.

Bei diesen Mechanismen sind jedoch nicht nur humorale Prozesse, sondern auch zelluläre Prozesse involviert. Betrachtet man einen Peyer-Plaque von Tieren, die sensibilisiert sind und mit dem Antigen gefüttert wurden, so stellt man fest, daß die Lymphfollikel der Peyer-Plaques voll von Lymphozyten sind, genauso wie die abführenden Lymphgefäße. Wertet man diese histologische Beobachtung quantitativ aus (s. Tabelle 2) und leitet die Lymphe von sensibilisierten Tieren nach enteraler Antigenapplikation ab und zählt dort die Zellen, so zeigt der Vergleich, daß bei sensibilisierten Tieren ein signifikant höherer Zellausstoß in der Ductus-thoracicus-Lymphe zu finden ist im Vergleich zu Kontrolltieren. Die Versuche belegen, daß ein gegenseitiger Einfluß von Immunitätslage auf die Resorption und von der Resorption auch auf immunologische Vorgänge vorhanden ist.

Bisher war die Rede von sensibilisierten Tieren. Im folgenden wurden Tiere immunsupprimiert, quasi das Gegenteil einer Sensibilisierung. Dabei wurden Ratten mit Cyclosporin A (15 mg/kg) 7 Tage lang behandelt und unbehandelten Kontrolltieren gegenübergestellt. Cyclosporin A ist ein sehr starkes immunsuppressives Medikament, welches zur Behandlung der Abstoßungskrisen bei transplantierten Organen eingesetzt wird. Die Lymphzellen nehmen bei den immunsupprimierten Tieren über die Zeit von 5 Tagen von 100 auf ca. 50 % ab, während sie bei den Kontrolltieren unbeeinflußt blieben. Wird nun bei solchen immunsuppressiv behandelten Tieren ein Resorptionsversuch gemacht, und diesmal wurde dieser Resorptionsversuch mit 1 g menschlichem Serumalbumin durchgeführt, so zeigt sich, daß die immunsuppressiv behandelten Tiere das zur Resorption angebotene Protein in einem wesentlich höheren Prozentsatz aufnehmen als nichtbehandelte Kontrolltiere. Wie aus Tabelle 3 zu entnehmen ist, ist dieser Unterschied sowohl im Blut als auch in der Lymphe nachweisbar,

Tabelle 3. Blut- und Lymphkonzentrationen von HSA nach oraler Applikation bei Cyclosporin A behandelten und Kontrolltieren

	Vorher	1 h	2 h	3 h	4 h	5 h
Blut: behandelt	0	3 ± 0,5	6 ± 2	12 ± 2	24 ± 2	30 ± 5
Blut: Kontrolle	0	2 ± 0,5	2 ± 0,5	2 ± 0,5	2 ± 0,5	2 ± 0,5
Lymphe: behandelt	0	8 ± 2	38 ± 8	48 ± 7	52 ± 8	47 ± 7
Lymphe: Kontrolle	0	2 ± 0,5	8 ± 2	7 ± 1,5	8 ± 2	11 ± 2

wobei in der Lymphflüssigkeit der Unterschied noch viel deutlicher zu sehen ist als im Serum der Tiere. Die Resorptionsrate liegt bei immunsuppressiv behandelten Tieren mit 70 % wesentlich höher als bei den Kontrolltieren (50 %).

Bei der Frage, warum der immunsuppressiv behandelte Darm mehr resorbiert als der normale Darm, soll auf einen Effekt verwiesen werden, der rein morphologisch beobachtet wurde. Da Cyclosporin ein Medikament ist, das bekannterweise T-Lymphozyten in ihrer Aktion beeinträchtigt, haben wir unser Hauptaugenmerk auf die Peyer-Plaques und dort auf die M-Zellen gerichtet, um nach einer möglichen Veränderung durch die immunsuppressive Behandlung zu fahnden. In Abb. 1 ist eine normale M-Zelle, umgeben von enteroresorptiven Zellen dargestellt. Unter der Wirkung der Immunsuppression treten deutliche Veränderungen der Oberfläche dieser M-Zelle auf (Abb. 2).

Die Microfolds auf der M-Zelle sind rarefiziert, während die übrigen am Rand liegenden enteroresorptiven Zellen keine Veränderungen aufweisen. Somit ist die Erklärung für die Mehrresorption unter Immunsuppression so zu sehen, daß eine wichtige Kontrolle durch die ins Darmlumen ragende M-Zelle bei immunsuppressiv behandelten Tieren wegfällt und somit unkontrolliert mehr antigene Substanzen aufgenommen werden können.

Die Zusammenhänge scheinen damit logisch zu sein. Im ersten Teil konnte gezeigt werden, daß eine Immunisierung eine Verminderung der Resorption von antigenen Proteinen bewirkt, während eine potente Immunsuppression zu einer Vermehrung der Resorption von antigenen Proteinen führen kann. Damit werden resorptive Prozesse wohl eindeutig durch die immunologische Reaktionslage beeinflußt.

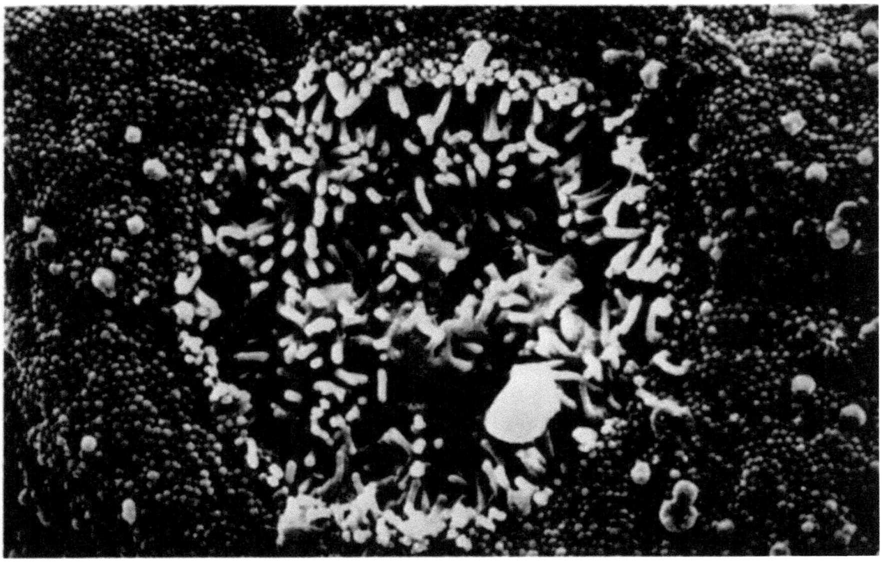

Abb. 1. Unveränderte normale M-Zelle von Peyer-Plaques bei Ratten

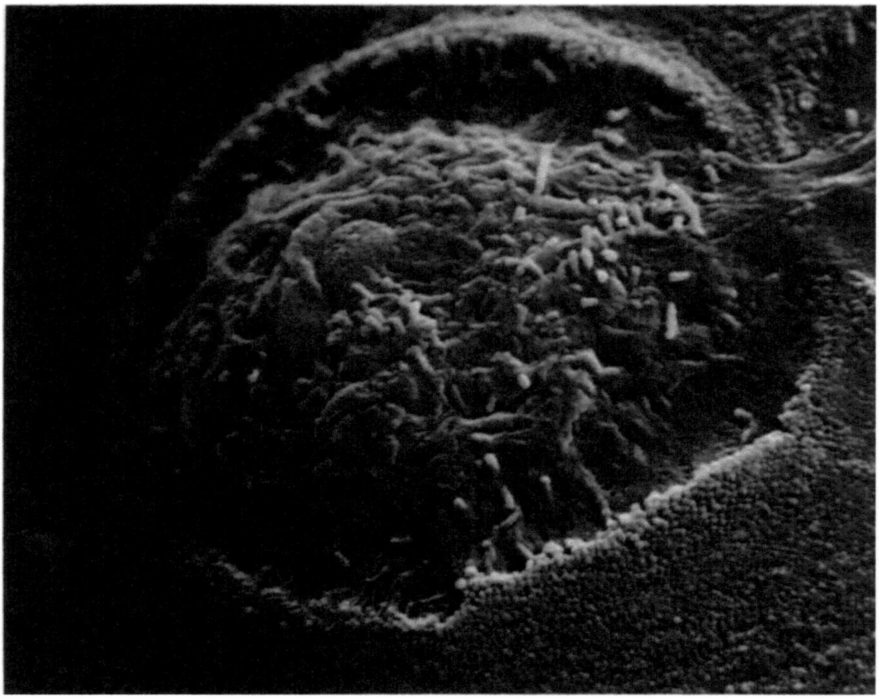

Abb. 2. Veränderte M-Zelle nach 1wöchiger Cyclosporin-A-Behandlung

Literatur

1. Bienenstock J, Befus AD (1980) Mucosal immunity. Immunology 41:249–270
2. Bienenstock J, Befus AD, McDermott M, Mirski S, Rosenthal K, Tagliabue A (1983) The mucosal immunological network: Compartimentalization of lymphozytes, natural killer cells and mast cells. Ann NY Acad Sci 409:164–170
3. Brandtzaeg P, Baklien K (1979) Intestinal secretion of IgA and IgM: a hypothetical model. Excerpta Medica, Amsterdam, S 77–113 (Ciba Foundation Symposium „Immunology of the gut")
4. Seifert J (1983) Resorption großmolekularer Proteine und deren Wirkung auf das Immunsystem. Allergologie 6:141–148

Diskussion

Dr. Enders:

Da ein Großteil der Resorption ja über die M-Zelle gehen soll, wundert es mich, daß die zerstörte oder veränderte M-Zelle mehr transportieren soll. Das war doch einer der Schlüsse.

Prof. Dr. Seifert:

Ich glaube nicht, daß der Transport über die M-Zelle stattfindet; die M-Zelle mit den nachgeschalteten Zellsystemen hat wahrscheinlich die Funktion, Antigene aufzunehmen und, wenn sie nicht für den Körper nützlich sind, abzuwehren. Wenn diese Funktion nicht mehr in Ordnung oder eingeschränkt ist durch Immunsuppression, so können wahrscheinlich durch andere Mechanismen, nicht unbedingt durch diesen M-Zell-Mechanismus, Antigene in verstärktem Maße aufgenommen werden.

Prof. Dr. Stickl:

Es gibt ein unfreiwilliges Experiment am Menschen, und das ist die Behandlung des Mammakarzinoms. Dort wird Endoxan oral verabreicht. Da Endoxan oft „Magenreizungen" macht, wird den Patienten empfohlen, daß sie es mit Milch einnehmen. Wir haben hinterher etwa 40 % Allergien durch diese Therapie!

Prof. Dr. Seifert:

Als wir diese Befunde ausgewertet hatten, haben wir uns überlegt, immunsupprimierte Patienten, also transplantierte Patienten zu untersuchen. Bei dieser Untersuchung auf Nahrungsmittelunverträglichkeiten kam heraus, daß in einem erschreckend hohen Maße bei diesen Patienten Nahrungsmittelunverträglichkeiten festzustellen sind. Das ist wahrscheinlich eine Konsequenz der vermehrten makromolekularen Aufnahme nach oder während einer Immunsuppression.

Prof. Dr. Pabst:

Auf der Tabelle zeigten Sie den Prozentsatz der resorbierten Menge Albumin pro ml. Der größte Unterschied war im Duodenum. Bei den anderen Darmabschnitten war der Unterschied nicht so groß. Wie erklären Sie das?

Prof. Dr. Seifert:

Die Zahlen waren in Prozent der applizierten Dosis pro Gramm Duodenum angegeben, nicht in ml! Warum im Duodenum die Menge so hoch war, kann ich derzeit auch nicht erklären.

Dr. Hatz:

Ab welchem Zeitpunkt genau werden die ersten signifikanten Werte gemessen? Und meine zweite Frage ist: Aus eigenen Untersuchungen weiß ich, daß die Passagezeit bei der Ratte, wenn diese nicht laparotomiert wird, etwa 60 Minuten dauert, das heißt, man findet Trypanblau im Colon nach 60 Minuten. Wenn Sie eine erhöhte Aufnahme schon bei 15 Minuten sehen, ist es unmöglich, daß das Antigen an die Peyer'schen Plaques – und soviel ich weiß, sind die auch bei der Ratte im Ileum – überhaupt nicht hinkommt. Man muß also vielleicht die Resorption etwas höher ansetzen, eventuell im Bereich Magen-Duodenum.

Prof. Dr. Seifert:

Wo genau die Resorption nun stattfindet, das ist in diesem Modell nicht untersucht worden und darauf wollte ich eigentlich auch nicht eingehen. Zum Zeitpunkt: Ich sagte, die Tiere sind eine Woche lang mit Cyclosporin-A vorbehandelt worden, dann ist aufgehört worden mit der Cyclosporin-Behandlung. Nach zwei Tagen Pause wurde das Resorptionsexperiment gemacht. Zu diesem Zeitpunkt waren die Tiere aber noch immunsupprimiert, d. h., sie hatten eine erniedrigte Anzahl an peripheren Lymphozyten. Und der Cyclosporin-A-Spiegel ist in diesem Experiment nicht bestimmt worden. Er ist aber sicher schon wieder reduziert.

Dr. Hatz:

Ich meinte eigentlich die Zeitintervalle während des Fütterungsversuchs, d.h. man gibt etwas in den Magen hinein und dann haben Sie wahrscheinlich 15 Minuten und 30 Minuten nachher gemessen. Ab wann haben Sie den ersten signifikant unterschiedlichen Wert?

Prof. Dr. Seifert:

In der Lymphe schon 15 Minuten nach Applikation, im Blut ist dieser Wert noch nicht signifikant, sondern erst 30 Minuten nach Applikation.

Dr. Hatz:

Also muß man annehmen, daß das Antigen die Peyer'schen Plaques noch nicht erreicht hat, gemäß der Propulsionszeit und der Passagezeit im Dünndarm. Diese beträgt 60 Minuten bei Ratten, bei Mäusen etwa 30 Minuten.

Prof. Dr. Seifert:

Unter Normalbedingungen. Aber wie das nun mit medikamentöser Behandlung, Cyclosporin-A usw. verhält, ist unbekannt.

Dr. Kurek:

Ich habe zwei Fragen. Die erste: Wie stehen Sie zu dem sekretorischen IgA im Darmsekret? Es gibt ein Konzept, daß es die Antigene bindet und dadurch die Resorption auch gewissermaßen vermindert. Und die zweite Frage: Haben Sie auch die sekretorische Immunantwort im Sekret des Darms untersucht?

Prof. Dr. Seifert:

Wir haben keine Untersuchungen des sekretorischen IgA's im Darmlumen gemacht, das wäre sicherlich interessant. Ich bin schon häufiger darauf hingewiesen worden, daß das eigentlich fällig ist. Ich habe mein Augenmerk eigentlich immer auf die andere Seite des Darms, nämlich die Blut- und Lymphseite, gerichtet, weil ich dort das, was wirklich resorbiert worden ist, nachweisen kann. Und was nun im Darm im einzelnen passiert, ist sicherlich hochinteressant, das habe ich aber bisher noch nicht berücksichtigt.

*Klinische und experimentelle Studien zur Diagnostik und Pathogenese der Nahrungsmittelallergie. Modell der Kuhmilchallergie beim Meerschweinchen**

M. Kurek, W. Dorsch, J. Ring

Einleitung

Die klinischen Symptome einer Nahrungsmittelallergie (NMA) sind vielfältig und reichen von Übelkeit, Erbrechen, Diarrhö über Asthma, Rhinitis, Konjunktivitis, Urtikaria, Quincke-Ödem bis hin zum anaphylaktischen Schock [1, 8, 16]. Die Diagnose einer NMA kann häufig schwierig sein, insbesondere die Beurteilung der Relevanz einer im Hauttest oder in vitro faßbaren Sensibilisierung.

Allergenprovokation der Magenschleimhaut unter endoskopischer Kontrolle

Bei manchen Patienten mit klinisch und immunologisch nachweisbarer Sensibilisierung gegen Nahrungsmittel gelingt eine Provokation der Magenschleimhaut mit schnell auftretender Blässe, danach Rötung, manchmal Petechien, Ödem, sowie Zeichen einer verstärkten Peristaltik und Magensaftsekretion [7, 8]. Die ersten Erfahrungen auf diesem Gebiet wurden unabhängig voneinander von unserer Arbeitsgruppe in Polen und von Reimann und Ring in München gesammelt. Reimann und Ring haben den Namen „Intragastrale Provokation unter endoskopischer Kontrolle (IPEC)“ für dieses Verfahren vorgeschlagen [4, 7, 8, 9, 12, 13, 14] (Abb. 1).

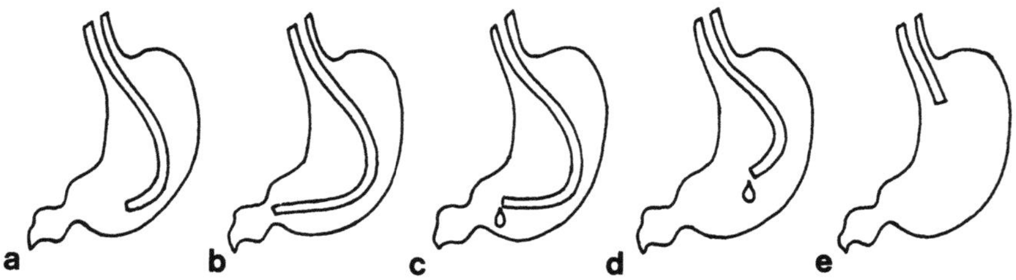

Abb. 1. Durchführung der intragastralen Allergenprovokation des Magens unter endoskopischer Kontrolle

* Mit Unterstützung der Hanns-Seidel-Stiftung.

Makroskopische und mikroskopische Befunde bei IPEC

Bei 53 von 160 auf diese Art untersuchten Patienten mit klinischen und immunologischen Zeichen einer Sensibilisierung gegen Nahrungsmittel konnten nach Instillierung einer wässrigen Suspension dieser Nahrung, makroskopische Hinweise auf das Auftreten einer lokalen allergischen Reaktion festgestellt werden. In den Biopsiepräparaten die vor und 30 min nach der Provokation entnommen wurden, fanden sich Zeichen einer Hyperämie bei 36, von Ödem bei 34 und von Hämorrhagien bei 34 Patienten (Abb. 2). Bei 8 ausgewählten Patienten wurden vor, sowie 20 min und 6 h nach Allergenprovokation Biopsien aus verschiedenen Regionen der Schleimhaut entnommen. Es wurden dabei 3–6 ml von Allergenextrakten instilliert, in Konzentrationen wie für die Durchführung von Intrakutantesten üblich. Die beobachteten Veränderungen wie Ödem, Hämorrhagien, Epithelablösung oder Zeichen von Epithelnekrose sowie Zellinfiltrate aus Eosinophilen, Neutrophilen und Lymphozyten wurden semiquantitativ (0, +, ++) mittels eines Score erfaßt (Abb. 3, Abb. 4). Die Ergebnisse sprechen für eine protrahierte Phase der allergischen Reaktion der Magenschleimhaut (Antrum, Korpus) und des oberen Duodenums [9]. Bei diesen Patienten waren die Veränderungen in der Mukosa ebenso wie die entzündlichen Infiltrate nach 6 h stärker ausgeprägt als nach 20 min.

Auftreten von Allgemeinsymptomen bei IPEC

Bei 64 % von 53 Patienten traten nach Allergenapplikation auf die Magenschleimhaut im Laufe von etwa 10 min verschiedene Allgemeinsymptome

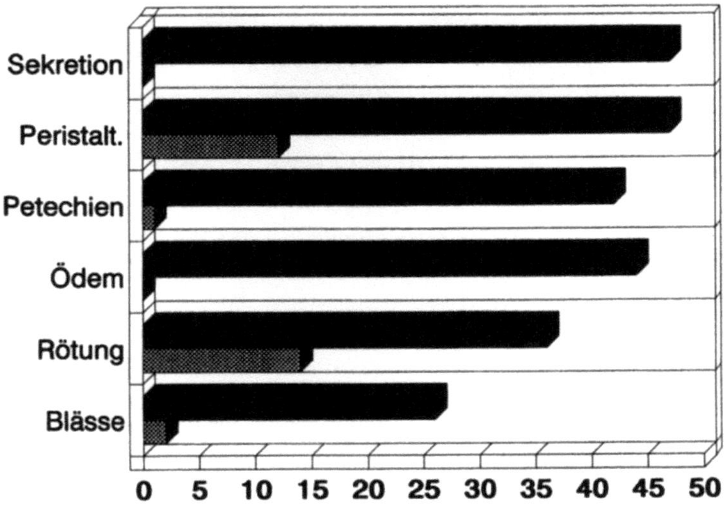

Abb. 2. Makroskopische Hinweise auf eine positive Reaktion der Magenschleimhaut nach Instillierung des Allergens (n = 53), ■ 0 min, ■ 30 min

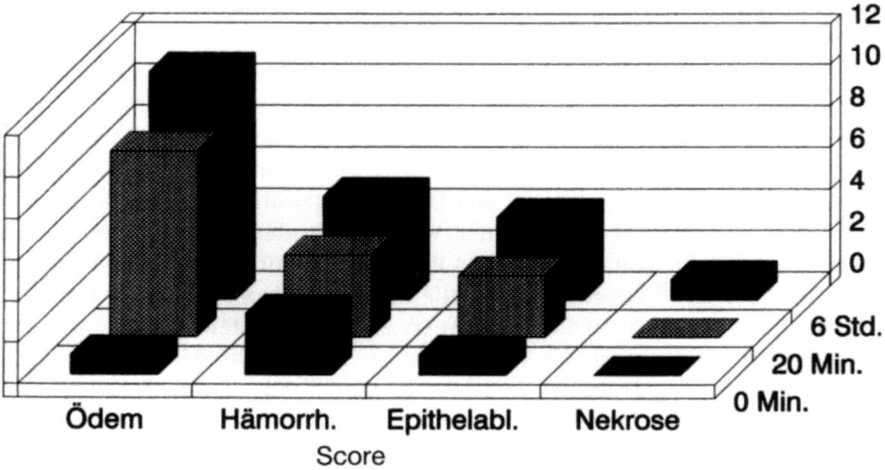

Abb. 3. Mikroskopische Veränderungen der Magenschleimhaut vor, sowie 20 min und 6 h nach Allergenprovokation (n = 8)

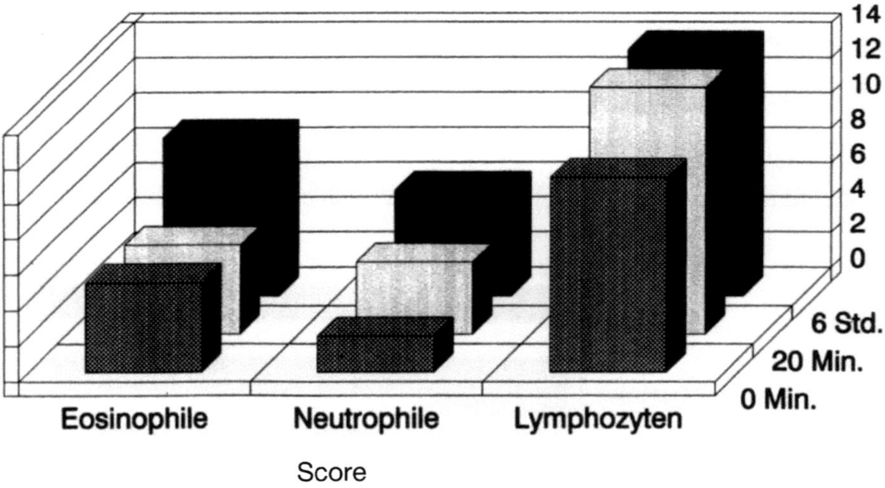

Abb. 4. Zellinfiltrationen der Magenschleimhaut vor, sowie 20 min und 6 h nach Allergenprovokation (n = 8)

wie Rhinitis, Konjunktivitis, Juckreiz, Urtikaria, Quincke-Ödem, Speichenfluß, Asthma und Kopfschmerzen auf (Abb. 5). Bei 15 Patienten wurden asthmoide Reaktionen beobachtet. Bei diesen Patienten wurde später ein oraler Provokationstest mit der verdächtigen Nahrung durchgeführt. In 11 Fällen konnte ein Abfall des FEV_1 um mehr als 10 % im Vergleich zum FEV_1-Wert vor Einnahme des Nahrungsmittels festgestellt werden [7] (Tabelle 1).

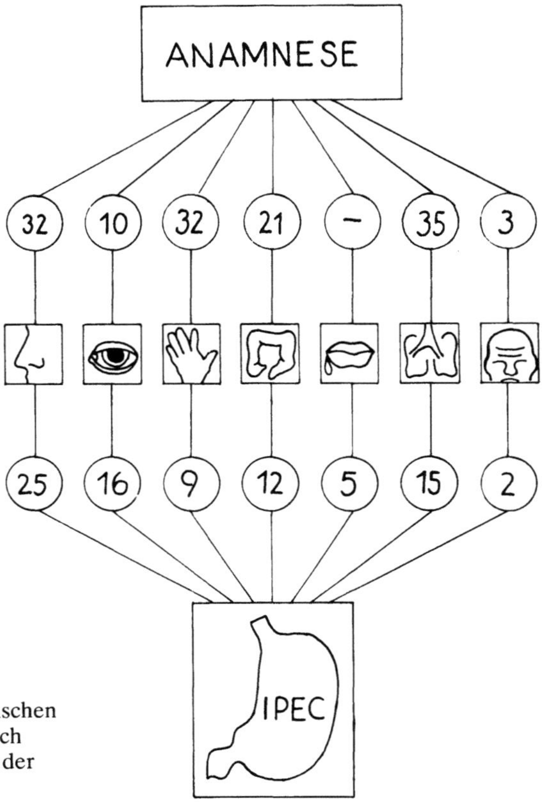

Abb. 5. Manifestationsort der klinischen Symptome nach Anamnese und nach der positiven Allergenprovokation der Magenschleimhaut (n = 53)

Tabelle 1. Maximaler Abfall von FEV_1 nach oralem Provokationstest

Patient (n = 53)	Nahrungsmittel	max. $\triangle$ FEV_1 [%]	t max. $\triangle$ FEV_1 [min]
4	Huhn	20	30
7	Mehl	50	10
11	Mehl	20	15
24	Senf	25	5
25	Mehl	47	20
31	Kuhmilch	14	25
33	Bier	10	10
35	Kuhmilch	16	60
39	Mehl	23	20
45	Tomate	30	10
48	Mehl	13	25

Grenzen der IPEC

Die Anwendung der IPEC ist wegen des technischen Aufwands und der Belastung für den Patienten begrenzt. Allerdings ist auch die Zahl von Patienten, bei denen die Allergenprovokation der Magenschleimhaut gelingt, relativ gering. Obwohl aus diesen Studien keine Häufigkeitsermittlung möglich ist, sollte bemerkt werden, daß die Suche nach den 53 dargestellten Patienten ca. 3 Jahre dauerte!

Aufbau eines Tiermodells zur Untersuchung bronchialer und kutaner Reagibilität bei Nahrungsmittelallergie

Aufgrund der oben angeführten Probleme beim Studium der NMA, waren wir interessiert am Aufbau eines möglichst naturgetreuen Tiermodells, das auch die Sensibilisierungsphase erfaßt. Das Meerschweinchen hat sich seit den Anfängen der allergologischen Forschung als Versuchstier zur Untersuchung allergischer Reaktionen bewährt. Schon Coombs et al. konnten zeigen, daß Meerschweinchen sich peroral gegen Kuhmilch sensibilisieren lassen und nach intratrachealer Injektion von Kuhmilch anaphylaktisch reagieren [5, 6]. Wir haben die Idee dieses Modells übernommen und zum Studium der Bronchial- und Hautreagibilität gegen immunologische (Kuhmilchproteine, Ovalbumin) und nichtimmunologische (Histamin, Opiate, Opiatpeptide) Reize weiter entwickelt. Die Bronchialkonstriktion wird ganzkörperplethysmographisch mit der Methode von Dorsch als „Compressed Air" gemessen [6a]. Der Ganzkörperplethysmograph besteht aus 2 Kammern. Diese werden durch eine wasserhaltige Gummimanschette, die sich luftdicht um den Kopf des Meerschweinchens schließt, voneinander getrennt. In beiden Kammern herrschen identische Gasbedingungen. Deshalb können mittels Druckfühler Volumenschwankungen in den beiden Kammern registriert werden. Sie werden auf einem XY-Schreiber aufgezeichnet. Die Atmung des Tieres bewirkt eine schmale Elipse, die Atemschleife. Sie ist um –45° nach links geneigt. Im Falle einer Bronchialkonstriktion kommt es zu einer Phasenverschiebung. Diese Methode benutzt als Maß der Bronchialobstruktion den Volumenbetrag, um den intrathorakales Gasvolumen zur Überwindung eines Atemwegwiderstands komprimiert werden muß [2, 6a]. Die Hautreagibilität wird mittels Intrakutantest (Ablesung nach 15 min) erfaßt.

Bronchiale Reagibilität gegen Nahrungsmittelallergene (Ovalbumin, Betalaktoglobulin) bei parenteral sensibilisierten Tieren

Für die im folgenden beschriebenen Versuche wurden Albinomeerschweinchen eigener Zucht, beiderlei Geschlechts, im Alter von 4–6 Monaten verwendet. Die Untersuchungen der bronchialen Reagibilität wurden bei allen

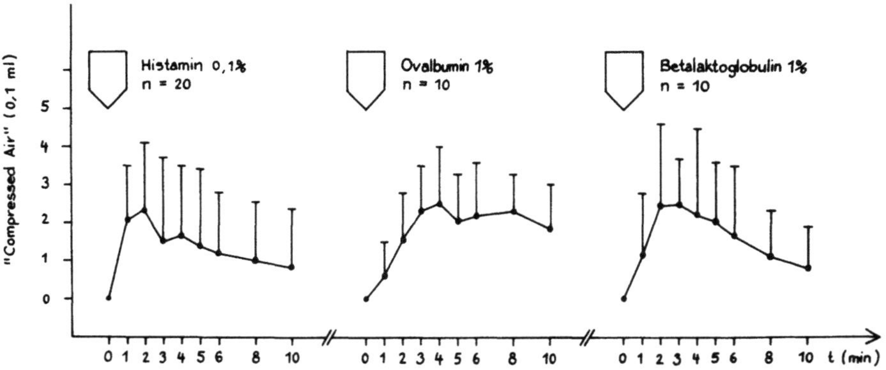

Abb. 6. Erhöhung des Bronchialwiderstands nach Inhalation von Nahrungsmittelallergenen bei parenteral sensibilisierten Meerschweinchen (n =20)

diesen Tieren durch Inhalationen von Histamin (positive Kontrolle) und von 0,9 % NaCl (negative Kontrolle) ergänzt. Bei keinem Tier zeigte sich eine meßbare Bronchialobstruktion nach Inhalation von 0,9 % NaCl. Die entsprechenden histamininduzierten „Compressed Air"-Kurven sind in den Abb. 6, 7, 8 dargestellt. Nach intraperitonealer (100 mg am Tag 1) und intramuskulärer (100 mg am Tag 3) Sensibilisierung gegen Ovalbumin (n = 10) und Betalaktoglobulin (n = 10) reagierten 95 % der Tiere in der inhalativen Provokation positiv (Abb. 6).

Bronchiale Reagibilität gegen Kuhmilchproteine bei oral sensibilisierten Tieren

Nach oraler Sensibilisierung eines anderen Meerschweinchenkollektives (n = 20), das statt Wasser 14 Tage lang Kuhmilch ad libitum erhielt, reagierten nach 3–4 Wochen 75 % der Tiere mit Bronchialobstruktion auf Inhalation von Kuhmilchprotein. Allerdings war die bronchiale Reaktion auf inhaliertes 1 %iges Betalaktoglobulin (n = 10) oder Molke (n = 11) schwächer ausgeprägt als nach parenteraler Sensibilisierung (Abb. 7).

Anaphylaktoide Reaktionen des Bronchialsystems auf inhaliertes Kodeinphosphat und Kaseinderivate vom Typ des β-Casomorphins

Wir konnten in mehreren Versuchen zeigen, daß nach Inhalation von Kodeinphosphat (0,1 %, 1 %, 2,5 %) ein Teil der Tiere (40–60 %) mit einer bronchialen Obstruktion reagiert [10, 11]. Ein ähnliches Phänomen konnte bei 30 % der Tiere (n = 20) durch Inhalation von 2 %igem β-Casomorphin erreicht und an einem anderen Meerschweinchenkollektiv reproduziert wer-

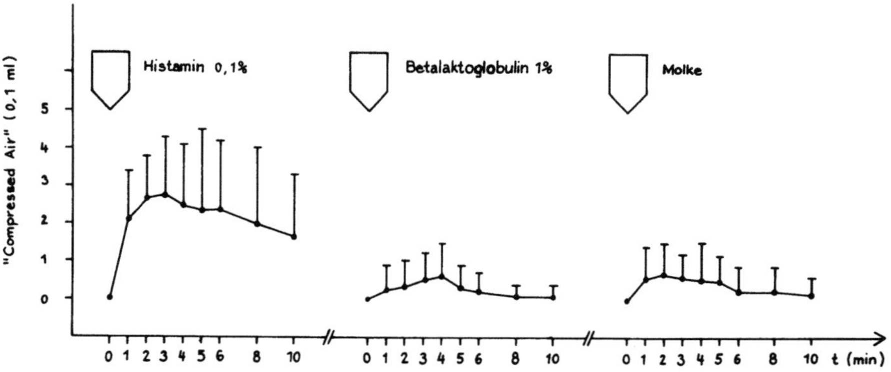

Abb. 7. Erhöhung des Bronchialwiderstands nach Inhalation von Kuhmilchprotein bei oral sensibilisierten Meerschweinchen (n =20)

den (Kurek, Ring in Vorbereitung). Diese Beobachtungen weisen auf mögliche mediatorliberierende Eigenschaften von β-Casomorphin hin. Die Opiateigenschaften dieses aus Kasein im Darmlumen entstehenden Peptids konnten von Brantl et al. nachgewiesen werden [3].

Reagibilität der Haut gegen intrakutan injiziertes Kodeinphosphat und β-Casomorphin

Die Hautreagibilität auf Kodeinphosphat und β-Casomorphin wurde mittels eines Intrakutantests (15 min) erfaßt, dabei wurde die Kontrollquaddel durch 0,9 % NaCl abgezogen. Das Experiment wurde bei allen Tieren (n = 16) nach 2 Tagen unter Verwendung von Evans-Blau wiederholt und die Reaktionen verglichen (Abb. 8). Es zeigte sich dabei eine auffallende Ähnlichkeit der Hautreaktionen auf intrakutan injiziertes Kodeinphosphat und β-Casomorphin, was unsere Vermutungen auf mögliche mediatorliberierende Eigenschaften dieses Peptids unterstützt [10, 11].

Reagibilität der Haut und des Bronchialsystems gegen Histamin und Kodeinphosphat vor und nach parenteraler Sensibilisierung

Vor und nach parenteraler Sensibilisierung gegen Ovalbumin und Betalaktoglobulin wurden nacheinander (Intervall 3–4 h) bei Meerschweinchen (n = 20) Inhalationen von Allergen, Histamin und Kodeinphosphat durchgeführt. Nach der Sensibilisierung und inhalativen Provokation war die bronchiale Reaktivität gegen Histamin stärker, dagegen die gegen Kodeinphosphat schwächer ausgeprägt (Abb. 9). Eine Korrelation der bronchialen und kutanen Reagibilität konnte weder vor noch nach der Sensibilisierung nachgewiesen werden.

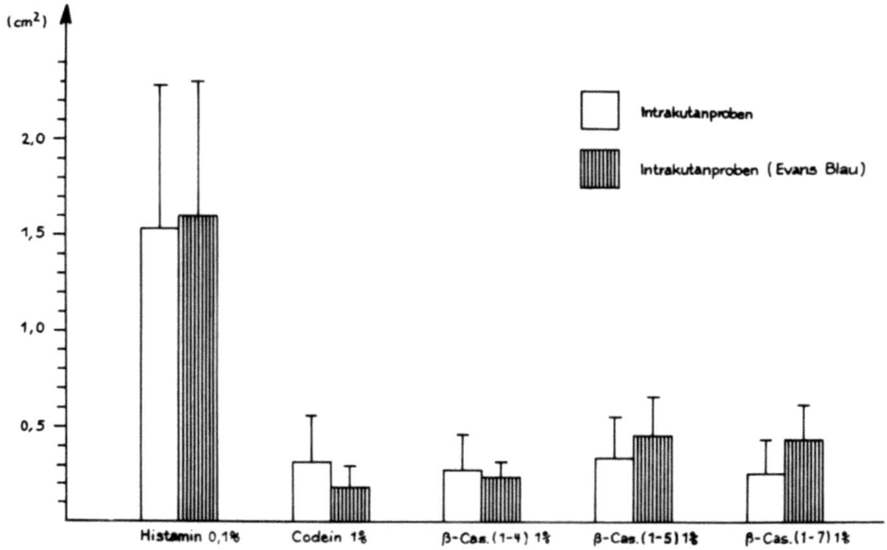

Abb. 8. Hautreagibilität gegen Histamin, Kodeinphosphat und β-Casomorphin im Intrakutantest (n = 16)

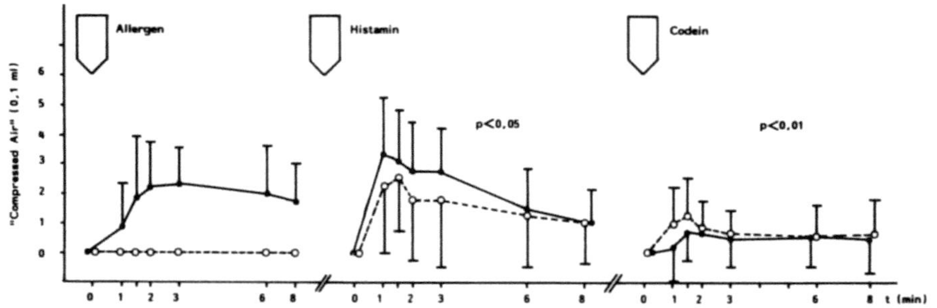

Abb. 9. Unterschiede der bronchialen Reagibilität vor und nach parenteraler Sensibilisierung in der sequentiellen Provokation gegen Allergen, Histamin und Kodeinphosphat (n = 20); ---- vor der Sensibilisierung, —— 3 Wochen nach der Sensibilisierung

Zusammenfassung

Die diagnostischen und therapeutischen Probleme bei Nahrungsmittelallergien machen Tiermodelle erforderlich, um dieses Phänomen reproduzierbar und unter Einschluß der Sensibilisierungsphase studieren zu können. Meerschweinchen lassen sich über verschiedene Wege mit Nahrungsmittelallergenen sensibilisieren. Nach oraler Sensibilisierung mit Kuhmilch reagierten 75% der Tiere mit schwacher, aber meßbarer Bronchialobstruktion nach inhalativer Allergenprovokation. Nach parenteraler sowie oraler Sensibilisierung konnte keine Korrelation der Reagibilität der Haut zu der des

Bronchialsystems gegen Histamin und Kodeinphosphat nachgewiesen werden. In diesem Modell lassen sich die mastzellaktivierenden Effekte exogener Opiate vom Typ des Morphins und vom Typ des β-Casomorphins quantitativ untersuchen.

Literatur

1. André C (1984) L'allergie digestive: Concept ou réalité? Presse Méd 27:1667–1669
2. Baetz M, Dorsch W (1987) „Compressed Air" – ein empfindlicher Lungenfunktionsparameter. Allergologie 8:304–307
3. Brantl V, Teschemacher H, Bläsig J, Henschen A, Lottspeich F (1981) Opioid activities of β-casomorphins. Life Sci 28:1903–1909
4. Chevalier R (1935) Les gastropathies allergiques sous le contrôle du gastroscope (a propos de quatres nouvelles observations d'oedème antrale fugace). Rapports du 1 er Congrès International de Gastro-Enterologie, Bruxelesses, p 65
5. Coombs RRA, Devey ME, Anderson KJ (1978) Refractoriness to anaphylactic schock after continuous feeding of cow's milk to guinea pigs. Clin Exp Immunol 32:263–271
6. Devey ME, Anderson KJ, Coombs RRA (1976) The modified anapylaxis hypothesis for cot death. Anaphylactic sensitisation in guinea pigs fed cow's milk. Clin Exp Immunol 26:542–548

6a. Dorsch W, Waldherr U, Rosmanith J (1981) Continous recording of intrapulmonary „compressed air" as a sensitive noninvasive method of measuring bronchial obstruction in guinea pigs. Pflügers Arch Ges Physiol 391:236–241

7. Kurek M (1985) Methode de la provocation directe de la muqueuse gastroduodénale dans le diagnostic clinique de l'allergie alimentaire. Rev Fr Allergol 25:13–17
8. Kurek M, Swiatkowski M, Kazmierczak M, Bokowski W, Romanski B (1979) The importance of provokation tests in the diagnosis of food allergy in atopic diseases. Wiad Lek 24:1995–1998
9. Kurek M, Reimann HJ, Korenkiewicz J, Budnikowska B, Kempinska B (1986) Suivi macroscopique et histologique par endoscopie et biopsies d'une épreuve de provocation allergique gastroduodénale. Rev Fr Allergol 26:109–115
10. Kurek M, Schotten KJ, Dorsch W, Ring J (1989) Anaphylaktoide Reaktionen der Haut und des Bronchialsystems auf inhaliertes und injiziertes Codeinphosphat. Allergologie 2:87
11. Kurek M, Dorsch W, Ettl M,Dirnecker M, Przybilla B, Ring J (in Druck) Comparison of skin and systemic reactivity in pseudoallergic reactions (PAR) induced by codein and betacasomorphine: an animal model. J Invest Dermatol
12. Pollard HM, Stuart GJ (1942) Experimental reproduction of gastric allergy in human beings with controlled observations on the mucosa. J Allergy 13:467–473
13. Reimann HJ, Ring J, Ultsch B, Wendt P, Lorenz H, Schmidt U, Blümel G (1982) Release of gastric histamine in patients with urticaria and food allergy. Agents Actions 12:111–113
14. Reimann HJ, Ring J, Ultsch B, Wendt P (1985) Intragastral provocation under endoscopic control (IPEC) in food allergy: mast cell and histamine changes in gastric mucosa. Clin Allergy 15:195–202
15. Ring J (1988) Angewandte Allergologie. 2. Aufl. MMW Verlag, München
16. Ring J (1984) Nahrungsmittelallergie und andere Unverträglichkeiten durch Nahrungsmittel. Klin Wochenschr 62:795–802
17. Romanski B (1987) The pathology of food allergy studied by gastric allergen challenge. In: Brostoff J, Challacombe SJ (ed) Food Allergy and Intolerance. Bailliere Tindall, London, pp 907–931
18. Swiatkowski M (1983) Diagnostischer Wert der endoskopischen Allergenprovokation des oberen Verdauungstraktes. Med Dissertation, Universität Danzig

Diskussion

Prof. Dr. Seifert:

Ihr Referat war sehr klinikbezogen.

Prof. Dr. Miller:

Ich hätte zwei methodische Fragen: Lassen sich endoskopisch die Peristaltik und Sekretion quantitativ beschreiben?

Dr. Kurek:

Nein. Wir haben versucht, das Phänomen optisch (endoskopisch) zu fassen.

Prof. Dr. Miller:

Ich hätte als Endoskopiker meine Schwierigkeiten, festzustellen, was hier mehr oder weniger ist. Das zweite: Sie haben die systemischen Reaktionen nach Allergenapplikation beschrieben. Nun sind da ja eine Reihe von Begleitreaktionen zu berücksichtigen, z. B., daß der Patient nach einer Endoskopie häufiger die Nase schneuzen muß, daß ihm die Augen etwas tränen, daß er Stuhldrang bekommt. Haben Sie das doppelt blind bewerten lassen durch einen zweiten Beobachter und haben Sie dem Patienten außer Allergen auch Kochsalz appliziert?

Dr. Kurek:

Wir haben keine Doppelblindstudien gemacht. Bei Patienten, die über eine Reaktion im Bereich der Konjunktiven, der Nasenschleimhaut oder des unteren Darms klagten, wurde nach einer Woche noch einmal versucht, diese Phänomene zu reproduzieren. Dabei wurde zur Kontrolle auch Kochsalz gegeben.

Prof. Dr. Ottenjann:

Und nach welchem Score haben Sie die Infiltration mit Neutrophilen und mit Lymphozyten etc. bewertet?

Dr. Kurek:

Der Pathologe hat die Präparate mit einer normalen Magenschleimhaut verglichen.

Prof. Dr. Ottenjann:

Wieviel Biopsien haben Sie entnommen, um dieses zu konstatieren?

Dr. Kurek:

Mindestens drei.

Prof. Dr. Ottenjann:

Es sind ja solche Untersuchungen schon von 1950 bis 1960 gemacht worden und man hat sogar die Allergene intramukös appliziert. Wir selbst haben das auch in den 60iger Jahren versucht. Wir haben nie was Handfestes gesehen und haben deshalb die Sache wieder aufgegeben.

Dr. Kurek:

Ich glaube, das Problem besteht darin, diese Patienten herauszufinden. Sie sind insgesamt sehr selten. Diese 53 Patienten habe ich drei Jahre selektioniert aus dem gesamten Gebiet Pommern.

Prof. Dr. Seifert:

Sie haben also eine sehr große Auswahl getroffen, so daß letztlich das Statement, was Sie gemacht haben, für ganz wenige Patienten zutrifft.

Prof. Dr. Teichmann:

Haben Sie Unterschiede gesehen, wenn Sie die lokale Applikatiom im Antrum, im Fundus oder im Corpus praktizieren?

Dr. Kurek:

Ich glaube, es ist schwierig, eine exakte lokale Applikation in Antrum, Fundus oder Corpus zu bewerkstelligen. Wenn Sie das Allergen instillieren und der Patient heftig reagiert, dann ist die peristaltische Welle „wie ein Gewitter“. Es ist nicht möglich, unter diesen Umständen die Flüssigkeit auf diesem Gebiet zu konzentrieren.

Prof. Dr. Teichmann:

Haben Sie nicht lokal in die Mukosa gespritzt?

Dr. Kurek:

Nein. Wir haben nicht gespritzt, wir haben sie auf der Oberfläche instilliert.

Diarrhö – Untersuchungen zu Saccharomyces cerevisiae Hansen CBS 5926

H.-J. Reimann, H. Trinczek-Gärtner, M. Held, B. Stein,
J. Lewin, G. Blümel

Ursachen der Diarrhö

Eine Vielzahl von Ursachen bedingen das Krankheitsbild Diarrhö (Tabelle 1, 2).

Zu unterscheiden sind die akute und die chronische Diarrhö. Die akute Diarrhö, in der Regel infektiöser, toxischer, vaskulär oder allergischer Genese, hält längstens 14 Tage an.

Eine Abgrenzung zur chronischen Form, die hauptsächlich durch entzündliche Darmerkrankungen, chronisch infektiöse Kolitiden, Divertikulitis oder Parasitosen verursacht wird, ist anfänglich nicht immer möglich.

Bei chronischer Diarrhö unklaren Ursprungs sollte durch entsprechende Untersuchungen immer eine Tumorerkrankung ausgeschlossen werden. Nächtlich auftretende Durchfälle sind als besonderes Alarmsymptom zu werten, da hier mit hoher Wahrscheinlichkeit eine organische Ursache auslösend ist.

Pathophysiologie der Diarrhö

Der Darm ist ebenso wie die Niere ein leistungsfähiges Organ in Bezug auf Flüssigkeitsbewegungen im Körper. Steht z. B. einer täglichen Primärharnproduktion von 180 Litern eine Urinproduktion von 1,5 Litern gegenüber, so werden im Colon 600 bis 1500 ml Flüssigkeit pro Tag resorbiert.

Die Kapazität kann bis maximal 6 Liter gesteigert werden. Die Rückenresorptionsleistung im Darm beträgt das 90fache der fäkalen Exkretion.

Schon unter physiologischen Bedingungen agieren die Dünndarmfunktionen Resorption, Sekretion, Motilität und neuroendokrine Wirkung als komplexer Regelkreis. Die normalen Dünndarmfunktionen sind in Tabelle 3 zusammengefaßt.

Aus der Vielzahl der verknüpften Funktionen ergibt sich eine große Störanfälligkeit des gesamten Systems. So kann eine primäre Funktionsstörung Kettenreaktionen auslösen, die eine Änderung der anderen Funktionen nach sich zieht.

Tabelle 1. Ursachen der akuten Diarrhö [13]

Infektiös	Infektiöse Gastroenteritis Infektiöse Kolitis Botulismus Typhus abdominalis Paratyphus Cholera HIV-Infektion Amöbiasis Lambliasis Helminthiasis
Vaskulär	Ischämische Kolitis
Medikamentös-toxisch	Antibiotika Biguanide Eisenpräparate Ganglienblocker Kantharidin (spanische Fliege) Laxantien Zytostatika Alkohol Alkylphosphate Amanita phalloides (Knollenblätterpilz) Arsentrioxid Bariumsalze (lösliche) Blei Borsäure Chrom (VI) Coffein Herbizide Kadmium Kaliumpermanganat Kobalt(II)-Chlorid Kolchizin (Herbstzeitlose) Kupfersulfat Nikotin Oleum crotonis Phosphor (gelber) Quecksilber(II)-Chlorid (Sublimat) Schwefelwasserstoff Secale cornutum (Mutterkorn) Selen Solanin (Nachtschatten) Taxin (Eibe) Tenside (anionische) Thallium Trinitrotoluol
Verschiedenes	Sommerdiarrhö Reisekrankheit (Kinetosen) Eosinophile Gastroenteritis Schönlein-Henoch-Purpura Nahrungsmittelunverträglichkeit Akuter Strahlenschaden Waterhouse-Friderichsen-Syndrom

Tabelle 2. Ursachen der chronischen Diarrhö [13]

Maldigestion	
Malabsorptionssyndrom	
Metabolisch-endokrin	Hyperthyreose Hypoparathyreoidismus M. Addison Pellagra (Nikotinsäuremangel-Syndrom) Paroxysmale Kältehömoglobinurie Bassen-Kornzweig-Syndrom (a-Beta-Lipoproteinämie) Urämie
Neurogen	Diabetische Neuropathie Tabes dorsalis
Parasitär	Trichuriasis Strongyloidiasis Hymenolepiasis Clonochiasis Fasciolopsiasis Bilharziose (Schistosomiasis)
Hyperplastisch-tumorös	Familiäre Polyposis coli Cronkhite-Canada-Syndrom Peutz-Jeghers-Syndrom Villöses Rektumadenom Zollinger-Ellison-Syndrom Verner-Morrison-Syndrom Karzinoid Insulinom Glukagonom Somatostatinom „Pancreatic polypeptide producing tumor" Non-Hodgkin-Lymphome Medulläres Schilddrüsenkarzinom
Medikamentös-toxisch	Antazida (magnesiumhaltig) Antibiotika Digitalis Eisenpräparate Guanethidin Laxantien Methyldopa Morphium Alkohol Arsen Nikotin Quecksilber Reserpin Selen Zytostatika
Verschiedenes	HIV-Infektion Amyloidose Psychogen

Tabelle 3. Dünndarmfunktionen

Resorption von Wasser und Elektrolyten
Digestion von Nahrungsbestandteilen
Resorption von Fett, Eiweiß und Kohlehydraten
Resorption von Vitaminen und Mineralstoffen
Sekretion von Wasser und Elektrolyten
Inkretion von Hormonen mit verschiedener Wirkung (parakrin, endokrin, neurokrin oder als Neurotransmitter)
Motilität
Lipidstoffwechsel

Pathophysiologisch lassen sich folgende Ursachen der akuten und chronischen Diarrhö unterscheiden (Tabelle 4):
- Osmotische Diarrhö
- Sekretorische Diarrhö
- Motilitätsstörungen, Permeabilitätsstörungen
- Störungen intestinaler aktiver Ionen-Resorptionsmechanismen

Ursache der *osmotischen Diarrhö* ist eine Verzögerung der Wasser- und Elektrolytresorption durch Akkumulation nicht resorbierter Substanzen im Darmlumen. Zugrunde liegen Erkrankungen wie Pankreasinsuffizienz, Laktasemangel, Kurzdarmsyndrom, aber auch die Einnahme von osmotisch wirksamen Laxantien.

Die *sekretorische Diarrhö* ist fast immer im Dünndarm lokalisiert. Ursache ist eine aktive Sekretion von Ionen, begleitet von einer Stimulierung des Adenylat-Zyklase-Systems mit der Folge einer Anhäufung von c-AMP in der Darmzelle. Die durch cAMP bedingte Sekretion von Chlorid und Bikarbonat führt zu einer Darmlumen-negativen Potentialdifferenz. Natrium und Kalium folgen passiv in das Lumen. Ausgelöst wird dieser Vorgang durch Toxine oder Xanthine, die sich meist irreversibel an die Enterozytenmembran binden.

Durch Störungen im intestinalen aktiven Ionentransport können Elektrolyte, die mit der Nahrung oder durch endogene Sekretion in das Darmlumen gelangen, nicht normal resorbiert werden. Es resultieren eine verminderte Flüssigkeitsresorption, eine Ansäuerung des Darmlumens und eine hohe Chlorid-Konzentration im Lumen von Ileum und Kolon.

Eine passive Diarrhö ist auch durch eine Permeabilitätsstörung der Dünndarmschleimhaut möglich. Eine Lockerung der Kittleisten (tight junctions) der Darmzellen, wie sie z. B. durch Gallensäuren induziert wird, hat eine Änderung der Wasserpermeabilität zur Folge. U. a. führt dieser Mechanismus auch zu einer gesteigerten Resorption von Oxalat mit der möglichen Folge einer Hyperoxalaturie und einer Oxalatsteinnephrolithiasis.

Motilitätsstörungen werden ursächlich auf eine bakterielle Besiedelung des Dünndarmes zurückgeführt. Durch vorzeitige Konjugation von Gallensäuren werden eine Steatorrhö und Durchfall ausgelöst. Gleichfalls können nicht resorbierte Fette toxisch auf die Darmmukosa wirken. Ursache der bakteriellen Überbesiedlung sind z. B. diabetische Enteropathie, Amyloidose oder Sklerodermine.

Eine weitere Ursache für Motilitätsstörungen ist die Histaminwirkung an den verschiedenen Rezeptoren des Gastrointestinaltraktes.

Die Darmfunktionen Resorption, Sekretion und Motilität sind eng über ein enterales Nervensystem verknüpft. Diese Schaltkreise können durch Beeinflussung serotonerger oder enkephaliner Nervenendingungen moduliert werden. In diesem Zusammenhang sind die Mastzellen noch nicht berücksichtigt, die bei akuten entzündlichen Veränderungen vermehrt auftreten. Zu unterscheiden wäre hier zwischen einer Akutwirkung und chronischen Wirkung dieser Mastzellen.

Tabelle 4. Pathophysiologie der Diarrhö

Osmotische Diarrhö 1. *Maldigestionssyndrom* Laktasemangel 2. *Malabsorptionssyndrom* Rotavirenenteritis Infektiöse Enteritis Pankreasinsuffizienz Cholestase Zöliakie Kurzdarmsyndrom 3. Medikamentös Laxantienabusus Antibiotika Magnesiumsulfat		**Motilitätsstörungen** 1. Colon irritabile 2. Colitis ulcerosa 3. Blind-loop-Syndrom 4. Karzinoidsyndrom 5. Dyspepsie 6. Allergische Diarrhöen 7. Erhöhung der Histamin-Konzentration 8. Erhöhung der Mastzellzahl 9. Hyperthyreose 10. Diabetische Enteropathie 11. Amyloidose 12. Medikamente, die Histamin freisetzen
	Diarrhö > 2–3mal pro Tag wässrig-breiige Stühle	
Sekretorische Diarrhö 1. *Aktive H_2O und Elektrolytsekretion* Enterotoxine Prostaglandine Vipom Theophyllin 2. *Cologene Diarrhö* nach Ileumresektion Morbus Crohn		**Störungen im aktiven Ionentransport** – Chloriddiarrhö – Röntgenkontrastmittel

Tierexperimentelle Untersuchungen zu Saccharomyces Cerevisiae Hansen CBS 5926

Bereits seit den 30er Jahren ist bekannt, daß das gastrointestinale Hormon Histamin an der Darmmotilität und der Stimulation der gastrointestinalen Sekretion beteiligt ist. In unserer Arbeitsgruppe wurde nachgewiesen, daß Histamin im Rahmen von Nahrungsmittelunverträglichkeiten an der Entstehung von allergieinduzierten Durchfällen beteiligt ist.

Im Tiermodell führt die orale Gabe des Röntgenkontrastmittels Iofalaminsäure (Natriumsalz) bzw. die intragastrale Ovalbumin-Provokation bei vorher mit Ovalbumin immunisierten Tieren zu akuten Diarrhöen mit gleichzeitiger Ausbildung von akut entzündlichen Schleimhautveränderungen im gesamten Gastrointestinaltrakt. Im Rahmen dieser Modelle wurde der Einfluß von Saccharomyces cerevisiae Hansen CBS 5926 (ScH CBS 5926, Perenterol®) auf die Mukosaschädigung, den Histamingehalt der Mucosa bzw. dessen Ausschüttung bei Provokation, die Anzahl der Mucosa-Mastzellen und den Gehalt an Prostaglandin-E2 im Dünndarmbereich untersucht (Publikation in Vorbereitung).

Auszugsweise seien hier die Ergebnisse unserer Untersuchungen an dem Modell der oralen Röntgenkontrastmittelgabe vorgestellt.

Die Untersuchungen wurden an Meerschweinchen (Stamm CS Albana Huke, Gewicht ca. 400 g) nach 0, 2, 4 bzw. 10 Tagen durchgeführt. Die Kontrolltiere (Gruppe 1) erhielten 2× täglich 2 ml physiologische Natriumchloridlösung intragastral appliziert.

Den Tieren der Gruppe 2 wurde 2× täglich 2 ml des Röntgenkontrastmittels verabreicht.

Die Tiere der Gruppe 3 wurden analog Gruppe 2 mit dem Röntgenkontrastmittel behandelt. Zusätzlich wurde zu den Untersuchungszeitpunkten eine Provokation mit 4 ml Röntgenkontrastmittel intragastral gesetzt.

Analog den obigen Angaben wurden Tiere mit ScH CBS 5926 (Dosierung 50 mg/Tag) (Gruppen 4–6) zusätzlich behandelt. Die Gabe von ScH CBS 5926 begann 3 Tage vor Untersuchungsbeginn. Neben der Beobachtung des Auftretens von Diarrhö folgte an den Untersuchungszeitpunkten nach Tötung der Tiere eine Untersuchung des Gastrointestinaltraktes auf makroskopisch sichtbare Schleimhautveränderungen, klassifiziert anhand eines Scores (Tabelle 5).

Die Darmmukosa wurde auf den Histamingehalt, die Anzahl der Mastzellen und den Prostaglandin-E2-Gehalt untersucht.

Tabelle 5. Scoreeinteilung der makroskopischen Veränderungen

0	=	keine Reaktion
1	=	Schleimhautödem und petechiale Blutungen
2	=	großflächiges hämorrhagisches Ödem und Blutung
3	=	intraluminäre Blutung und großflächige entzündliche Veränderungen

In den Kontrolltiergruppen waren bezüglich aller erhobenen Parameter zu allen Untersuchungszeitpunkten keine signifikanten Veränderungen dokumentierbar. Bei den Tieren mit Röntgenkontrastmittelapplikation zeigte sich eine kontinuierlich fortschreitende Erhöhung des Histamingehaltes mit der Dauer der Applikation (Tag 10 : Tag 0 $p < 0{,}005$). Analog hierzu war eine ebenfalls signifikante Erhöhung der Anzahl der Mastzellen in der Mukosa festzustellen. Nach 10tägiger Applikation war der Prostaglandin-E2-Gehalt halbiert ($p < 0{,}005$). Makroskopisch zeigten sich mit der Dauer der Applikation stärker werdende Schleimhautveränderungen über Schleimhautödeme, Blutungen und großflächigen entzündlichen Veränderungen (zunehmende Score-Werte von Tag 0 : 1 bis Tag 10 : 2–3).

Die Tiere, die zusätzlich zur chronischen Applikation vor Tötung intragastral mit der doppelten Menge Röntgenkontrastmittel provoziert wurden (Gruppe 3), zeigten zu den einzelnen Untersuchungszeitpunkten vergleichbare makroskopische Veränderungen. Durch die durch Provokation induzierte massive Histamin-Ausschüttung sank der Histamingehalt der Mukosa bei den Tieren signifikant ab (Tabelle 6).

Die zusätzliche Gabe von ScH CBS 5926 führte zu einer deutlichen Stabilisierung. Verglichen mit den Kontrolltieren bzw. den nur mit Röntgenkontrastmitteln behandelten Tieren zeigte sich mit Dauer des Behandlungszeitraumes eine deutlich geringere Zunahme des Histamingehaltes und der Anzahl der Mastzellen. Zu keinem Zeitpunkt wurde das Signifikanzniveau erreicht. Auch bezüglich der Histamin-Ausschüttung nach zusätzlicher Provokation zeigte sich eine geringere Abnahme ($p < 0{,}05$).

Die Gabe von ScH CBS 5926 führte im Vergleich Tag 10 : Tag 0 zu einer signifikanten Erhöhung des Prostaglandin-E2-Gehaltes ($p < 0{,}005$).

Die makroskopischen Veränderungen zeigten nur Schleimhautödeme und geringe petechiale Blutungen (Score-Werte: 1) (Tabelle 7).

Zusammenfassend läßt sich festhalten, daß Meerschweinchen auf orale Kontrastmittelapplikation mit akuten Diarrhöen bei gleichzeitiger Ausbildung akut entzündlicher Schleimhautveränderungen im gesamten Dünndarmbereich reagieren. Diese makroskopischen Beobachtungen gingen einher mit einem Anstieg des Gewebshistaminsgehaltes und der Mastzellanzahl. Zusätzliche akute Provokation führt zu einer massiven Ausschüttung des für die Hypermotolität und die Mucosaläsionen verantwortlichen Gewebshormons Histamin.

Bei den mit ScH CBS 5926 behandelten Tieren dagegen waren deutlich geringere Veränderungen des Histamin-Stoffwechsels und ein signifikanter Anstieg des Gewebs-Prostaglandin-E2 zu beobachten, was als Mucosaschutz durch ScH CBS 5926 interpretiert werden muß. Dieses zeigt sich auch in den ebenfalls geringeren makroskopisch sichtbaren Schleimhautläsionen.

Tabelle 6. Durch Röntgenkontrastmittel erzeugte Diarrhö

	Gewebshistamin (µg/g)				**Mastzellen oPD** (n = 25 m²)				**PGE²** (ng/mg)			
Tag	0	2	4	10	0	2	4	10	0	2	4	10
Kontrolle	22±5	23±4	22±4	25±6	46±8	48±5	45±6	50±3	12±6			10±9
Score	0	0	0	0								
Röntgenkontr.	23±6	26±6	28±5	33±6	44±5	45±7	47±9	59±8	14± 5			7±2
Conray		**				**				**		
Score	1	1−2	2	2−3								
		**	**	**				**				
Provokation	21±3	14±5	15±4	14±3	45±7	39±6	40±7	38±6	9±3			6±3
Score	1	1−2	2	2−3								

** $p < 0.005$

Tabelle 7. Durch Röntgenkontrastmittel erzeugte Diarrhö und Vorbehandlung mit Saccharomyces cerevisiae Hansen CBS 5926

	Gewebshistamin (μg/g)				**Mastzellen oPD** ($n = 25\ m^2$)				**PGE²** (ng/mg)			
Tag	0	2	4	10	0	2	4	10	0	2	4	10
Kontrolle	23±5	20±4	25±4	23±6	46±7	43±8	48±6	47±4	12±4			10±3
Score	0	0	0	0								
Röntgenkontr.	21±3	22±7	24±8	27±6	44±7	46±8	50±6	52±8	10±4			19±4
Conray											**	
Score	0	1	1	1								
		*	*	*		*	**	**				
Provokation	17±2	15±4	18±5	20±3	39±6	37±4	35±9	32±5	13±4			17±6
Score	0	1	1	1								

* $p < 0.05$ ** $p < 0.005$

Diskussion

Prof. Dr. Pabst:

Eine Reduktion der Mastzellen kann auch bedeuten, daß sie färberisch nicht mehr darstellbar sind, das heißt, daß sie auf die Provokation hin degranuliert sind und dann fälschlich zu niedrige Mastzellen bestimmt werden.

Prof. Dr. Reimann:

Nein, das nicht. Wir können sie darstellen: Wir behandeln einen Schnitt mit Orthophtaldie-Aldehyd und können sie dann durch die Metachromasie darstellen. Gleichzeitig wird der nächste Schnitt mit der gleichen Zelle bedampft. So können wir sagen, daß diese Zelle immer sichtbar geblieben ist. Eine Mastzelle kann nicht so zerstört werden, daß sie nicht mehr da ist. Es sind immer noch unzerstörte Granula da. Wenn Sie mit Alkohol behandeln, kann man einen Teil der Mastzelle tatsächlich zerstören, aber nicht die Zelle so auslöschen, daß sie nicht mehr sichtbar ist, jedenfalls nicht mit den Nachweisverfahren, die wir anwenden.

Prof. Dr. Otto:

Sie sagen, Sie können durch die Gabe dieser Hefe die Prostaglandinsynthese anregen. Wir wissen aber, daß bei den chronisch-entzündlichen Darmerkrankungen die Prostaglandinsynthese sowieso schon angeheizt ist. Damit kann ich den Therapieansatz beim M. Crohn nicht so richtig nachvollziehen.

Prof. Dr. Reimann:

Wir haben vielleicht dieses Bild etwas verfälscht dargestellt bekommen. Es gibt verschiedene Prostaglandine in diesem Gewebe, hier das Mastzell-Prostaglandin, ein E2-Prostaglandin, das durch den Magen bis hin zum Enddarm immer vorhanden ist. Wir sprechen vom Mastzell-Histamin und nicht generell vom Gewebshistamin. Ich verweise damit auch auf das Referat von Herrn Hotz über die Behandlung des M. Crohn.

Zusammenhänge zwischen Antigenen und Ulkus im Magen-Darm-Trakt

R. K. Teichmann, H.-J. Krämling, H.-G. Liebich, J. Unshelm, W. Brendel

Die intragastrale Verabreichung eines Antigens führt nach vorausgegangener systemischer Immunisierung zur Stimulation einer Reihe gastraler Funktionen, wie wir erstmals zeigen konnten [10, 11]: Antigene sind in der Lage über lokale immunologische Mechanismen in der Magenmukosa bei der gastralen Verdauung die Gastrinfreisetzung, die lokale Durchblutung und die Schleimsekretion zu steigern (Abb. 1). Somit werden bei antigener Stimulation des Magens nicht nur aggressive Faktoren, wie z. B. Säure, durch die Freisetzung von Gastrin stimuliert, sondern gerade auch Faktoren, die zytoprotektive Funktionen wahrnehmen, wie Durchblutung und Schleimsekretionen [1, 2].

Neuere In-vitro-Untersuchungen zur Analyse des Mechanismus der immunologischen Stimulation in der Magenmukosa zeigten auch eine Freisetzung von Prostaglandin-E_2 und Somatostatin [5, 7]. Dem Prostaglandin-E_2 wird eine entscheidende Bedeutung bei der gastralen Zytoprotektion zugesprochen [3]. Ebenso scheint Somatostatin in der Magenmukosa durch die Hemmung von Gastrin, Säuresekretion und Pepsinsekretion sowie durch Steigerung der Schleimsekretion als zytoprotektiver Faktor eine Rolle zu spielen [6].

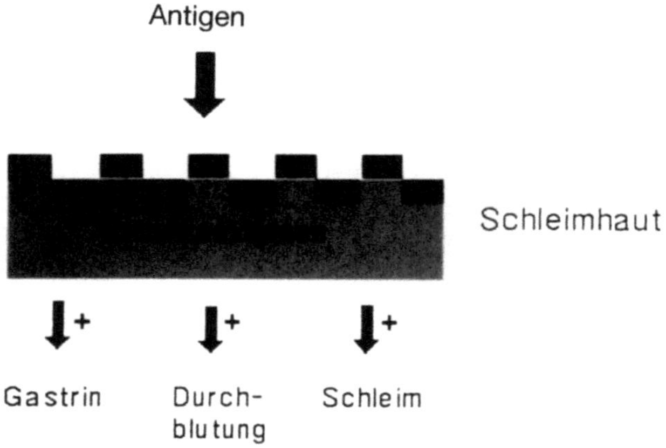

Abb. 1. Schema der lokalen Wirkung von Antigenen in der Magenmukosa von sensibilisierten Tieren. + Stimulation bzw. Steigerung

Basierend auf diesen Erkenntnissen war es naheliegend zu untersuchen, ob es Zusammenhänge zwischen Antigenen und der Ausbildung von Ulzera gibt bzw. inwieweit immunologische Mechanismen Ulzera verhüten oder vielleicht aggravieren könnten.

Diese Fragestellung wurde an 3 verschiedenen Tiermodellen untersucht, wobei 2, nämlich alkoholinduzierte Ulzerationen und das Shay-Ulkus bei der Ratte akute Ulzerationen darstellen, während bei einem Versuch beim Schwein chronische Ulzera induziert wurden.

Alkoholinduzierte Ulzerationen

Als Antigen bei diesen Versuchen diente 4-Hydroxy-3-Iodo-5-Nitrophenylessigsäure (NIP) als synthetisches Hapten. In einer Gruppe von Tieren wurde das Antigen NIP mit menschlichem Gammaglobulin als Trägerprotein gekoppelt und in den Magen 15 min vor Induktion der Ulzera gegeben (Test). In der Kontrollgruppe wurde lediglich das Trägerprotein verabreicht. Die Ulzera wurden in Äthernarkose durch Instillation von 1 ml absolutem Alkohol direkt in den Magen erzeugt [8]. Eine Stunde nach Gabe des Alkohols wurden nach Entfernung des Magens die Läsionen ausgemessen und der Ulkusindex bestimmt. In der Kontrollgruppe (Abb. 2) ergab sich ein Ulkusindex von 61 ± 9 mm. Demgegenüber war der Ulkusindex in der Testgruppe signifikant geringer (25 ± 6 mm).

Somit besteht eine deutliche Verminderung der Ausprägung von Ulzerationen nach vorausgegangener systemischer Immunisierung und vorheriger Gabe des Antigens in den Magen.

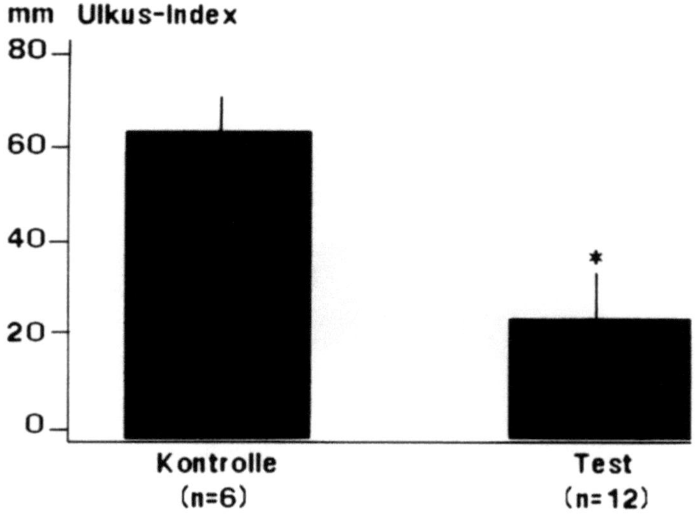

Abb. 2. Ulkusindex nach Gabe von Alkohol in den Magen bei Kontrolltieren und Testgruppe; * $p < 0{,}02$

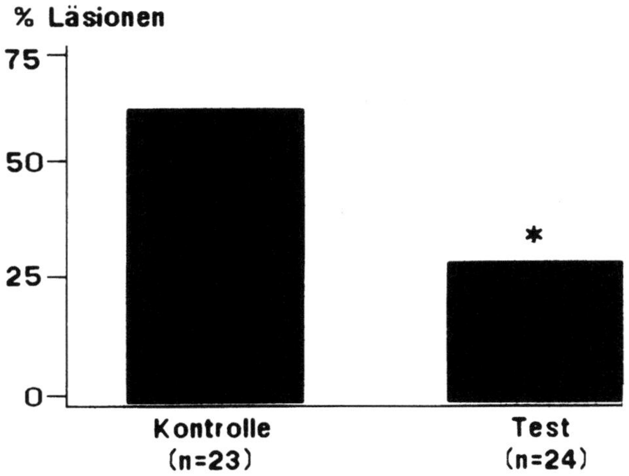

Abb. 3. Anzahl der Schleimhautläsionen in % im Modell des Shay-Ulkus bei Kontrolltieren und Testgruppe; * $p < 0,05$

Shay-Ulkus

Ein weiteres Modell der Induktion von akuten Ulzera ist das Shay-Ulkus [9]. Um in diesem Modell den Einfluß der immunologischen Stimulation auf die Ausprägung der Ulzeration zu untersuchen, wurde wiederum mit synthetischem NIP immunisiert. Die Induktion der Ulzera erfolgte durch Ligatur des Pylorus. Anschließend wurde das Antigen NIP gekoppelt an menschliches Gammaglobulin in den Magen gegeben (Testgruppe). Eine zweite Gruppe (Kontrollgruppe) erhielt nur das Trägerprotein, menschliches Gammaglobulin, in den Magen. 18 Stunden nach der Operation wurden die Mägen eröffnet und die makroskopischen Läsionen untersucht. Als Läsionen wurden Perforationen, transmurale Ulzera oder Magennekrosen definiert.

Dabei zeigte sich, daß der prozentuale Anteil von Läsionen bei der Testgruppe um mehr als die Hälfte (52 %) verringert war, gegenüber der Kontrollgruppe (Abb. 3).

Diese Reduktion der Ausprägung von Ulzerationen im Modell des Shay-Ulkus ergab somit ein ähnliches Ergebnis wie die Reduktion der durch Alkohol induzierten Ulzerationen. Der Effekt beruht auf der vorausgehenden immunologischen Stimulation des Magens durch Antigene.

Bekanntermaßen ist die Pathophysiologie von akuten Ulzerationen jedoch unterschiedlich von jenen der chronischen Ulzera. Im Hinblick auf mögliche therapeutische Konsequenzen muß es aber Ziel sein aufzuzeigen, daß chronische Ulzerationen durch eine immunologische Stimulation günstig beeinflußt werden können.

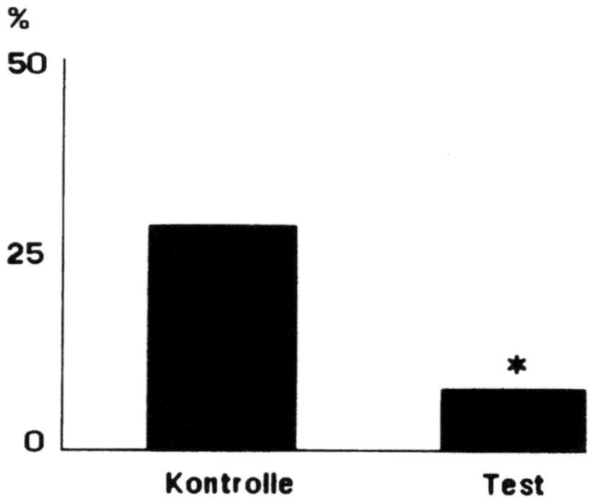

Abb. 4. Anzahl von chronischen Ulzerationen in % bei Kontrollschweinen (n = 28) und immunisierten Schweinen (Test, n = 25); * $p < 0{,}02$

Chronische Ulzera

Ein Modell der Ausprägung chronischer Ulzera ist beim Schwein bekannt [4]. Mitverantwortlich für das Entstehen von gastralen chronischen Schleimhautveränderungen beim Schwein wie Hyperkeratosen, Erosionen und Ulzera scheint die Körnergröße des Mastfutters zu sein. Feinstgemahlenes Mastfutter führt zur Induktion dieser Veränderungen. Deshalb erhielten die Tiere ab der 10. Woche ausschließlich dieses Futter. Es wurden 2 Gruppen von Ferkeln gebildet. Eine Gruppe wurde in 14tägigen Abständen mit jeweils 2 ml einer 6 %igen Molkeproteinlösung als Antigen insgesamt 4mal parenteral sensibilisiert (Versuchsgruppe). Als Kontrolle dienten Tiere mit Kochsalzinjektionen. Beiden Tiergruppen wurde neben dem feinstgemahlenem Mastfutter in der Trinkflüssigkeit zusätzlich das Antigen Molke verabreicht.

Am Ende einer 10wöchigen Mastperiode wurden die Tiere geschlachtet und der Magen im Bereich der Pars proventricularis nach pathologisch-anatomischen Kriterien beurteilt. Immunisierte Tiere (Test, Abb. 4), die mit dem Trinkwasser Antigen zugeführt bekamen, wiesen signifikant weniger Ulzerationen auf, als die Kontrolltiere.

Damit ist erstmals gezeigt, daß auch chronische Ulzerationen durch lokale immunologische Stimulation im Magen verhütet werden können.

Schlußfolgerungen

Die intragastrale Applikation von Antigenen führt somit bei Tieren, die zuvor sensibilisiert worden sind, zu einem ulkoprotektiven Effekt an der Magenmukosa. Grundlage für diese Zytoprotektion scheint die Stimulation von lokalen immunologischen Mechanismen in der Magenmukosa zu sein, die eine Steigerung der lokalen Durchblutung, der Schleimsekretion und der Freisetzung von zytoprotektiven Substanzen zur Folge haben. Akute Ulzerationen, im Modell das Alkoholulkus und das Shay-Ulkus können so signifikant vermindert werden. Einen weiteren Fortschritt stellt die Hemmung von chronischen Ulzerationen beim Schwein über diesen Mechanismus dar. Dabei erweist sich die Prophylaxe von chronischen Ulzerationen als ebenso effektiv wie die von akut induzierten Ulzerationen. Auch wenn es sich hierbei um chronische Ulzerationen beim Schwein handelt, so scheinen sich doch neue Aspekte im Hinblick auf eine mögliche Ulkusprophylaxe beim Menschen zu ergeben. Vorläufige Untersuchungen an menschlicher Magenmukosa weisen nämlich darauf hin, daß auch beim Menschen ähnliche Funktionsabläufe in der Magenmukosa existieren.

Literatur

1. Allan AA (1981) Structure and function of gastrointestinal mucus. In: Johnson LR (ed) Physiology of the gastrointestinal tract. Raven, New York, pp 617–639
2. Carter DC (1980) Gastric mucosal barrier and mucosal blood flow. In: Fielding LP (ed) Gastrointestinal mucosal blood flow. Churchill Livingstone, Edingburgh, pp 206–216
3. Hawkey CJ, Rampton DS (1985) Prostaglandins and the gastrointestinal mucosa: are they important in its function, disease or treatment? Gastroenterology 89:1162–1188
4. Kirchgessner M, Roth FX, Bollwahn W, Heinritzi K (1985) Mastleistung, Nährstoffverdaulichkeit und Magenschleimhautveränderungen von Schweinen bei unterschiedlicher Futterstruktur. I. Einfluß eines unterschiedlichen Vermahlungsgrades des Futters. Ztbl Vet Med A 32:641–651
5. Krämling HJ, Teichmann RK, Demmel T, Merkle R, Enders G, Brendel W (1986) Antigenstimulierte Gastrinfreisetzung im in-vitro-Modell (Mukosaperfusion). Acta Chir Austriaca 3:333–334
6. Newman JB, Lluis F, Townsend CM Jr (1987) Somatostatin. In: Thompson JC, Greeley GH Jr, Rayford PL, Townsend CM Jr (eds) Gastrointestinal endocrinology. McGraw-Hill, New York, pp 286–299
7. Pratschke E (1986) Mediatoren der immunologischen Stimulation gastraler Funktionen: Experimentelle Untersuchungen am Beispiel der Gastrinfreisetzung. Habilitationsschrift, Ludwig-Maximilians-Universität, München
8. Robert A, Nezamis JE, Lancaster C, Hanchar AJ (1979) Cytoprotection by prostaglandins in rats. Prevention of gastric necrosis produced by alcohol, HCL, NaOH, hypertonic NaCL, and thermal injury. Gastroenterology 77:433–443
9. Shay H, Komarov SA, Fels SS, Meranze D, Gruenstein M, Siplet H (1945) A simple method for the uniform production of gastric ulceration in the rat. Gastroenterology 5:43–61
10. Teichmann RK (1983) Vagale und immunologische Stimulation gastraler Funktionen. Habilitationsschrift, Ludwig-Maximilians-Universität, München
11. Teichmann RK, Andress HJ, Gycha S, Seifert J, Brendel W (1983) Immunologic mediated gastrin release. Gastroenterology 84(2):1333

Diskussion

Dr. Andress:

Herr Teichmann, in Ihrem Ulkusmodell am Schwein ist mir aufgefallen, daß sowohl in der Kontrollgruppe als auch in der Verumgruppe beide Prozentzahlen zusammen nicht 100 % ausmachen.

Prof. Dr. Teichmann:

Die Differenz sind Hyperkeratosen.

Prof. Dr. Ottenjann:

Wie kann es zu einer Hyperkeratose an einer Zylinderepithelmukosa kommen?

Prof. Dr. Teichmann:

Bei Schweinen gibt es diese, am Übergang zur Kardia. Ich habe mich darüber auch bei den Tiermedizinern kundig machen müssen.

Dr. Saß:

Herr Teichmann, wie lange dauert es, bevor Gastrin aus den Zellen freigesetzt wird, wenn Sie das Antigen in den Magen hineingegeben haben?

Prof. Dr. Teichmann:

Sie sehen, daß wir bereits nach fünf Minuten einen Anstieg beobachten. Es geht also relativ rasch. Nach zehn Minuten bzw. 15 Minuten ist die Stimulation maximal. Das entspricht eigentlich der normalen Futterreaktion.

Dr. Hatz:

Sie haben gegen Antigene sensibilisiert. Ich habe zwei Fragen: Erstens, welche allergische Reaktion läuft hier ab, ist es eine Sofortreaktion oder ist es eine Immunkomplexreaktion vom Typ III? Und, zweitens, welche Zelle, glauben Sie, ist die Hauptzielzelle, die diese Reaktion vermittelt?

Prof. Dr. Teichmann:

Also, ich gehe davon aus, daß das mehrere Effekte sind, so daß man nicht sagen kann, das ist alles nur Anaphylaxie. Welche Zielzellen das sind? Die Zielzellen sind natürlich Lymphozyten.

Prof. Dr. Seifert:

Eine letzte Frage, Herr Teichmann: Prostaglandine sind auch erhöht, haben Sie angedeutet. Welche Prostaglandine sind das?

Prof. Dr. Teichmann:

Das war Prostaglandin E2.

MIX
Papier aus verantwortungsvollen Quellen
Paper from responsible sources
FSC® C105338
FSC
www.fsc.org

If you have any concerns about our products,
you can contact us on
ProductSafety@springernature.com

In case Publisher is established outside the EU,
the EU authorized representative is:
Springer Nature Customer Service Center GmbH
Europaplatz 3, 69115 Heidelberg, Germany

Printed by Libri Plureos GmbH
in Hamburg, Germany